海外館藏中醫古籍珍善本輯存（第一編）

第十一册

劉金柱　羅　彬　主編

醫籍考（二）

廣陵書社

醫經醫理類

醫籍考（二）

〔日〕丹波元胤　編寫

卷九—二十

醫籍考卷九

東都　丹波元胤紹翁　編

本草十一

神農本草經

隋志三卷　佚

帝王世紀曰炎帝神農氏長於姜水始教天下耕種五穀而食之以省殺生嘗味草木宣藥療疾救夭傷之命百姓日用而不知著本草四卷

漢書平帝紀曰元始五年徵天下通知逸經古記天文歷算

鍾律小學史編方術本草及目五經論語孝經爾雅教授者在所為駕一封軺傳。

又樓護傳曰、護少隨父為醫長安出入貴戚家護誦醫經本草方術數十萬言長者咸愛重之、

賈公彥曰、張仲景金匱云神農能嘗百藥則炎帝者也（周禮正義）

嵇康曰、神農曰、上藥養命中藥養性者誠知性命之理因輔養以通也、（太平御覽引養生論）

葛洪曰、神農經曰、上藥令人身安命延昇為天神遨游上下使役萬靈體生羽毛行廚立至又曰、五芝及餌丹砂玉札曾青雄黃雌黃雲母太乙禹餘糧各可單服之皆令人飛行

長生。又曰：中藥養性，下藥除病，能令毒蟲不加，猛獸不犯，惡氣不行，衆妖併辟。抱朴子

又曰：按本草藥之與他草同名者甚多，唯精博者能分別之，不可不詳也。抱朴子

陶弘景曰：舊說稱神農本經，余以爲信然。昔神農氏之王天下也，畫八卦以通鬼神之情，造耕種以省殺生之弊，宣藥療疾以拯夭傷之命。此三道者，歷衆聖而滋彰。但軒轅以前，文字未傳，如六爻指垂，畫象稼穡，即事成迹。至於藥性所主，當以識識相因，不爾何由得聞。至于桐雷，乃著在於編簡。此書應與素問同類，但後人多更修飾之爾。秦皇所焚，醫方卜術

不預故循得全錄而遭漢獻遷徙晉懷奔迸文籍焚靡千不遺一今之所存有此四卷是其本經所出郡縣乃後漢時制疑仲景元化等所記本草經集註序

又曰凡採藥時月皆建寅歲首則從漢太初後所記也本草經序

例

顏之推曰秦人減學董卓焚書典籍錯亂非止於此譬循本草神農所述而有豫章朱崖趙國常山奉高真定臨淄馮翊等郡縣名出諸藥物由後人所羼非本文也家訓

蘇敬曰漢書藝文志有黃帝內外經班固論曰經方者本草石之寒溫原疾病之深淺乃班固論經方之語而無本草之

名惟梁七錄有神農本草三卷陶據此以別錄加之為七卷韓保昇曰按梁有玉石草木蟲獸而直云本草者為諸藥中草類最多也

掌禹錫等曰舊說本草經神農所作而不經見漢書藝文志亦無錄焉平帝紀云元始五年舉天下通知方術本草者在所為駕一封軺傳遣詣京師樓護傳稱護少誦醫經本草方術數十萬言本草之名蓋見於此而英公李世勣等注引班固敘黃帝內外經云本草石之寒溫原疾病之深淺此乃論經方之語而無本草之名惟梁七錄載神農本草三卷推以為始斯為失矣或疑其間所錄生出郡縣有後漢地名者以

為似張仲景華佗輩所為是又不然也淮南子曰神農嘗百草之滋味一日而七十毒由是醫方興焉蓋上世未著文字師學相傳謂之本草兩漢以來名醫益衆張機華佗輩始因古學附以新說通為編述本草繇是見於經錄嘉祐補註本草序又曰陶弘景序云今之所存有此四卷唐本亦作四卷韓保昇又云神農本草上中下并序錄合四卷今按四字當作三傳寫之誤也何則按梁七錄云神農本草三卷又據今本經陶序後朱書云本草經卷上卷中卷下卷上注云序藥性之源本論病名之形診卷中云玉石草木三品卷下云蟲獸果菜米食三品即不云三卷外別有序錄明如韓保昇所云又

據誤本妄生曲説今當從三巻為正。序例註

趙德麟曰滕元發云一善醫者唯取本草白字藥用之多驗

蘇子容云黒字者是後漢人益之。侯鯖錄

王應麟曰今詳神農作本草非也三五之世朴略之風史氏不繫紀錄無見斯實後世聖知艸木之性托名炎帝耳。困學紀聞

楊慎曰白字本草相傳以為神農之舊未必皆出於神農後人增之爾然其中如腸鳴幽幽又云勞極洒洒又髮髲療小兒癇大人痓仍自還神化又云立冬之日菊巻柏先生為陽起石桑螵蛸凡十物使主二百草為之長立春之日木蘭射干先生為柴胡半夏使主頭痛四十五節立夏之日蜚廉先

生為人参茯苓使主腹中七節保神守中夏至之日豕首茱萸先生為牡蠣烏喙使主四肢二十三節立秋之日白芷防風先生為細辛蜀漆使主胸背二十四節此文近素問恐非後世醫能為也又據此文以冬至為首別考緯書謂三皇三世伏羲建寅神農建丑黄帝建子至禹建寅宗伏羲商建丑宗神農周建子宗黄帝所謂正朔三而改也立夏之後復例夏至而後言立秋與素問長夏之說同所謂五氣須布行四時也 升菴文集

寇宗奭曰本草之名自黄帝岐伯始其補註總叙言舊說本草經者神農之所作而不經乎帝紀元始五年舉天下通知

方術本草者所在郵傳遣詣京師此但見本草之名終不能斷自何代而作又樓護傳稱護少誦醫經本草方術數十萬言本草之名蓋見於此是尤不然也世本曰神農嘗百草以和藥濟人然不著本草之名此未臻厥理嘗讀帝王世紀曰黃帝使岐伯嘗味草木定本草經造醫方以療衆疾則知本草之名自黃帝岐伯始其淮南子之言神農嘗百草之滋味一日七十毒亦無本草之說是知此書乃上古聖賢具生知之智故能辨天下品物之性味合世人疾病之所宜也（本草衍義）

醫籍考卷九

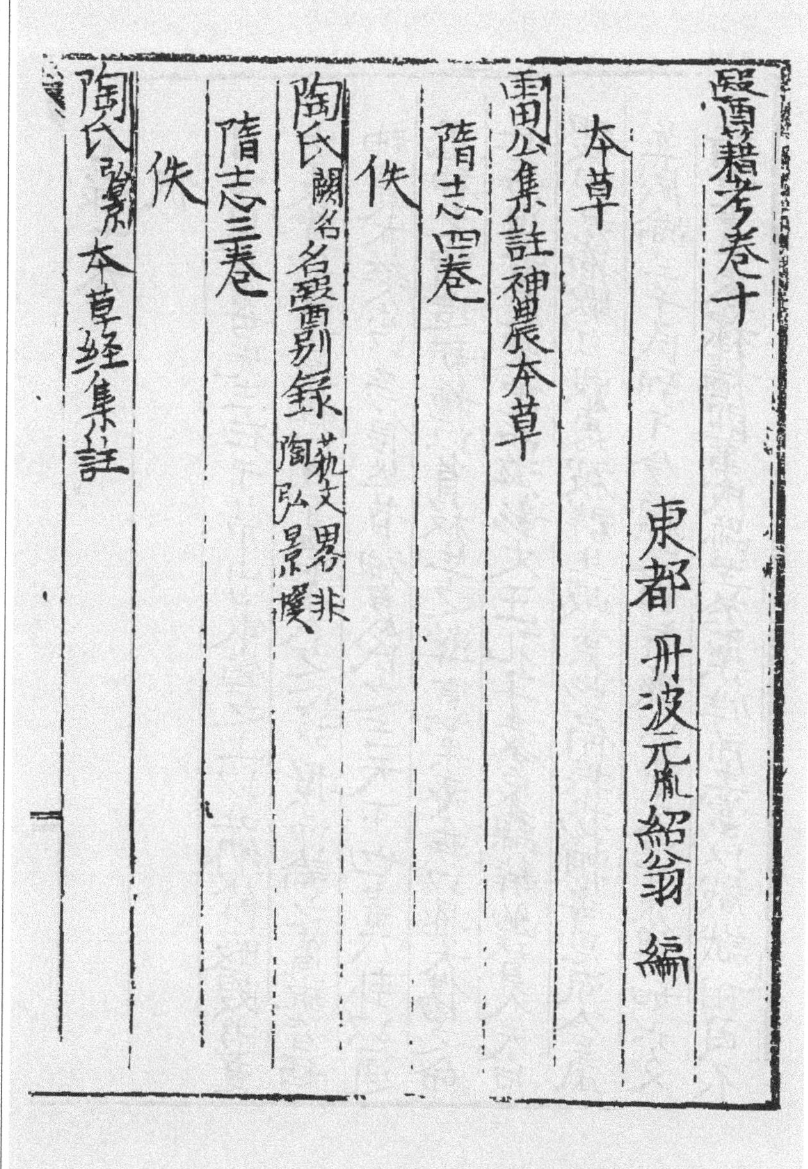

醫籍考卷十

東都 丹波元胤紹翁 編

本草

雷公集註神農本草

隋志四卷

佚

陶氏名醫別録

隋志三卷

佚

陶氏本草經集註

七録七卷

佚

自序曰隱居先生在于茅山巖嶺之上以吐納餘暇頗遊意方技覽本草藥性以爲盡聖人之心故撰而論之舊説皆稱神農本經余以爲信然昔神農氏之王天下也畫八卦以通鬼神之情造耕種以省殺生之弊宣藥療疾以拯夭傷之命此三道者歷衆聖而滋彰文王孔子彖象繇辭幽贊人天后稷伊尹播厥百穀惠被群生岐黄彭扁振揚輔導恩流含氣並歲踰三千民到于今賴之但軒轅以前文字未傳如六爻指垂畫象稼穡即事成跡至於藥性所主當以識識相因不

爾何由得聞至于桐雷乃著在於編簡此書應與素問同類
但後人多更修飾之爾秦皇所焚醫方卜術不預故猶得全
錄而遭漢獻遷徙晉懷奔迸文籍焚靡千不遺一今之所存
有此四卷是其本經所出郡縣乃後漢時制疑仲景元化等
所記又有桐君採藥錄說其花葉形色藥對四卷論其佐使
相須魏晉已來吳普李當之等更復損益或五百九十五或
四百四十一或三百一十九或三品混糅冷熱舛錯草石不
分蟲獸無辨且所主治互有得失醫家不能備見則識智有
淺深今輒苞綜諸經研括煩省以神農本經三品合三百六
十五為主又進名醫副品亦三百六十五合七百三十種精

麁皆取無復遺落分別科條區畛物類兼注銘時用土地所出及仙經道術所須并此序録合為七卷雖未足追踵前良蓋亦一家撰製吾去世之後可貽諸知音爾

梁書曰陶弘景字通明丹陽人性愛林泉尤好著述常曰我讀書未滿萬卷以內典參之乃當小出耳先生性好醫方專以拯濟欲利益郡品故修撰神農本草經三卷為七卷撰真誥十卷集驗方五卷廣肘后為百一之製世所行用多獲異効焉太平御覽見

唐書于志寧傳曰帝曰本草別録何為而二對曰班固唯記黄帝內外經不載本草至齊七録乃稱之世謂神農氏嘗藥

以拯含物而黄帝以前文字不傳以識相付至桐雷乃載篇冊然所載郡縣多在漢時疑張仲景華佗竄記其語別錄者魏晉以來吳普李當之所記其言華葉形色佐使相須附經為說故弘景合而錄之

張舜民曰陶隱居不詳北藥時有詿謬多為唐人所質人固有不知無足怪也　畫墁錄

朱子曰陶隱居注本草不識那物後說得差背底多緣他是箇南人那時南北隔絕他不識北方物事他居建康　語類

李時珍曰神農本草藥分三品計三百六十五種以應周天之數梁陶弘景復增漢魏以下名醫所用藥三百六十五種

謂之名醫別録凡七卷首叙藥性之原論病名之診次分玉石一品草一品木一品菓菜一品米食一品有名未用三品梁書神農墨書別録進上梁武帝其書頗有裨補亦多謬誤

按據隋志名醫別録與本草経集注各自單行而若別録唯著陶氏撰不審其果為弘景否查證類本草五石脂女萎雷丸玄石弘景集注所引別録之文與墨字所記不異蘇敬新脩本草注曰梁七録有神農本草三卷陶據此以別録加之為七卷開寶重定本草序曰三墳之書神農預其一百藥既辨本草在其録舊經三卷世

所流傳名醫別錄互為編纂至梁貞白先生陶景乃以別錄參其本書朱墨雜書時謂明白又曰白字為神農所說黑字為名醫所傳嘉祐補註本草總叙曰舊經才三卷藥止三百六十五種至陶隱居又進名醫別錄亦三百六十五種因而註釋分為七卷又曰凡陶隱居所進者謂之名醫別錄云考弘景亦稱進名醫副品三百六十五則似別錄與副品為一矣而別錄之文蘇敬新脩本草所引四十則李珣海藥本草所引二則全然與黑字所記不同則似別錄非副品矣蓋弘景之撰本草經集註就名醫別錄中摭三百六十五品以副舊經之

數而別録之書至唐甘單行蘇敬李珣輩猶得見之迺
以弘景所採録之條有可備施用者故收入註中是其文
所以與黑字所記不同也名醫副品本自別録中所採
記而別録不是成乎弘景之手隋志所謂陶氏別是一
人藝文畧直題陶弘景集李時珍以本草經集註爲名
醫別録其説並誤矣

蘇氏敬 新修本草 藝文畧作唐本草

舊唐志二十一卷

佚

孔志約序曰蓋聞天地之大德曰生運陰陽以播物含靈之

所保曰命，資其亭育以盡年、蟄穴棲巢感物之情蓋寡、範金揉木逐欲之道方滋、而五味或爽時昧甘辛之節、六氣斯沴易愆寒燠之宜、中外交侵形神分戰、飲食伺釁成腸胃之眚、風濕候隙遘手足之災、機纏膚腠莫知救止、漸固膏肓期於夭折、暨炎暉紀物、識藥石之功、雲瑞名官、窮診候之術、草木咸得其性、鬼神無所遁情、刳麝剸犀驅洩邪惡、飛丹煉石引納清和、大庇蒼生、普濟黔首、功侔造化、恩邁裁成、日用不知、于今是賴、岐和彭緩騰絕軌於前、李華張吳振英聲於後、昔秦政煨燔、茲經不預、永嘉喪亂、斯道尚存、梁陶景雅好攝生、研精藥術、以為本草經者、神農之所作、不刊之書也、惜其年代浸遠簡編殘蠧與桐雷衆記頗或踳駁與言撰緝勤成一家亦以琱琢经方潤色醫業然而時鍾鼎峙聞見闕於殊方事非僉議詮釋拘於獨學至如重建平之防己棄槐里之半夏秋採榆仁冬收雲實謬粱米之黃白混荊子之牡蔓異繁蔞於雞腸合由跋於鳶尾防葵狼毒妄曰同根鉤吻黃精引為連類鈆錫莫辨橙袖（柚）不分凡此比例蓋亦多矣自時厥後以迄于今雖方技分鑣名醫繼軌更相祖述罕能釐正乃復採杜衡於及己求忍冬於絡石捨陟釐而取莂藤退飛廉而用馬薊承疑行妄曽無有覺疾瘵多殆良深慨嘆既而朝議郎行監門府長史騎都尉臣蘇敬摭陶氏之乖違辨俗用之紕

紊遂表請修定深副聖懷乃詔太尉揚州都督監修國史上柱國趙國公臣无忌大中大夫行尚藥奉御臣許孝崇等二十二人與蘇敬詳撰竊以動植形生因方舛性春秋節變感氣殊功離其本土則質同而效異乖於採摘乃物是而時非名實既爽寒溫多謬用之凡庶其欺已甚施之君父逆莫大焉於是上稟神規下詢衆議普頒天下營求藥物羽毛鱗介無遠不臻根莖花實有名咸萃遂乃詳探秘要博綜方術本經雖闕有驗必書別錄雖存無稽必正考其同異擇其去取鉛翰昭章定群言之得失丹青綺煥備庶物之形容撰本草并圖經目錄等凡成五十四卷庶以網羅今古開滌耳目盡

醫方之妙極生靈之性命傳萬祀而無昧懸百王而不朽。

第十五卷末署銜田顯慶四年正月十七日朝議郎行右監門長門騎尉臣蘇敬上、登仕郎行禮部主事雲騎尉臣顏仁楚、登仕郎守潞王府行參軍臣吳師哲、太子藥藏局丞飛騎尉臣蔣義方、朝議郎行太常寺太卜令上騎都尉臣賈文通、兼太子洗馬弘文館學士臣孔志約、朝議大夫行太常令上輕車都尉臣李淳風、中散大夫行太常丞上護軍臣呂才、兼太常寺醫丞雲騎尉臣蔣元昌、太常寺太醫令臣許弘感、朝請郎行太常寺大醫令臣蔣孝琬、朝請郎守太子藥藏監上騎都尉臣吳嗣宗、朝散大夫行太子藥藏監臣蔣孝瑜、給事郎守尚藥局侍醫雲騎尉臣巢孝儉、尚藥局直長雲騎尉臣許弘真、朝議郎行尚藥局直長飛騎尉臣藺復珪、朝議郎守尚藥局奉御騎都尉臣蔣孝璋、朝散大夫守尚藥局奉御上騎都尉臣朝豕 中大夫行尚藥局奉御臣許孝崇、兼侍中議軍臣辛茂將、中書令太子賓客監修國史弘文學士上柱國高陽郡開國公臣許敬宗、司空上柱國英國公臣勣、

唐書于志寧傳曰：志寧與司空李勣修定本草并圖合

五十四篇。帝曰：本草尚矣，今復修之，何所異耶？對曰：昔陶弘景以神農經合雜家別録註銘之。江南偏方不周曉藥石，往往紕繆，四百餘物，今考正之，又增後世所用百餘物，此以爲異。

掌禹錫曰：謹案蜀本草序作五十三卷，及唐英公進本草表云：勒成本草二十卷，目録一卷，藥圖二十五卷，圖經七卷，凡五十三卷。據此三者，合作五十三卷。又據李含光本草音義云：正經二十卷，目録一卷。又别立圖二十五卷，目録一卷，圖經七卷，凡五十四卷。二説不同，今並註。

又曰：唐新修本草，唐司空英國公李勣等奉勅脩，祔陶隱居因神農本經三卷增脩為七卷。顯慶中監門右長史蘇敬表請修定，因命太尉趙國公長孫無忌、尚藥奉御許孝宗與敬等二十二人重廣定為二十卷，今謂之唐本草。

李時珍曰：唐高宗命司空英國公李勣等修陶隱居所註神農本草經，增為七卷，世謂之英公唐本草，頗有增益。顯慶中右監門長史蘇敬重加訂註，表請修定，帝復命太尉趙國公長孫無忌等二十二人與敬詳定，增藥一百一十四種，分為玉石、草木、人獸、禽蟲魚、果、米穀、菜、有名未用十一部，凡二十卷，目録一卷，別為藥圖一十五卷，圖經七卷，共五十三，世謂

之唐新本草蘇敬所釋雖明亦多駁誤

按是書初係蘇敬所修後更表請詳定乃詔李勣長孫無忌等二十二人與敬編撰世謂之唐本草李時珍錯認劉禹錫之言妄生曲說世蘇敬宋人避諱作蘇恭後世仍襲不改者何李勣唐初佐命之臣而古今醫統稱勣以醫鳴唐抑亦妄矣

新修本草圖

舊唐志二十六卷

佚

本草音

舊唐志三卷

佚

本草圖經

舊唐志七卷

佚

張氏𤰞本草

新唐志二十卷目録一卷

佚

藥圖

新唐志二十卷

佚

圖經

新唐志七卷

佚

新唐志注曰顯慶四年英國公李勣太尉長孫無忌兼侍中辛茂將太子賓客弘文館學士許敬宗禮部郎中兼太子洗馬弘文館學士孔志約尚藥奉御許孝崇胡子家蔣季璋尚藥局直長藺復珪許弘直侍御醫巢孝儉太子藥藏監蔣季瑜吳嗣宗丞蔣義方太醫令蔣季琬許弘丞蔣茂昌太常丞呂才賈文通太史令李淳風潞王府參軍吳師哲禮部主

事顏仁楚、右監門府長史蘇敬等撰。

按新唐志，又著蘇敬新脩本草等，因而張禹本草，其名銜卷帙並同，是大可疑，諸家簿錄不復載張禹之書，疑禹亦與蘇敬同爲編撰者，故新志誤爲二書，猶吳景賢與巢元方撰諸病源候論，新唐志又載巢吳二家諸病源候論之目，俱係複出者歟，唐書于志寧傳，稱志寧與李勣等修定本草，而今孔志約序，唯有李勣等二十三人名銜，不署志寧，則張禹亦遺其名者歟，以未可決定其如何，今併著蘇敬張禹二家之書，而俟後考。

孔氏志約本草音義 宋志作唐本草。

新唐志二十卷

佚

按孔志約作新修本草序不言自著音義是又可疑

陳氏藏器本草拾遺

新唐志十卷

佚

掌禹錫曰本草拾遺唐開元中京兆府三原縣尉陳藏器撰以神農本草經雖有陶蘇補集之說然遺逸尚多故為序例一卷拾遺六卷解紛三卷總曰本草拾遺共十卷

李時珍曰藏器四明人其所著述博極群書精覈物類訂繩

謬誤搜羅幽隱自本草以來一人而已厲謭之士不察其詳核惟誚其僻怪宋人亦多刪削豈知天地品物無窮古今隱顯亦異用舍有時名稱或變豈可以一隅之見而遽譏多聞哉如辟虺雷海馬胡豆之類皆隱于昔而用于今仰天皮燈花敗扇之類皆萬家所用者若非此書收載何從稽考此本草之書所以不厭詳悉也

按敘文畧有四明人本草拾遺二十卷恐係是書複出陳氏蓋四明人也二十是十字誤文仍不著錄

李氏含光本草音義

新唐志二卷

佚

顏真卿茅山玄靖先生廣陵李君碑銘畧曰先生姓李氏諱含光廣陵江都人本姓弘以孝敬皇帝廟諱改焉靄此好靜處誦習墳典年十八志求道此遂師事句曲 先生遊藝年神龍初以清行度為道士以大曆己酉歲冬十一月十四日適化於茅山紫陽之別室春秋八十有七先生識真淳業行高古道窮情性之本學冠天人之際又博覽群言長於著撰嘗以本草之書精明藥物事關性命難用因循著音義兩卷文集

韓氏保昇重廣英公本草

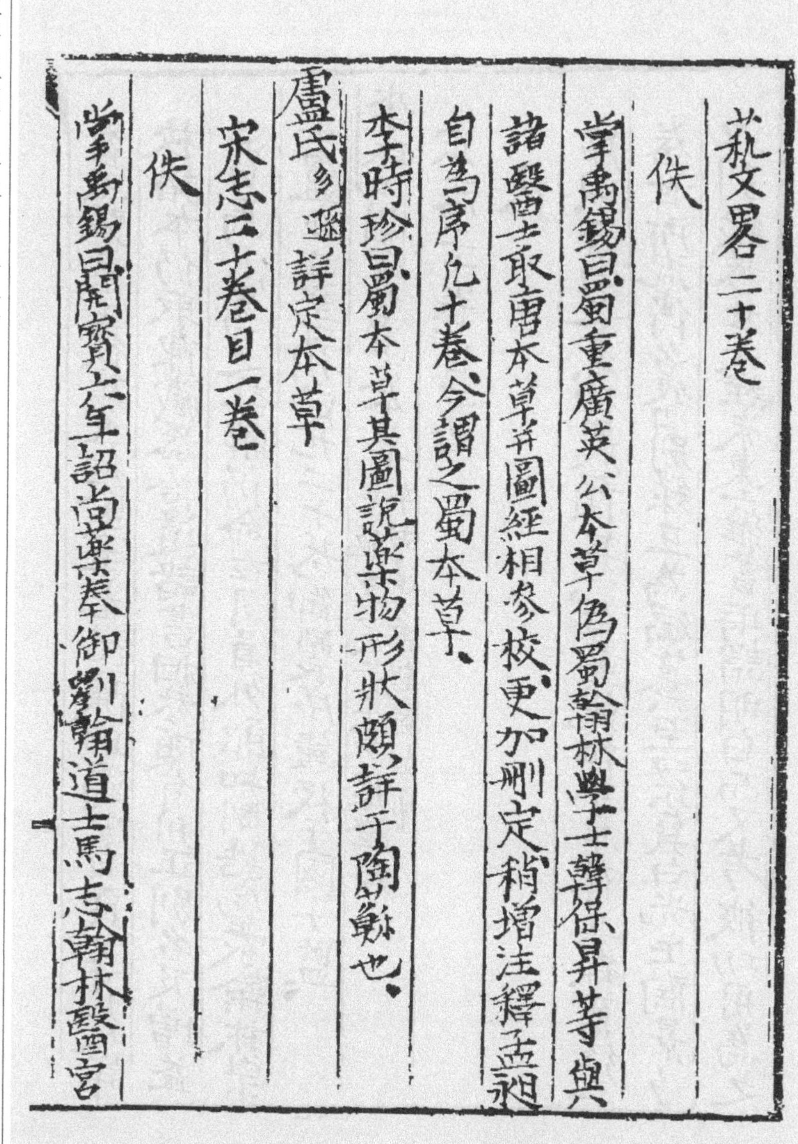

藝文畧二十卷

佚

掌禹錫曰、蜀重廣英公本草、偽蜀翰林學士韓保昇等、與諸醫士取唐本草并圖經相參校、更加刪定、稍增注釋、孟昶自爲序、凡二十卷、今謂之蜀本草、

李時珍曰、蜀本草其圖說藥物形狀、頗詳于陶蘇也、

盧氏多遜詳定本草

宋志二十卷目一卷

佚

掌禹錫曰、開寶六年、詔尚藥奉御劉翰、道士馬志、翰林醫官

翟煦張素王從藴吴復圭王光祐陳昭遇安自良等九人詳
校諸本仍取陳藏器拾遺諸書相參頗有刊正別名及增益
品目馬志爲之註解仍命左司員外郎知制誥扈蒙翰林學
士盧多遜等刊定凡二十卷御製序鏤板于國子監、

李氏明開寶重定本草舊脫重定二字今據證類本草掌禹錫說訂補

宋志二十卷目一卷

佚

序曰、三墳之書、神農預其一、百藥既辨本草存其錄舊經三
卷世所流傳名醫別錄互爲編纂至梁貞白先生陶景乃
以別錄參其本經朱墨雜書時謂明白而又考彼功用爲之

註釋列爲七卷南國行焉逮乎有唐別加參校增藥餘八百味添注爲二十一卷本經漏功則補之陶氏誤說則證之然而載歷年祀又踰四百朱字墨字無本得同舊注新注其文互闕非聖主撫大同之運永無疆之休其何以改而正之哉乃命盡考傳誤刋爲定本類例非允從而革焉至如筆頭灰兔毫也而在草部今移附兔頭骨之下半天河地漿皆水也亦在草部今移附土石類之間敗鼓皮移附於獸皮胡桐淚改從於木類紫礦亦木也自玉石品而取焉伏翼實禽也由蟲魚部而移焉橘柚附於果實食鹽附於光鹽生薑乾薑同歸一說至於雞腸蘩蔞陸英蒴藋以類相似從而附之仍採

陳藏器拾遺李含光音義或討源於别本或傳效於醫家參
而較之辨其藏否至如突屈白舊說灰類今是木根天麻根
解似赤箭今又全異去非取是特立新條自餘刊正不可悉
數下採衆議定為印板乃以白字為神農所說黑字為名醫
所傳唐附今附各加顯註詳其解釋審其形性證謬誤而辨
之者署為今註考文記而述之者又為今按義既刊定理亦
詳明今以新舊藥合九百八十三種并目録二十一卷廣頒
天下傳而行焉
掌禹錫曰開寶重定本草開寶七年詔以新定本草所經藥
類或有未允又命劉翰馬志等重詳定頗有增損仍命翰林

學士李昉知制誥王祐扈蒙等重看詳凡神農所說以白字別之名醫所傳即以墨字并目録共二十一卷、

掌氏禹錫等補註神農本草（舊脫神農二字、今據讀書後志訂補、）

宋志二十卷目録一卷

佚

序曰、舊說本草經神農所作而不經見、漢書藝文志亦無録焉、平帝紀云、元始五年、舉天下通知方術本草者、在所為駕軺傳遣詣京師、樓護傳、稱護少誦醫經本草方術數十萬言、本草之名、蓋見於此、而英公李世勣等注引班固叙黃帝内外經云、本草石之寒温、原疾病之深淺、此乃論經方之語、而無本草之名惟梁七録載神農本草三卷推以為始斯為失矣或疑其間所載生出郡縣有後漢地名者以為似張仲景華佗輩所為是又不然也淮南子神農嘗百草之滋味一日而七十毒由是醫方興焉蓋上世未有文字師學相傳謂之本草兩漢以来名醫益衆張機華佗輩始因古學附以新說通為編述本草繇是見於經録然舊經才三卷藥止三百六十五種至梁陶隱居又進名醫別録亦三百六十五種因而注釋分為七卷唐顯慶中監門衛長史蘇恭又摭其差謬表請刊定乃命司空英國公李世勣等與恭參考得失又增一百一十四種分門部類廣為二十卷世謂之唐本草國朝開

寶中兩詔醫工劉翰道士馬志等相與撰集又取醫家嘗用有効者一百三十三種而附益之仍命翰林學士盧多遜李昉王祐扈蒙等重為刋定乃有詳定重定之目並鏤板摹行由此醫者用藥遂知適從而僞蜀孟昶亦嘗命其學士韓保昇等以唐本圖經參比為書稍或增廣世謂之蜀本草今亦傳行是書自漢迄今甫千歲其間三經撰著所增藥六百餘種收採彌廣可謂大備而知醫者猶以為傳行既久後來講求浸多參校近之所用頗亦漏略宜有纂録以備顧主殿疾之司嘉祐二年八月有詔臣禹錫臣億臣頌臣洞等再加校正臣等亦既被命遂更研覈竊謂前世醫工原診用藥隨効

輙記遂至增多累見諸書浩博難究雖屢加删定而去取非一或本經已載而所述粗略或俚俗嘗用而大醫未聞嚮非因事詳著則遺散多矣乃請因其疏捂更為補注應諸家醫書藥譜所載物品功用並從採掇惟名近迂僻類于怪誕則所不取自餘經史百家雖非方餌之急其間或有參說藥驗較然可據者亦兼收載務從該合以副詔意凡名本草者非一家今以開寶重定本為正其分布卷類經注雜糅間以朱墨並從舊例不復釐改凡補注並據諸書所說其意義與舊文相參者則從刪削以避重複其舊已著見而意有未完後書復書亦具存之欲詳而易曉仍每條並以朱書其端云臣

等謹按某書曰云某事其別立條者皆解於其末云見某書凡所引書以唐蜀二本草為先他書則以所著先後為次弟凡書舊名本草者今所引用但著其所作人名曰某人惟唐蜀本則曰唐本云蜀本云凡字朱墨之別所謂神農本經者以朱字名醫因神農舊條而有增補者以墨字間於朱字餘所增者皆別立條並以墨字凡陶隱居所進者謂之名醫別録並以其注附於末凡顯慶所增者亦注其末曰唐本先附凡開寶所增者亦注其末曰今附凡今所增補舊經未有者於逐條後開列云新補凡藥舊分上中下三品今之新補難於詳辨但以類附見如緑礬次於礬石山薑花次於豆蔻扶移次

於水揚之類是也凡藥有功用本經未見而舊註已曾引據今之所增但涉相類更不立條並附本注之末曰續註如地衣附於垣衣燕覆附於通草馬藻附於海藻之類是也凡舊注出於陶氏者曰陶隱居云出於顯慶者曰唐本注出於開寶者曰今注其閒考據傳記者別曰今按今詳又按皆以朱字別於其端凡藥石本經已見而功用未備今有所益者亦附於本注之末凡藥有今世已嘗用而諸書未見無所辨證者如葫蘆巴海帶之類則請從太醫眾論參議別立為條曰新定舊藥九百八十三種新補八十二種附於注者不預為新定一十七種總新舊一千八十二條皆隨類粗釋推以

十五凡則補注之意可見矣舊著開寶英公陶氏三序皆有義例所不可去仍載於首篇云

趙希弁曰補註神農本草二十卷右皇朝掌禹錫等補註舊說本草經神農所作而藝文志所不載平帝紀詔天下舉通知方術本草者本草之名蓋起於此梁七録載神農本草三卷書中有後漢郡縣名蓋上世未著文字師學相傳至張機華佗始為編述嘉祐初詔禹錫與林億蘇頌張洞等為之補注以開寶本草及諸家參校采拾遺逸刊定新舊藥合一千八十二種總二十卷

蘇氏頌圖經本草

讀書後志二十卷目録一卷

佚

序曰：昔神農嘗百草之滋味，以拯萬民之疾苦，後世師祖由是本草之學興焉。漢魏以來，名醫相繼，傳其書者，則有吳普、李當之藥録，陶隱居、蘇恭等註解。國初兩詔近臣總領上醫兼集諸家之説，則有開寶重定本草。其言藥之良毒、性之寒温、味之甘苦，可謂備且詳矣。然而五方物産，風氣異宜，名類既多，贋僞難別，以虺牀當蘼蕪，以薺苨亂人参，古人猶且患之，況今醫師所用，皆出於市賈，市賈所得，蓋自山野之人隨時採獲，無復究其所從來，以此爲療，欲其中病，不亦遠乎？昔唐永徽中刪定本草之外復有圖經相輔而行圖以載其形色經以釋其同異而明皇御製又有天寶單方藥圖皆所以叙物真濫使人易知原診處方有所依據二書失傳且久散落殆盡雖鴻都秘府亦無其本天寶方書但存一卷類例粗見本末可尋宜乎聖君哲輔留意於蒐輯也先是詔命儒臣重校神農本草等凡八書光禄卿直秘閣臣禹錫尚書祠部郎中秘閣校理臣億太常博士集賢校理臣頌殿中丞臣檢光禄寺丞臣保衡相次被選仍領醫官秦宗古朱有章等編繹累年既而補注本草成書奏御又詔天下郡縣圖上所産藥本用永徽故事重命編述臣禹錫以謂考正群書資衆見

則其功易就論著文字出異手則其體不一今天下繪事千名其解說物類皆據世醫之所聞見事有詳略言多鄙陋向非專一整比緣飾以文則前後不倫披尋難曉乃以臣頌向嘗刻意此書於是建言奏請俾專撰述臣頌既被旨則裒集衆說類聚詮次粗有條目其間玉石金土之名草木蟲魚之別有一物而雜出諸郡者有同名而形類全別者則參用古今之說互相發明其荄梗之細大華實之榮落雖與舊說相戾並兼存之崖略不備則稍援舊註以定成文意注又不足乃更旁引經史及方書小說以條悉其本原若陸英為蒴藋花則據爾雅之訓以言之諸香本同則用嶺表錄異以證之

之類是也生出郡縣則以本經為先今時所宜次之若菟絲
生朝鮮今則出於冤句奚獨生於少室今乃来自三蜀之類
是也收採時月有不同者亦兩存其說若赤箭本經但著採
根今乃並取莖苗之類是也生於外夷者則據今傳聞或用
書傳所載若玉屑玉泉今人但云玉出於于闐不究所得之
因乃用平居誨行程記為質之類是也藥有上中下品皆用
本經為次第其性類相近而人未的識或出於遠方莫能
似者但於前條附之若溲疏附於枸杞琥珀附於伏苓之類
是也又古方書所載簡而要者昔人已述其明驗今世亦常
用之及今諸郡醫工所陳經效之藥皆并載其方用天寶之

例也自餘書傳所無今醫又不能解則不敢以臆説淺見傳會其文故但闕而不録又有今醫所用而舊經不載者並以類次系於末卷曰本經外類其間功用尤著與舊名附近者次於逐條載之若通脱次於木通石蛇次於石蠏之類是也總二十卷目録一卷撰次甫就將備親覽恭惟主上以至仁厚德函養民生類一物失所則為之惻然且謂札瘥薦臻四時代有救恤之惠無先醫術蚤歲屢勑近臣讎校岐黄內經重定鍼艾俞穴或範金揭石或鏤板聯編憫南方蠱惑之妖於是作慶曆善救方以賜之思下民資用之闕於是作簡要濟衆方以示之今復廣藥譜之未備圖地産之所宜物色萬殊

指掌斯見將使合和者得十全之効飲餌者無夭逹之疑納斯民於壽康召和氣於穹壤太平之致兹有助焉臣學不該通職預編述仰奉宸旨深愧寡聞嘉祐六年九月日朝奉郎太常博士充集賢校理新差知潁州軍州兼管内勸農及管句開治溝洫河道事騎都尉借紫臣蘇頌謹上

趙希弁曰圖経本草二十卷目録一卷右皇朝蘇頌等撰先是詔掌禹錫林億等六人重校神農本草累年成書奏御又詔郡縣圖上所産薬本用永徽故事重命編述於是頌再與禹錫等裒集衆説類聚詮次各有條目云嘉祐六年上

李時珍曰圖経本草凡二十一巻考證詳明頗有發揮但圖

與說異而不相應，或有圖無說，或有物失圖，或說是圖非，如江州菝葜乃仙遺糧，滁州青木香乃兜鈴根，俱混列圖棠毬子，即赤瓜木，天花粉即括蔞根，乃重出條之類，亦其小小疎漏耳。頌字子容，同安人，舉進士，哲宗朝位至丞相，封魏國公。

陳氏承重廣補註神農本草

二十三卷

佚

林希序曰：世所傳云神農氏本草三卷，梁陶隱居離以為七，唐蘇恭、李勣之徒又附益為二十卷，別圖藥形以為經，其書略備矣開寶中太祖皇帝命盧多遜等考驗得失增藥尤多號為開寶本草仁宗皇帝嘉祐初又使掌禹錫林億蘇頌張洞為之補註因唐圖經別為繪畫復增藥至千有餘種於是收拾遺逸訂正訛謬刊在有司布之天下其為壽養生人之術無一不具然世之醫者習故守陋妄意穿鑿操數湯劑幸而數中自謂足以應無窮之病詰其論說則漠然不知顧本草與圖經殆虛文耳况偏州下邑雖有頗見者何所售之閩中陳氏子承少好學尤善於醫該通諸家之說嘗患二書傳者不博而學者不兼有也乃合為一又附以古今論說與已所見聞列為二十三卷名曰重廣補註神農本草并圖經書

著其說圖見其形一啓秩而兩得之不待至乎殊方絶域山巔水涯而品類萬殊者森在目前譬夫談輿地者觀於職方閲戰具者之入武庫也承之先世爲將相歐陽子所謂四世六公者承其曾孫少孤奉其母江淮間閉門蔬食以爲養君子稱其孝間有奇疾衆醫盱眙不知所出承徐察其脉曰當投某劑某刻良愈無不然者然則承之學雖出於圖畫而精識超絶茲二者又安能域之者鬼臾區岐伯遠矣吾不得而知也其視秦越人淳于倉公華佗輩爲何如識者當知之元祐七年四月朔左朝請大夫充天章閣待制知杭州軍州事兼管內勸農事充兩浙西路兵馬鈐轄兼提舉本路兵馬巡

檢公事上輕車都尉賜紫金魚袋長樂林希序。

李時珍曰。宋哲宗元祐中閬中醫士陳承合本草及圖經二書為一。間綴數語。謂之別說。

唐氏慎微大觀經史證類備急本草藝文畧作證類本草讀書附志同書錄作大觀本草。

宋志三十二卷

存

艾晟序曰。昔人有云。天地間物無非天地間用。信哉其言也。觀本草所載。自玉石草木蟲魚果蔬以至敗衣破革飛塵聚垢。皆有可用以愈疾者。而神農舊經止於三卷。藥數百種而已梁隱居因而倍之唐蘇恭李勣之徒又從而廣焉其書爲稍備逮及本朝開寶嘉祐之間嘗詔儒臣論撰收拾采摭至於前人之所棄與夫有名而未用已用而未載者悉取而著於篇其藥之增多遂至千有餘種庶乎無遺也而世之醫師方家下至田父里嫗猶時有以單方異品效見奇捷而前書不載世所未知者類益非一故慎微因其見聞之所迨博采而備載之於本草圖經之外又得藥數百種益以諸家方書與夫經子傳記佛書道藏凡該明乎物品切用者各附於本藥之左其爲書三十一卷目錄一卷六十餘萬言名曰經史證類備急本草察其爲力亦勤矣而其書不傳世罕言焉集

賢孫公得其本而善之乘計之暇命官校正募工鏤板以廣
其傳蓋仁者之用心也夫病未必能殺人藥之殺人多矣而
世之醫者不復究知根性之溫涼切用之緩急妄意增減用
以治病不幸而危殆者時蓋有之茲何異操刃而刺人於衽
席之上哉儻能研思於此因書以究其說即圖以驗其真審
方以求其效則不待七十毒而後知藥三折肱而後知醫矣
然則是書之傳其利於世也顧不博哉慎微姓唐不知為何
許人傳其書失其邑里族氏故不及載云大觀二年十月朔
通仕郎行杭州仁和縣尉管勾學事艾晟序
趙與峕曰唐慎微蜀州晉原人世為醫深於經方一時知名

元祐間師李端伯招之居成都嘗著經史證類備急本艸三十二卷盛行於世而艾晟序是書謂慎微不知何許人故為表出蜀今為崇慶府。賓退錄

趙希弁曰。證類本草三十二卷。右皇朝唐慎微纂合兩本草為一書。且集書傳所記單方附之于本條之下。殊為詳博。

陳振孫曰。大觀本草三十一卷。唐慎微撰。不知何人。仁和縣尉艾晟作序。自經史證類本草案本草之名始見漢書平帝紀樓護傳。舊經止一卷。藥三百六十五種。陶隱居增名醫別錄亦三百六十五種。因註釋為七卷。唐顯慶又增一百十四種。廣為二十卷。謂之唐本草。開寶中又益一百五十三種。蜀

孟昶又嘗增益謂之蜀本草及嘉祐中掌禹錫林億等重加校正更為補註以朱墨書為之別凡新舊藥一千八十二種益亦備矣今慎微類復有所增益而以墨蓋其名物之上然亦殊不多也

李時珍曰宋徽宗大觀二年蜀醫唐慎微取嘉祐補註本草及圖經本草合為一書復拾唐本草陳藏器本草孟詵食療本草舊本所遺者五百餘種附入各部并增五種仍采雷公炮炙及唐本食療陳藏器諸說收未盡者附于各條之後又采古今單方并經史百家之書上之朝廷改名大觀本草慎微貌寢陋而學該博使諸家本草及各藥單方垂之千古不

致瘉沒者皆其功也、

按先子曰、金皇統三年宇文虛中跋云、元祐間虛中為紀童時、先人感風毒之疾、慎微療之、乃為哲宗時人明矣、李東壁以為大觀二年所著、誤也、艾晟序稱不知何許人、若是同時、其言如此乎、今證類首卷載林希序、此蓋晟所附、非慎微之舊也、本事方載剪草治吐血勞瘵方曰、鄉人艾孚先嘗說此事、渠後作大觀本草亦收入集中、孚先當是晟字、

重修政和經史證類備用本草

三十卷

存

曹孝忠序曰成周典列醫師於天官聚毒藥以共醫事益雖治道緒餘仁民愛物之意寓焉聖人有不能後也國朝闡神農書康濟斯民嘉祐中兩命儒臣圖經補注訓義剖治亦已詳矣而重熙累洽文物滋盛士之聞見益廣視前世書猶可編延而賡續者蜀人唐慎微近以醫術稱因本草舊經衍以證類醫方之外旁摭經史至仙經道書下逮百家之說兼收並錄其義明其理博覽之者可以洞達臣因侍燕間親奉玉音以謂此書寔可垂濟迺詔節使臣楊戩總工刊寫繼又命臣校正而潤色之臣仰惟睿聖當天慈仁在宥誕振三墳蹟

民壽域肇設學校俾革俗弊復詔天下 進以奇方善術將為
聖濟經以幸天下萬世臣以匪才叨列是職兢臨淵谷而證
類本草誠為治病之總括又得以釐而正之榮幸深矣謹奉
明詔欽飭官聯朝夕講究删繁緝紊務底厥理諸有援引誤
謬則斷以經傳字畫鄙俚則正以字說餘或訛戾殽互繕録
之不當者又復隨筆刊正無慮數千遂完然為成書凡六十
餘萬言請目以政和新修經史證類備用本草云政和六年
九月一日中衛大夫康州防禦使句當龍德宫總轄修建明
堂所醫學兼提舉入内醫官編類聖濟經提舉太醫學臣曹孝
忠謹序

字文虛中跋曰：唐慎微字審元，成都華陽人，貌寢陋，舉措語言樸訥，而中極明敏。其治病百不失一，語證候不過數言，再問之輒怒不應。其於人不以貴賤，有所召必往，寒暑雨雪不避也。其為士人療病，不取一錢，但以名方秘錄為請。以此士人尤喜之，每於經史諸書中得一藥名、一方論，必錄以告，遂集為此書。尚書左丞蒲公傳正欲以執政恩例奏與一官，拒而不受。其二子五十一、五十四（偶忘其名）及婿張宗說字巖老，皆傳其藝，為成都名醫。元祐間，虛中為兒童時，先人感風毒之病，審元療之如神。又手緘一書，約曰：某年月日即啟封。至期舊恙復作，取所封開視之，則所錄三方，第一療風毒再依

第二療風毒上攻氣促欲作喘嗽如其言以次第餌之平日良愈其神妙若此皇統三年九月望成都宇文虛中書

麻革序曰自古人命穴鍼石之法不大傳而後世亦鮮有傳其妙者遂專用湯液丸粒理疾至於刳腸剖臆刮骨續筋之神奇以為別術所得終非神農家事維聖哲審證以制方因方而見藥故方家言盛行而神農之經不可一朝而舍也其書大抵源於神農氏自神農氏而下名本草者固非一家又有所謂唐本蜀本者迄於有宋政和間天子留意生人乃命宏儒名醫詮定諸家之說為之圖繪使人驗其草木根莖花實之微與夫玉石金土蟲魚飛走之狀以辨其藥之真贋而

易知為之類例使人別其物產風氣之殊君臣佐使之異用甘辛鹹苦酸之異味溫涼寒熱緩急有毒無毒之不同而易見其書始大備而加察焉行於中州者舊有解人龐氏本兵燹蕩析之餘所存無幾故人罕得恣窺今平陽張君魏卿惜其浸遂湮墜乃命工刻梓實因龐氏本仍附以寇氏衍義比之舊本益備而加察焉書成過余屬為序引余謂人之所甚重者生也衛生之資所甚急者藥也藥之考訂使無以乙亂丙誤用妄投之失者神農家書也閱卷之際指掌斯見政如止水鑑形洪鐘荅響顧安所逃遯其形聲哉養老慈幼之家固當家置其一本況業醫者之流乎然其論著自梁陶隱

居唐宋以來諸人備矣余言其贅乎世固有無用之學無益之書余特嘉張君愛物之周用心之勤能為是大有益之書以暨群生以圖永久非若世之市兒取夫僥倖目前規規然專以利為也故喜聞而樂道之君諱存忠字魏卿歲己酉中秋望日貽溪麻華信之序

劉祁跋曰余讀沈明遠寓簡稱范文正公微時慷慨語其友曰吾讀書學道要為宰輔得時行道可以活天下之命時不我與則當讀黄帝書深究醫家奥旨是亦可以活人也未嘗不三復其言而大其有濟世志又讀蘇眉山題東皐子傳後云人之至樂莫若身無病而心無憂我則無是二者然人之

有是者接於予前則予安得全其樂乎故所至常畜善藥者求者則與之而尤喜釀酒以飲客或曰子無病而多畜藥不飲而多釀酒勞已以為人何哉予笑曰病者得藥吾為之體輕飲者得酒吾為之酣適豈專以自為也亦未嘗不三復其言而仁其用心嗟乎古之大人君子之量何其弘也蓋士之生世推當以濟人利物為事達則有達而濟人利物之事所謂執朝廷大政進賢退邪興利除害以澤天下是也窮則有窮而濟人利物之事所謂居閭里間傳道授學急難救疾化一鄉一邑是也要為有補於世有益於民者庶幾乎兼善之義豈以未得位也遂泛然忘斯世而棄斯民哉若夫醫

者為切身一大事且有及物之功語曰人而無恒不可以作
巫醫又曰子之所慎齋戰疾康子饋藥子曰丘未達不敢
嘗余嘗論之是術也在君道中雖名為方伎非聖人賢者所
專精然捨而不學則於仁義忠孝有缺許世子止不先嘗藥
春秋書以弒君故曰為人子者不可不知醫懼其忽於親之
疾也況乎此身受氣於天地受形於父母自幼及老將以率
其本然之性充其固有之心如或遇時行道使萬物皆得其所
措六合於太和中以畢其為人之事而一旦有疾懵不知所
以療之伏枕呻吟付之庸醫手而生死一聽焉亦未可以言
智也故自神農黃帝雷公岐伯以來名卿才大夫往往究心

於醫若漢之淳于意張仲景晉之葛洪殷浩齊之褚澄梁之陶弘景皆精焉唐陸贄作忠州纂集方書而蘇沈二公良方至今傳世是則吾儕以從正講學餘隙而於此乎憩研亦不為無用也余自幼多病數與醫者語故於醫家書頗嘗涉獵在淮陽時嘗手節本草一帙辯藥性大綱以為是書通天地間玉石草木禽獸蟲魚萬物性味在儒者不可不知又飲食服餌禁忌尤不可不察亦窮理之一事也後居大梁得閑閱趙公家素問善本其上有公標注寅緣一讀深有所得喪亂以來舊學蕪廢二書亦失去嘗謂他日安居講學論著外當留意攝生今歲游于水會郡人張存惠魏卿介吾友戈君

唐佐來言其家重刊證類本草已出及增入宋人寇宗奭衍義完焉新書求為序引因為書其後己酉中秋日雲中劉祁云

大德丙午歲仲冬望日平水許宅印

晦明軒記曰此書世行久矣諸家因革不同今取證類本尤善者為窠模增以寇氏衍義別本中論方多者悉為補入又有本經別錄先附分條之類其數舊多差互今亦考正凡藥有異名者取其俗稱注之目錄各條下俾讀者易識如蚤休云紫河車假蘇云荊芥之類是也圖像失真者據所嘗見皆更寫之如竹分淡苦堇三種食鹽著古今二法之類是也字畫謬誤殊關利害如升斗疽疸上下千十未末之類無慮千

數或證以別本經具以諸書參悉爲釐正疑者闕之敬俟來哲仍廣其脊行以便綴緝庶歷久不壞其間致力極意諸所營制難以具載不敢一毫苟簡與舊本頗異故目之曰重修天下名賢士夫以舊鑒新自知矣泰和甲子下己酉冬日南至晦明軒證記

天祿琳琅書目曰重修政和經史證類備用本草二函二十四册此書卷首有金泰和甲子刊書木記別無序文其自嘉祐以前所有本草諸序皆載於卷一中名爲序例而嘉祐間禹錫等進書奏勅又列于書末不入卷中其體例殊不盡一蓋因宋金元明輾轉重刊互有改易故也桉馬端臨文獻通

考載證類本草三十二卷述晁公武讀書志云云慎微合兩本草為一書且集書傳所單記單方附之於本條之末所謂兩本草者一名補註神農本草一名圖經本草皆掌禹錫等先後奉勅所編補註進於嘉祐之初圖經進于嘉祐之末此書猶載兩次奉勅于後則慎微蓋照本於此可見弟考慎微此書前後稱名亦復不一陳氏書錄解題載大觀本草三十一卷稱為唐慎微撰又稱仁和縣艾晟作序名曰經史證類本草是合大觀本草與證類本草為一也馬端臨文獻通考則載大觀本草三十一卷於前又載證類本草三十二卷於後而於大觀本草下列陳振孫所稱艾晟作序名曰證類之名

則雖名分別而實復混同惟宋史藝文志直載大觀經史證類備急本草三十二卷而名始併為一名矣照諸書但及大觀之名而總無政和之號目皆稱三十二卷或稱三十一卷而此本獨三十卷并以重修政和標題又備用之稱與宋史備急之名互異以卷首金泰和甲子刊書本記證之是明時別據泰和刊本重刊行世不以宋槧為準故卷數標題各有盈縮異同也況字文虛中所作書後明言慎微字審元成都華陽人治病百不失一不取一錢但以名方秘錄為請以此士人喜之得一藥名一方論必錄以告云云而文獻通考所引書錄解題乃云慎微不知何人考宋史虛中字叔通成都

華陽人大觀三年進士建炎二年應詔為祈請使使金不歸受官至翰林學士知制誥兼太常卿封河內郡開國公金人號為國師據此則虛中本與慎微同鄉故能詳其始末又知其書復經政和閒奉勑校刋在大觀者而非定本故又題為政和而分卷則三十耳虛中使金與宋隔絕所作書後金更刻之而宋人初未之見故謂慎微不知何人也

四庫全書提要曰證類本草三十卷宋唐慎微撰宋陳振孫書錄解題載此書三十卷名大觀本草晁公武讀書志則作證類本草三十二卷亦題唐慎微撰是宋時已有兩本矣玉海載紹興二十七年八月十五日王繼先上校定大觀本草

三十二卷釋音一卷詔秘書省修潤付書監鏤板行之則南宋且有官本然皆未見其原刊今行於世者亦有兩本一為明萬曆丁丑飜刻元大德壬寅宗文書院本前有大觀二年仁和縣尉艾晟序稱其書三十一卷目録一卷陳氏所見蓋此本故題曰大觀本草一為明成化戊子飜刻金泰和甲子晦明軒本前有宋政和六年提舉醫學曹孝忠序稱欽奉玉音使臣楊戩總工刊寫繼又命孝忠校正潤色之其改稱政和本草蓋由於此實一書也書末又有金皇統三年翰林學士宇文虛中跋稱慎微始末述之甚明蓋建靖以後內府圖籍悉入於金故陳振孫未見此本不知慎微何許人而晁公

武所云三十二卷者殆合目録計之亦未見政和所刻也然考趙與旹賓退録則稱唐慎微蜀州晉原人所亭履貫亦異豈虛中兒時見之但知其寄籍歟大德中所刻大觀本依三十一卷與艾晟所言合泰和中所刻政和本則以第三十一卷移於三十卷之前合為一卷已非大觀之舊又有大定己酉麻革及劉祁跋並稱平陽張存惠增入寇宗奭本草衍義則益非慎微之舊然考大德所刻大觀本亦增宗奭衍義與泰和本同蓋元代重刻又從金本録入也今以二本互校大德本於朱書墨蓋宋原本每條稱墨蓋以下為慎微所續其式如今刻上所稱之魚尾較為分明泰和本為勝今以泰和本著録大德本則附見其名於此

不別存目焉。

段玉裁曰：果人之字，自宋元以前，本草方書詩歌紀載，無不作人字，自明成化本草，乃盡改為仁字，於理不通，金泰和間所刊本草，皆作人，藏袁廷檮所。說文解字注

桉余家藏元大德壬寅宗文書院刊大觀本草，紙刻精良，不遜宋槧，中避孝宗嫌名，知是傳刻南宋本者，而至衍義，則實不錄，入明代，俗刻取大德之題識，以冠𧰼郷之本，甚妄，亦甚，四庫提要所云元代重刻，又從金本錄入者，蓋以不見大德原刊之故耳。

王氏繼元紹興校定經史證類備急本草

書錄解題二十二卷 玉海作三十二卷

闕

序曰臣聞本草者神農之書也後世宗而行之以為大典蓋憫者生之札瘥思藥石以拯濟而功莫大焉上下數千百年罔敢失墜及嬴秦焚先代之典籍而此經混於醫卜之書得不發奈何漢晉之季文籍散失神農傳經所存者僅三卷藥止三百六十五種致使後世不見聖人之全經惜哉梁陶氏隱居高尚本神農舊經附名醫別錄朱墨分別別舉科條之加註文然而獨智自思偏方寡見得失相半逮唐之興蘇恭表請修定增益雖多附會或紊損益不分寒熱莫辨洪惟皇

宋隆興真人出寧澤及四海其仁如天開寶中命盧多遜等
重定嘉祐中詔掌禹錫等補註　陳承著之別說大觀中唐
慎微集為證類謹詳古今註說諸家論議紛紜緒亂異同頗
多雖唐註擴陶氏毋違而又有闕失今註舉唐註謬誤而間
有未書彼是此非互相矛盾考禹錫補註慎微證類又不過
備錄諸家異同亦不能斷其是非其中性寒之物而或云治
寒性熱之物而或云治熱或補藥云瀉或瀉藥云補其辨寒
熱補瀉之性理實倒置及物之有毒者或云無毒物之無毒
者而或云有毒其辨有毒無毒之性義亦相反以至某藥在
諸方常用之驗而經註前後之未載其藥合外用與服餌之

宜而辨用的當之未當傳之既久朱墨雜糅不可槩舉孰爲
用之所誤至大天下後世何所折衷舉而正之在于今日恭
惟聖上中興好生之德寢兵措刑固足以躋民於壽域而俾
無橫夭之患矣然且宸心軫慮以謂本草之書經註異同治
説訛謬於是舉祖宗閎寶嘉祐之故事詔臣等俾校定仰以
見聖人仁德之至也今敢不研精覃思博採方術參校諸家
別其同異若夫物性寒熱補瀉有毒無毒或理之倒置義之
相反者辨其指歸務從至當形像則本舊繪畫以大綱取識
則不敢贍說執以有據考名方三百餘首證舛錯八千餘字
而使用之者不惑施之者必驗可以躋上壽可以致十全上

裨聖政之萬一，下以傳之於將來，豈曰小補之哉。臣等誠惶誠恐，頓首謹言。紹興二十九年二月上進。

張仲文曰：紹興間醫官王繼先以顯仁太后初御慈寧宮，春秋高，每違豫，服其藥，隨愈，賴是優遊東朝，享康寧之福幾二十稔。克副高宗事親之孝，繼先之功也。故恩禮特異，官至正任承宣。已而繼先恃寵席勢，福自己所，為有不可於衆，而舉朝何附之不暇，至有稱門生者。後太后上仙，繼先自是眷遇日衰，竟黜福州以卒。白獺髓

陳振孫曰：紹興校定本草二十二卷，醫官王繼先等奉詔撰。紹興二十九年上之，刻板修內司。每藥為數語，辨說淺俚，無

高論。

王應麟曰，紹興二十七年八月十五日，王繼先上校定大觀證類本草三十二卷，釋音一卷，詔秘省修潤付胄監鏤板行之。

醫籍考卷十

醫籍考卷十一

東都　丹波元胤紹翁　編

本草三

文氏彥博節要本草圖

佚

自序曰、余嘗以近世醫工、雖處方有據、而用藥不精、以至療疾寡效、蓋古醫藥率多自採、故桐君著采藥錄、備花葉形色、別其是非真假、用之決無乖誤、服之感得痊愈、而又擇郡國地產之良、及春秋秀實之候、今則不然、藥肆不能盡識、但憑采送之人、醫工鮮通本草、莫辨良苦之難、加之贋僞、遂以合和以蕐療治宜其寡劣効唐室之盛置藥園生本草圖欲悉知其形色氣味用藥之精其慎如此嘉祐初余在政府建言重定本草圖經凡數年而成例蒙賜本然藥品繁夥盡形繪事卷帙頗多披閱匪易因録其常用要切者若干種別為圖策以便披檢簡則易辨人得有之按圖而驗誤真用之於醫所益多矣潞國公寬夫記文集

朱子曰文彥博字寬夫汾州人中進士第事仁宗英宗神宗哲宗位至丞相除太尉以太師致仕名臣言行録

龎氏安時本草補遺

佚

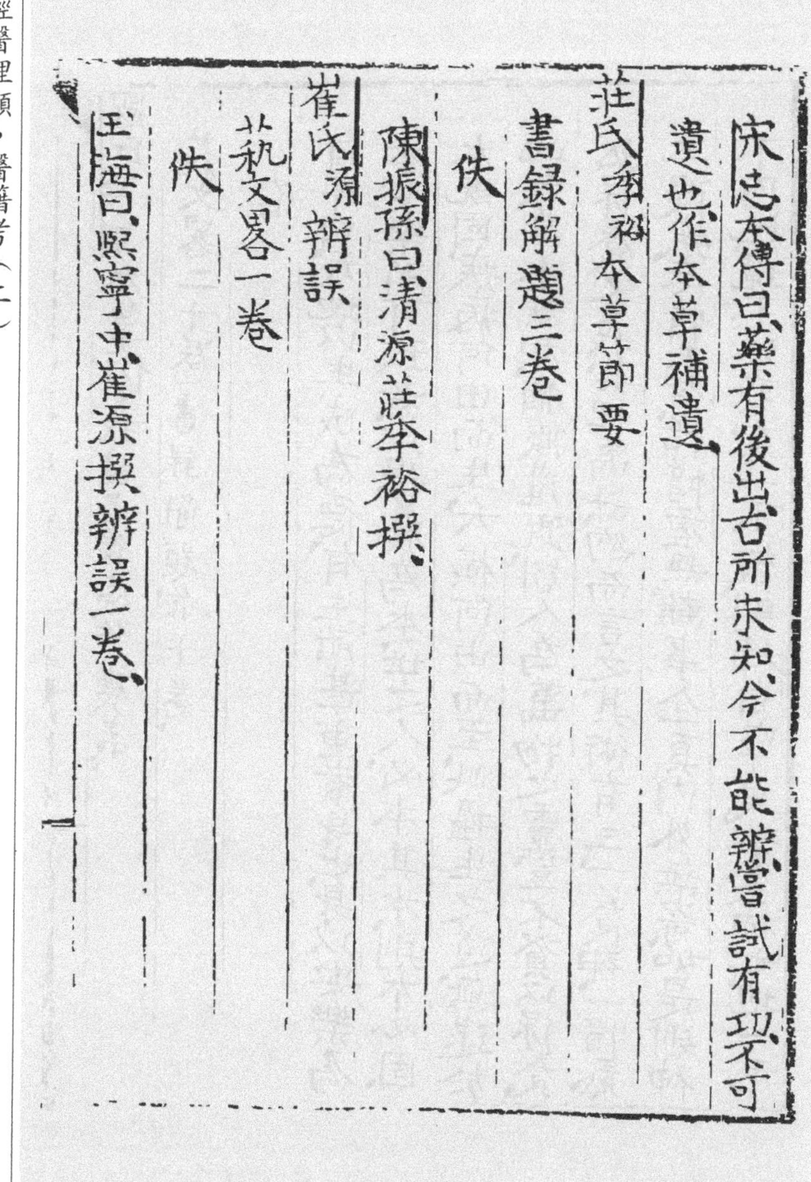

宋志本傳曰、藥有後出古所未知、今不能辨、嘗試有功、不可
遺也、作本草補遺、

莊氏季裕本草節要
書録解題三卷
佚
陳振孫曰、清源莊季裕撰、

崔氏源辨誤
藝文畧一卷
佚
玉海曰、熙寧中崔源撰、辨誤一卷、

寇氏宗奭本草衍義 讀書後志作廣義

藝文畧二十卷 書録解題作十卷

存

自序曰天地以生成為德有生所甚重者身也身以安樂為本安樂所可致者以保養為本世之人必本其本則本必固本既固疾病何由而生夭横何由而至此攝生之道無逮於此夫草木無知猶假灌溉別人為萬物之靈豈不資以保養然保養之義其理萬計約而言之其術有三一養神二惜氣三隄疾忘情去智恬憺虛無離事全真內外無寄如是則神不內耗境不外惑真一不雜則神自寧矣此養神也抱一元

之本根固歸精之真氣三焦定位六賊忘形識界既空大同斯契則氣自定矣此惜氣也飲食適時溫涼合度出處無犯於八邪寤寐不可以勉強則身自安矣此慎疾也三者甚易行然人自以謂難行而不肯行如此雖有長生之法人罕敦尚遂至永謝是以疾病交攻天和頓失聖人憫之故假以保救之術輔以蠲痾之藥俾有識無識咸臻壽域所以國家編撰聖惠校正素問重定本草別為圖經至于張仲景傷寒論及千金金匱外臺之類粲然列於書府今復考拾天下醫生補以名職分隸曹屬普救世人之疾苦茲蓋全聖至德之君合天地之至仁接物厚生大賚天下故野無遺逸之藥世無

不識之病，然本草二部，其間不得無惑。今則併考諸家之說，參之實事，有未盡厥理者，衍之以臻其理，（如東壁土、倒流水、冬灰之類）隱避不斷者，伸之以見其情，（如水自菊下過而水香、鼴鼠溺精墜地而生子）文簡脫誤者，證之以明其義，（如玉泉石蜜之類）避諱而易名者，原之以存其名，（如山藥，避本朝諱，及唐避代宗諱）使是非歸一，治療有源，檢用之際，曉然無惑。是以搜求訪緝者，十有餘年，採拾衆善，診療疾苦，和合收蓄之功，率皆周盡。矧疾為聖人所謹，無常不可以為醫，豈容易言哉。宗奭常謂：疾病所可憑者醫也，醫可據者方也，方可恃者藥也。苟知病之虛實，方之可否，若不能達藥性之良毒，辨方宜之早晚，真偽相亂，新陳相錯，則曷由去道人陳宿之蠹堂張杲駢潔之齒、此書之意、於是乎作、今則編次成書、謹依二經類例、分門條析、仍衍序例為三卷、內有名未用、及意義已盡者、更不編入、其神農本經、名醫別錄、唐本先附、今附、新補、新定之目、緣本經已著目錄內、更不聲說、依舊作二十卷、及目錄一卷、目之曰本草衍義、若博愛衛生之士、志意或同、則更為詮脩、以稱聖朝好生之德、時政和六年丙申歲記、

趙希弁曰、本草廣義二十卷、右皇朝寇宗奭編、以本草二部、著撰之人、或執用己私、失於商確、併考諸家之說、參之事實、覈其情理、證其脫誤、以成其書、

陳振孫曰、本草衍義十卷、通直郎寇宗奭撰、援引辨證、頗可

觀采。

李時珍曰：本草衍義，宋政和中醫官通直郎寇宗奭撰，以補註及圖經二書，參考事實，覈其情理，援引辨證，發明良多，東垣、丹溪諸公亦尊信之，但以蘭花為蘭草，卷丹為百合，是其誤也。書凡三卷，平陽張魏卿以其說分附各條之下，合為一書。

朱氏震亨本草衍義補遺

一卷

存

方廣曰：丹溪本草衍義補遺雖另成一書，然坊板、蜀板、閩板

丹溪心法咸載之程用光重訂丹溪心法而徽板乃削去之反不為美今仍取載書首使人獲見丹溪用藥之旨也心法附餘

李時珍曰此書蓋囙冦氏衍義之義而推衍之近二百種多所發明但蘭草之為蘭花胡粉之為錫粉未免泥于舊說而以諸藥分配五行失之牽強耳

鄭氏樵本草成書

二十四卷

佚

鄭樵曰仲尼之道傳之者不得其傳而最能惑人者莫甚于春秋詩耳故欲傳詩以詩之難可以意度明者在于鳥獸草

木之名也。故先撰本草成書。其曰成書者，為自舊註外，陶弘景名醫別録而附成之，乃為之註釋，最為明白。自景祐以來，諸家補註紛然無紀。㸃于是集二十家本草及諸方書所補治之功，及諸物名色之所言異名同狀、同名異狀之實，乃一一纂附其經文，為之註釋。凡草經諸儒異録備于一家書，故曰成書。曰經有三品，合三百六十五種，以法天三百六十五度，日星經緯，以成一歲也。弘景以為未備，乃取為醫別録，以應歲之數，而兩之。㸃又別擴諸家，以應成歲而三之。自纂成書外，其隱微之物，留之不足取，去之猶可惜也。纂三百八十八種，曰外類。

夾漈遺稾寄方禮部書

又曰、本草成書、五策、計二十四卷、外類、一策、五卷、

宋史本傳畧曰、鄭樵字漁仲、興化軍莆田人、好著書、不為文章、自負不下劉向楊雄、居夾漈山、謝絶人事、久之乃遊名山大川、搜奇訪古、遇藏書家、必借留讀盡乃去、趙鼎張浚而下皆器之、初為經旨、禮樂文字、天文地理、蟲魚草木方書之學、皆有論辨、紹興十九年上之、詔藏秘府、樵歸益勵所學、從者二百餘人、以侍講王綸賀允中薦、得召對、因言班固以來歷代為史之非、帝曰、聞卿名久矣、敷陳古學、自成一家、何相見之晚耶、授右廸功郎、禮兵部架閣、以御史葉義問劾之、改監潭州南嶽廟、給札歸抄所著通志、書成、入為樞密院編修官、

尋兼攝檢諸房文字，請修金正隆官制，比附中國秩序，因求入秘書省，繙閱書籍未幾，又坐言者發其事，金人以之犯邊也。樵言歲星分在宋，金主將自斃，後果然。高宗幸建康，命以通志進，會病卒，年五十九。學者稱夾漈先生。樵好為考證倫類之學，成書雖多，大抵博學而寡要，平生甘枯淡，樂施與，獨切切於仕進，識者以是少之。

本草外類

五卷

佚

劉氏信甫新編類要圖註本草

四十二卷

存

題詞曰、本草之書、最為備急、並不可闕、舊有神農本經證類、板皆漫滅、大則浩博而難閱、小則疎略而不備、當相雕刻而不真、舛誤者多、今將是書、與新刊行、方以類聚、物以群分、附入衍義、草木蟲魚、當相真指、藥性畏惡、炮炙製度、標列綱領、瞭然在目、易於檢閱、色色詳具、三復參校、並無毫髮之差、庶使用者無疑、豈曰小補哉、伏幸詳鑒、

按劉信甫者有活人事證方、蓋嘉定中人也、信甫編是書、後就證類本草中、附以寇氏衍義者、有金平水張存

惠魏卿所刋政和本草，每卷題標下，有己酉新增衍義六字。己酉爲宋理宗淳祐九年，金亡已十有六年，然存惠之書，於政和原文無所節略，信甫之書則頗加芟汰。二書體裁自異。又有元山醫普明真濟大師賜紫僧慧昌校正類編圖經集註衍義本草，其卷數板式一與信甫之書相同，故張本序跋則既録出于前卷中，慧昌之本僅附記其目于此。朱錫鬯曝書亭集有大觀證類本草跋，稱以寇氏衍義附于各條之下，雖于義無損，然非唐氏之舊，毋亦類于覩皁禽而續鳧之頸者歟。

寶慶本草

文淵閣書目一部一册，完全，菉竹堂書目，作六卷，

未見

陳氏衍寶慶本草折衷

內閣書目五册不全

未見

張萱等曰，宋紹定間陳衍著，

許氏國禎至元增修本草

未見

王圻曰，至元增修本草，世祖至元二十一年，命翰林承旨撒里蠻翰林集賢大學士許國禎集諸路醫學教授增修，

元史本傳曰，許國禎字進之，絳州曲沃人也，祖濟金絳州節度使，父日嚴榮州節度判官，皆業醫。國禎博通經史，尤精醫術。金亂，避地嵩州永寧縣，河南平，歸寓太原。世祖在潛邸，國禎以醫徵至翰海，留守掌醫藥。莊聖太后有疾，國禎治之，刻期而愈，廼張宴賜坐。太后時年五十三，遂以白金鋌如年數賜之。伯撒王妃病目，治者鍼誤損其明，世祖怒，欲坐以死罪。國禎從容諫曰，罪固當死，然原其情，乃恐怖失次所致，即誅之後，誰敢復進。世祖意解，且獎之曰，國禎之直，可作諫官。宗王昔班屢請以國禎隸帳下，世祖重違其請，將遣之，辭曰，國禎蒙恩拔擢，誓盡心以報，不敢易所事，乃不果遣。世祖過飲馬湩、得足疾、國禎進藥、味苦、卻不服、國禎曰、古人有言、良藥苦口利於病、忠言逆耳利於行、已而足疾再作、召國禎入視、世祖曰、不聽汝言、果困斯疾、對曰、良藥苦口、既知之矣、忠言逆耳、願留意焉、世祖大悅、以七寶馬鞍賜之、憲宗三年癸丑、從征雲南、機密皆得參與、朝夕未嘗離左右、或在告、帝輒為之不悅、九年己未、世祖帥師圍鄂州、宋人數百族、背將欲阬之、國禎力請止誅其兇暴、餘皆獲免、及師還、招降民數十萬口、疲饑顛仆者滿道、國禎曰、發蔡州軍儲糧賑之、全活甚眾、世祖即位、錄前勞、授榮祿大夫、提點太醫院事、賜金符、至元三年、改授金虎符、十二年、遷禮部尚書、國禎嘗上疏言、慎、

財賦、禁服色、明法律、嚴武備、設諫官、均衛兵、建學校、立朝儀
事多施行、凡所薦引、皆知名士、士亦歸重之帝與近臣言及
勳舊大臣、因謂國禎曰、朕昔出征、同履艱難者、但卿數人在
爾、遂拜集賢大學士、進階光祿大夫、每進見、帝呼為許光祿、
而不名、由是內外諸王大臣、皆以許光祿呼之、陞翰林集賢
大學士、卒年七十六、

李氏時珍本草綱目

國史經籍志五十二卷

存

李時珍曰、本草綱目、明楚府奉祠敕封文林郎蓬溪知縣蘄

州李時珍東璧撰、蒐輯百氏、訪采四方、始于嘉靖壬子、終于萬曆戊寅、稿凡三易、分為五十二卷、列為一十六部、部各分類、類凡六十、標名為綱、列事為目、增藥三百七十四種、方八千一百六十、

李建元進本草綱目疏曰、湖廣黃州府儒學增廣生員李建元謹奏為遵奉明例訪書進獻本草、以備采擇事、臣伏讀禮部儀制司勘合一欵、恭請聖明勅儒臣開書局、纂修正史、移文中外、凡名家著述、有關國家典章、及紀君臣事跡、他如天文樂律醫術方伎諸書、但成一家名言、可以垂于方來者、即訪求解送、以備采入藝文志、如已刻行者、即刷印一部送部、

或其家自欲進獻者，聽奉。此臣故父時珍原任楚府奉祠，奉
勅進封文林郎、四川蓬溪知縣，生平篤學，刻意纂修，曾著本
草一部，甫及刻成，忽值數盡，撰有遺表，令臣代獻。臣切思之，
父有遺命，而子不遵，何以承先志？父有遺書，而子不獻，何以
應朝命？矧今修史之時，又值書之會，臣不揣譾陋，不避斧鉞，
謹述故父遺表。臣父時珍，幼多羸疾，長成鈍椎，耽嗜典籍，若
啖蔗飴，攷古證今，奮發編摩，苦志辨疑，訂誤，留心纂述諸書。
伏念本草一書，關係頗重，誤解群氏，謬誤亦多，行年三十，力
肆校讐，歷歲七旬，功始成就。野人炙背食芹，尚欲獻之天子，
微臣採珠聚玉，敢不上之明君？昔炎皇辨百穀，嘗百草，而分

別氣味之良毒、軒轅師岐伯遵伯高而剖析經絡之本標、遂有神農本草三卷、藝文錄為醫家一經、及漢末而李當之始加校修、至梁末而陶弘景益以註釋、古藥三百六十五種、以應重卦、唐高宗命司空李勣重修、長史蘇恭表請伏定增藥一百一十四種、宋太祖命醫官劉翰詳校、宋仁宗再詔補註、增藥一百種、蜀醫唐慎微合為證類、修補衆本草五百種、自是人皆指為全書、醫則目為奧典、夷考其間、玼瑕不少、有當析而混者、如葳蕤女萎二物、而併入一條、有當併而析者、如南星虎掌一物、而分為二種、生薑薯蕷菜也、而列草品、檳榔龍眼菓也、而列木部、八穀生民之天也、不能明辨其種類、三菘，日用之蔬也，罔克的別其名稱，黑豆赤菽，大小同條，硝石芒消，水火混注，以蘭花為蘭草，卷丹為百合，此寇氏衍義之舛謬，謂黃精即鉤吻，旋花即山薑，乃陶氏別錄之差譌，歐漿苦膽草，薺苨重出，掌氏之不審，天花栝蔞，兩處圖形，蘇氏之欠明，五倍子，耩蟲窠也，而認為木實，大蘋草，田字草也，而指為浮萍，似茲之類，不可枚陳，略摘一二，以見錯誤，若不類分品列，何以印定群疑，臣不揣猥愚，僭肆刪述，重伏者芟之，遺缺者補之，如磨刀水，潦水，桑柴火，艾火，鎖陽，山柰，土伏苓，番木鱉，金柑，樟腦，蝎虎，狗蠅，白蠟，水蛇，狗寶，秋蟲之類，並今方所用，而古本則無，三七，地羅，九師子，蜘蛛香，豬腰子，勾金皮之類醫方物土宜，而稗官不載，今增新藥，凡三百七十四種，類析舊本，分為一十六部，雖非集成，實亦粗備。有數名或散見各部，總標正名為綱，餘各附釋為目，正始也；次以集解、辨疑、正誤，詳其出產形狀也；次以氣味、主治、附方，著其體用也。上自墳典，下至傳奇，凡有相關，靡不收采，雖命醫書，實該物理。我太祖高皇帝首設醫院，重設醫學，沛仁術于九有之中；世宗肅皇帝既刻《醫方選要》，又刻《衛生易簡》，藹仁政仁聲于率土之遠。伏願皇帝陛下體道守成，遵祖繼志，當離明之正位，司考文之大權，留情民瘼，再修司命之書，特詔良臣，著成昭代之典，治身以治天下，書當與日月爭光，壽國以壽萬民臣不與草木同朽，臣不勝冀望屏營之至。臣建元為此一得之愚，上干九重之覽，或准行禮部，轉發史館采擇，或行醫院重修，父子啣恩，存歿俱戴。臣無任瞻天仰聖之至。萬曆二十四年十一月進呈。

明史纂本傳曰：李時珍，字東璧，蘄州人。讀書不治經生業，獨好醫書。醫家本草，自神農所傳止三百六十五種，梁陶弘景所增數亦如之。唐蘇敬增一百一十四種，宋劉翰又增一百二十種。至掌禹錫、唐慎微輩先後增補，合一千五百五十八種，時稱大備。然品數既煩，名稱多雜，或一物而析為二三，或二物而混為一品。時珍病之，乃窮搜博采，芟煩補闕，歷時三十年，閲書八百餘家，稾三易，而成本草綱目一書，增藥三百七十四種，釐為一十六部，合成五十二卷，首標正名為綱，餘各附釋為目，正始也，次以集解辨疑正誤，詳其出產形色也，又次以氣味主治附方，著其體用也。書成，將上之朝，而時珍遽卒。未幾，神宗詔修國史，購四方文籍，其子建元以父遺表及是書來獻，天子嘉之，命刊行天下，自是士大夫家有其書，本草之學始稱集大成。時珍官楚王府奉祠正，子建中四川蓬溪知縣。

四庫全書提要曰：本草綱目五十二卷，明李時珍撰。時珍字東璧，蘄州人，官楚王府奉祠正。事蹟具明史方伎傳。是編取神農以下諸家本草薈萃成書複者芟之闕者補之譌者糾之凡一十六部六十二類一千八百八十二種每藥標正名為綱附釋名為目次以集解辨疑正誤次以氣味主治附方其分部之例首水火次土次金石次草穀菜果木次服器次蟲鱗介禽獸終之以人前有圖三卷又序例二卷百病主治藥二卷於陰陽標本君臣佐使之論最為詳析考諸家本草舊有者一千五百一十八種時珍所補者又三百七十四種搜羅群籍貫串百氏自謂歲歷三十書採八百餘家稿凡三易然後告成者非虛語也其書初刻於萬曆間王世貞為之序其子建元又獻之於朝有進疏一篇冠於卷首蓋國朝

順治間，錢塘吳毓昌重訂付梓，於是業醫者，無不家有一編。

明史方技傳極稱之，蓋集本草之大成者，無過於此矣。

徐氏（升泰）本草正譌補遺

未見

會稽縣志曰：徐升泰，字士理，卿初之四世孫也。學士，醇敦奇，屢困棘闈，一旦與范公不能作相，願爲良醫之志，由是博究金匱蘭室之秘，及百家活人諸書，而于馬蒔素問發微尤相深契，乃主緒澤，起人所不能起，全越方賴，視垣有年。升泰乃自謂手拯之及無幾，曷若輯書壽世，施濟大且遠也，遂托言衰邁，堅辭診視之召，梓遜言徧告，惟一意著述不朽業。參正譌補遺一書，補綱目本草所未備，其父大之學術，雖列方技，不愧儒林。

吴氏毓昌 重訂本草綱目

二十卷

未見

杭州府志曰：吴毓昌字玉涵，以大學生為内閣中書，重然諾，急友人難，兼善岐黄術。

何氏鎮 本草綱目必讀類纂

十二卷

存

自序曰：上古聖人取草木療民疾苦，辨其品類性味，傳及後世，即炎帝嘗草遇毒之遺編也。以所採多草根木皮，故定名曰本草。其編在書契未備之先，而炎漢之立方濟世者，實無不本乎此，若是乎本草既具，而詳論以濟生者之不可無也。然每究觀本草，凡生植飛走，金石蟲魚，以及水火土灰，品彙萬殊，無一不可以療疾，則前賢已定之藥品，必當按其寒煗剛柔，審夫君臣佐使，斯無不立起沈疴，奏效壽世矣。但學者若其繁多，難以精悉，茲特宗諸綱目，取主治與本草刪訂而發明之，復將品物之殊類區分而序列之，如草木之益人也多，故列之編首，餘則五穀蔬果為人生日用之需，亦可治病，以次及之耳則人為萬物之靈古人惟采剩餘他置易用茲亦凜遵遺意止列河車乳汁數種又次及之若禽獸鱗介金石魚蟲諸類各能養功又次第及之既不欲繁又不敢畧編訂成帙題曰綱目類纂後即附以濟生遂論家傳効方闡明聖賢之秘旨備述前人之驗方體用具備綱舉目張簡閱良便僭名心讀不過欲為醫學之一助以共躋斯世於仁壽也云爾[illegible]非我亦烏敢置喙云康熙十一年歲次壬子嘉平月天臘節前一日京江何鎮培元氏題

浦氏七頁　夕菴讀本草快編

六卷

存

凡例曰、蘄水李氏父子、搜賾索隱、三易稿而始成、分類別部、皆有微意、首列水火土者、水火乃天地之先、土為萬物之母、次金石者、從土也、次草穀菜果木者、從微及巨也、次服器者、從草木也、次蟲鱗介禽獸、終以人者、從賤及貴也、予不敢紊越、遵其舊、題曰讀者、明非自撰之書、蓋讀綱目得其快而拈出之者也、一諸家所著、繁簡不一、重複舛誤、至綱目出、而析條有望洋之嘆、難作枕中之寶、予因撮其要、攬其華、刪繁就約、使覽者若執燭之明、讀者無魯魚之誤矣、一品類既多、分用不必、若一物別為數條、則愈滋其冗、今以本名、統其同類處一目了然，如阿膠之統於驢，輕粉之統於汞，醫金之統茂，海馬之統於蝦，更有同類而氣味稍殊，功用相做者，則合為總論，如瓜如蛇如苔如飲之類，蓋取其簡而可考，備而不瑣也。

趙氏學敏本草綱目拾遺
十卷
未見

按右見于彙刻書目。

繆氏希雍神農本草經疏
明史三十卷　醫藏目錄作十二卷。按明史二字當作三字。

存

自序曰，神農本草經者，古三墳之一也，其成於黃帝之世乎，觀其嘗藥別味，對疾主治，施之百世，無可踰越，其爲開天大聖，憫生民疾苦，於飲食衣食之外，復設鍼石藥物，用拯夭札，俾得盡其天年，是已原夫藥之生也，氣禀于天，味成于地，性在其間，氣爲陽，味爲陰，五味四氣，各歸其類，斯親上親下之義也，既述之以本性，又制之以君臣，合之以佐使，以成其攻邪已疾之能，遂使無情之用，同諸有識，自非生而神靈，冥契萬物者，其孰能與於斯乎，去古滋遠，民性滋漓，心識粗淺，莫能研精殫思，深入玄要，而不察乎，即象即理，物物昭然，弭疾延年，功用自著，正以三墳之書，言大道也，言其然而不言其所以然，言亦象也。予因據經以疏義，緣義以致用，參互以盡其長，簡誤以防其失，而復詳列病忌藥忌，以別其微，條析諸藥應病分門，以究其用，刊定七方十劑，以定其法，闡發五藏苦欲補瀉，以暢其神，著論三十餘首，以通古今之變，始悉一經之趣。命之曰神農本草經疏，讀之者，宜因疏以通經，因經以契往，俾炎黃之旨，晦而復明，藥物之生，利而罔害，乃余述疏意也。余生也晚，親年已衰，得於稟者固薄，故以善病，長嗜方技，僻躭藥妙，顧念自昔仙人道士，靡不悉由藥道，以濟群生，加之友生協贊，後先不一，馴届耳順，良友凋喪，旨念灰冷，惟兹一事尚用嬰懷，手所論著，裒然成帙，倘典則可師，幽隱可顯，試用於世，有廣來學，固所願也，不敢必也。采真同好，其相證諸。

蘇州府志曰：繆希雍，字仲醇，常熟人，精醫術，醫經方書，靡不討論，尤精本草之學，謂古三墳之書，未經秦火者，獨此而已。神農本經朱字，譬之六經也，名醫增删别録，朱墨錯互，譬之註疏也。本經以經之，别録以緯之，作本草經疏。本草單方等書，抉擿岐軒未發之祕，為人電目戟髯，如遇羽人劍客，好談古今事成敗，誠奇士也。

顧澂先題詞曰：先生殫一生精力，發神聖千古之奧，以利萬門人李季虬氏幾經參録，悉以付新安吴康虞氏刻之金陵，未竟而遺焉，流傳於知交者，而吴朱氏集而刻之，不及其半，然且序次弗倫，考覈未審也。先生以醫爲司命，一字有訛，遺禍無極，遂命澄先檢其存稿若干卷，按部選類，彙得全帙，細復檢閲，以爲定本。凡續序例二卷，藥四百九十味，用識卷月，書此凡例云。天啓五年，歲在乙丑，六月十有一日，松陵顧澄先謹識。

浦青曰：本草經疏，萬曆時虞山儒醫繆希雍字仲淳，號慕臺撰，以一經附一疏，文字條達，然早識者少，故不見重於世。

讀本草快編

四庫全書提要曰、神農本草經疏三十卷、明繆希雍撰、明史方技傳、載希雍嘗謂本草出於神農、譬之五經、其後又復增補別録、譬之注疏、惜朱墨錯互、乃沈研剖析、以本草為經、別録為緯、著本草單方一書行於世、而不及此書、未審即是書否也、其書分本草為十部、首玉石、次草、次木、次人、次獸、次禽、次蟲、次魚、次果、次米穀、次菜、皆以神農本經為主、而發明之、附以名家主治、藥味禁忌、次序悉依宋大觀證類本草、部分混雜者、為之移正、首為序例二卷、論三十餘首、備列七方十劑、及古人用藥之要、自序云、據經以疏義、緣義以致用、參互以盡其長、簡誤以防其失是也、考王懋竑白田雜著、有用石音辨一篇，篇末附記，極論是書多用石膏之非，其説良是，至云繆仲淳以醫名於近世，而其為經疏，議論甚多紕繆，前輩云經疏出而水草亡，非過論也，旨是則已甚之詞矣。

徐氏大椿神農本草百種録

一卷

存

自序曰：百物與人殊體，而人藉以養生却病者，何也？蓋天地亦物耳，惟其形體至大，則不能無生，其生人也得其純，其生動物也得其雜，其生植物也得其偏，顧人之所謂純者，其初生之理然耳，及其感風寒暑濕之邪，喜怒憂思之擾，而純者遂瀉、瀉則氣傷、氣傷則形敗、而物之雜者偏者、又能以其所得之性、補之救之、聖人知其然也、思救人必先知物、蓋氣不能違理、形不能違氣、視色別味、察聲辨臭、權輕重、度長短、審形之事也、測時令、詳嗜好、分盛衰、別土宜、求氣之術也、形氣得而性以得、性者物所生之理也、由是而立本草、制湯劑、以之治人、有餘瀉之、不足補之、寒者熱之、熱者寒之、溫者清之、清者溫之、從者反治、逆者正治、或以類從、或以畏忌、各矯其弊、以復於平、其始則異、其終則同、夫天地生之、聖人保之、造化之能、聖人半之、天地不能專也、漢末張仲景金匱要略及傷寒論中諸方、大半皆三代以前遺法、其用藥之義、與本經吻合無間、審病施方、應驗如響、自唐以後、藥性不明、方多自撰、如千金方外臺秘要之屬、執藥治病、氣性雖不相背、而變化已鮮、沿及宋元、藥品日增、性未研極、師心自用、謬誤相仍、即用本經諸種、其精微妙義、多所遺漏、是以方不成方、藥非其藥、間有效驗、亦偶中而非可取必、良由本經之不講故也、余竊悲焉、欲詳為闡述、其如耳目所及無多、古今名實互異、地土殊產、氣味不同、且近世醫人所不常用之藥、無識別而收採者、更有殊能異性、義在隱微、一時難以推測、若必盡全經、不免昧心誣聖、是以但擇耳目所習見不疑、而理有可測者、共得百種、為之探本溯源、發其所以然之義、使古聖立方治病之方，灼然見，而其他則闕焉，後之君子，或可因之而悟其全，雖荒陋可嗤，而敬慎足矜也，乾隆元年，歲在柔兆執徐，余月上弦，松陵徐大椿題於楊子江舟次，

四庫全書提要曰，神農本草經百種録一卷，國朝徐大椿撰，大椿字靈胎，號洄溪，吳江人，世傳神農本草經三卷，載藥三百六十五味，分上中下三品，今單行之本不傳，惟見於唐慎微本草所載，其列本以陰文書者，皆其原文也，大椿以舊註但言其當然，不言其所以然，因於三品之中，採掇一百種，備列經文，而推闡主治之義，有當用之藥，而反不收入者，其凡例謂辨明藥性，使人不致誤用，非備品以便查閲也，凡所箋

釋，多有精意，較李時珍本草綱目所載發明諸條，頗爲簡要。然本草雖稱神農，而所云出産之地，乃時有後漢之郡縣，則後人附益者多，如所稱久服輕身延年之類，率方士之説，不足盡信，大椿尊崇太過，亦一一究其所以然，殊爲附會。又大椿所作藥性專長論曰，藥之治病，有可解者，有不可解者，其説最爲圓通，則是書所論，猶屬筌蹄之末，要於諸家本草中，爲有所發之功者矣。

醫籍考卷十一

醫籍考卷十二

東都　丹波元胤紹翁　編

本草四

神農本草

隋志八卷

佚

神農本草

七録五卷

佚

神農本草屬物

七録二卷

佚

神農採藥經

七録三卷

佚

雷公藥對

四卷舊唐志作二卷

佚

陶弘景曰藥封四卷論其佐使相須本草經序例

又曰雷公桐君更增演本草二家藥對廣其主治繁其類族

藥總訣序

徐氏之才雷公藥對

新唐志二卷

佚

北齊書本傳畧曰、徐之才字士茂、高平金鄉人也、之才幼而儁發尤爲精敏、仕梁爲豫章王綜鎮軍右常侍、隨綜鎮彭城、綜降魏、之才走至吕梁、爲魏所獲、既羈旅以醫自業、又諧隱滑稽無方、王公貴人爭饋之、爲貴人居矣、稍遷員外散騎常侍、加中軍金紫、天平中高祖詣晉陽、恒居内館、所療十全、皇建中除兗州刺史、未行、武明皇后不豫、之才奉藥之愈、賞賜巨萬。有人脚跟腫痛，不堪忍，諸醫莫識之。才視曰：蛤精也，當乘船入海，出脚水中得之。疾者曰：是也。之才為割得兩蛤子，大如揄莢。或以五色骨為佩刀靶，之才曰：此人瘤也。何從得之？對曰：於古塚見髑髏額骨長數寸，試削視文理，故用之。其通識類此。太平御覽

掌禹錫曰：藥對，北齊尚書令西陽王徐之才撰，以衆藥名品、君臣佐使、性毒相反及所主疾病分類而記之，凡二卷。舊本草多引以為據，其言治病用藥最詳。

李時珍曰：雷公藥對，陶氏前已有此書，吳氏本草所引雷公是也。蓋黄帝時雷公所著，之才增飾之爾。

宗氏〈令祺〉新廣藥對

藝文畧三卷

佚

桐君藥録

隋志三卷

佚

陶弘景曰，桐君採藥録，說其花葉形色，

僧圓至曰，桐君山在嚴州，有人採藥，結廬桐木下，指樹為姓，

故山得名，

子儀本草經

中經簿一卷

佚

賈公彥曰、劉向云、扁鵲治趙太子暴疾尸蹷之病、使子明炊湯、子儀脈神、子術案摩、又中經簿云、子儀本草經一卷、儀與義一人也、若然、子儀亦周秦人也、周禮正義

蔡氏邕本草

七録七卷

佚

後漢書本傳畧曰、蔡邕字伯喈、陳留圉人也、少博學、師事太傅胡廣、好辭章數術天文、妙操音律、建寧三年辟司徒橋玄

府玄甚敬待之，出補河平長呂拜郎中，校書中觀，遷議郎。

吳氏普本草舊唐志作本草因

七錄六卷

佚

後漢書華佗傳曰：廣陵吳普，彭城樊阿，皆從佗學。普依準佗療，多所全濟。

韓保昇曰：普，廣陵人也，華佗弟子，撰本草一卷。

掌禹錫曰：吳氏本草，魏廣陵人吳普撰，吳華佗弟子，脩神農本草，成四百四十一種。唐經籍志尚存六卷，今廣內不復存，惟諸子書多見引據，其說藥性寒溫五味最為詳悉。

李時珍曰：吳氏本草，其書分記神農、黄帝、岐伯、桐君、雷公、扁鵲、華佗所説性味甚詳，今亦失傳。

李氏（諱之）本草經

七録一卷。

佚

韓保昇曰：李當之，華佗弟子，修神農本經，而世少行用。

藥録

七録六卷。

佚

李時珍曰：李氏藥録，其書散見吳氏、陶氏本草中，頗有發明。

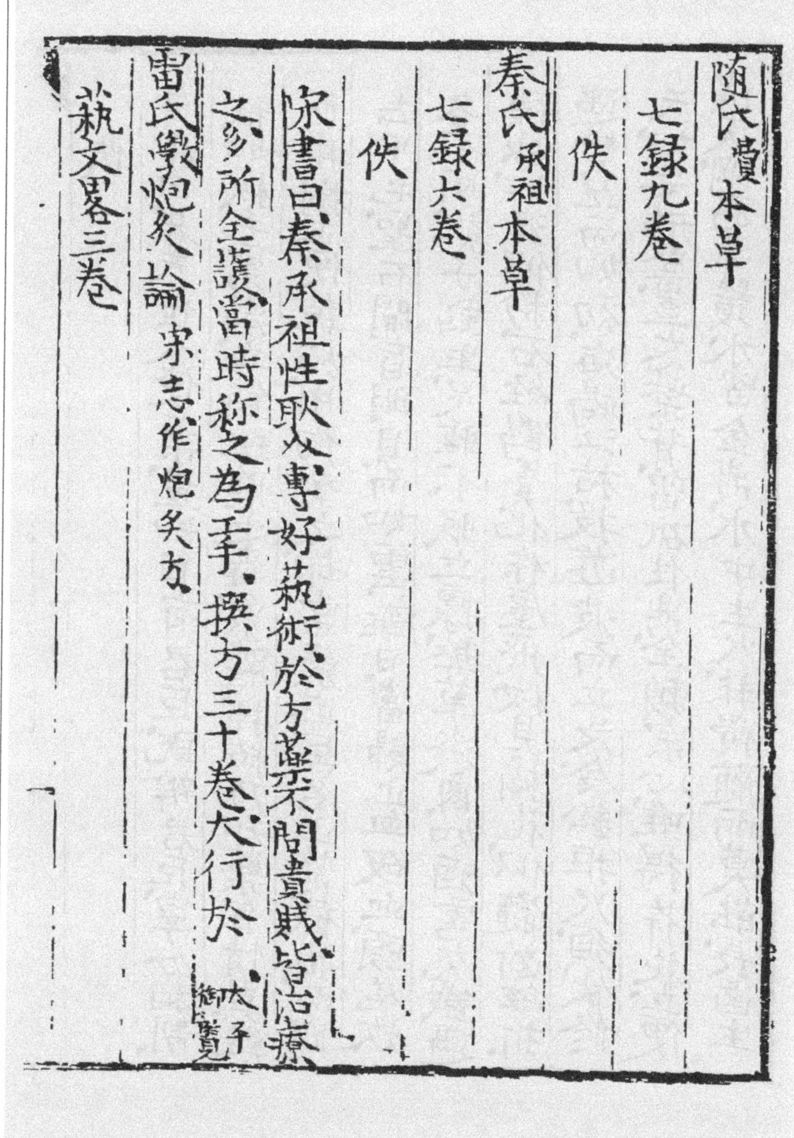

隨氏費本草

七録九卷

佚

秦氏承祖本草

七録六卷

佚

宋書曰秦承祖性耿介專好藝術於方藥不問貴賤皆治療之多所全護當時稱之為工撰方三十卷大行於太子御覽

雷氏𤊹炙論　宋志作炮炙方

藝文略三卷

佚

自序曰、若夫世人使藥、豈知自有君臣、既辨君臣、寧分相制、
祇如栨毛露溺、立銷班腫之毒、象膽揮粘、乃知藥有情異、鮭
魚插樹、立便乾枯、用狗塗之、卻當榮盛、無名止楚、截指而似
去甲毛、聖石開盲、明目而如雲離日、當歸止血破血、頭尾效
各不同、蕤子熟生、足睡不眠立據、弊箄淡鹵、如酒霑交、鐵遇
神砂、如泥似粉、石經鶴糞、化作塵飛、栨見橘花、似髓、斷絃折、
遇鸞血而如初、海竭江枯、投遊波而立泛、令鉛拒火、須仗修
天、如要形堅、豈忘紫背、留砒住鼎、全賴宗心、唯得芹花、立便
成庚、硇遇赤鬚、水留金鼎、水中生火、非猾髓而莫能、長齒生

牙、賴雄鼠之骨、赤髮眉隨落、塗半夏而立生、目辟眼瞈、有五花而自正、脚生肉枕、裩繫菪根、囊皺旋多、夜煎竹木、體寒腹大、全賴鸕鷀、血泛經過、飲調瓜子、欬逆數數、酒服熟雄、遍體癮疹風冷、調生側陽、虛泄痢、須假草零、久渴心煩、宜投竹瀝、除癥去塊、全仗消硇、益食加觴、須煎蘆朴、強筋健骨、酒是蓯鱓、駐色延年、精蒸神錦、如瘡所在、口點陰膠、產後肌浮、甘皮酒服、口瘡舌拆、立愈黃蘇、腦痛欲亡、鼻投硝末、心痛欲死、速覓延胡、如斯百種、是藥之功、某忝遇明時、謬看醫理、雖尋聖法、難可窮微、略陳藥餌之功能、豈溺仙人之要術、其製藥炮熬煮炙、不能記年月哉、欲審元由、須看海集、某不量短見、直錄炮熬煮炙，列藥制方，分為上中下三卷，有二百件名，具陳于後。

蘇頌曰：雷斆雖隋人，觀其書，乃有言唐以後藥名者，或是後人增損之歟。證類本草引圖経滑石註。

趙希弁曰：雷公炮炙三卷，右宋雷斆撰，胡洽重定，述百藥性味炮熬煮炙之方，其論多本之乾寧晏先生。斆稱內究守國安正公，當是官名，未詳。

李時珍曰：雷公炮炙論，藥凡三百種，為上中下三卷，其性味炮炙熬煮修事之法，多古奧，文亦古質，別是一家，多本于乾寧晏先生，其首序論述物理，亦甚幽玄，錄載于後。乾寧先生

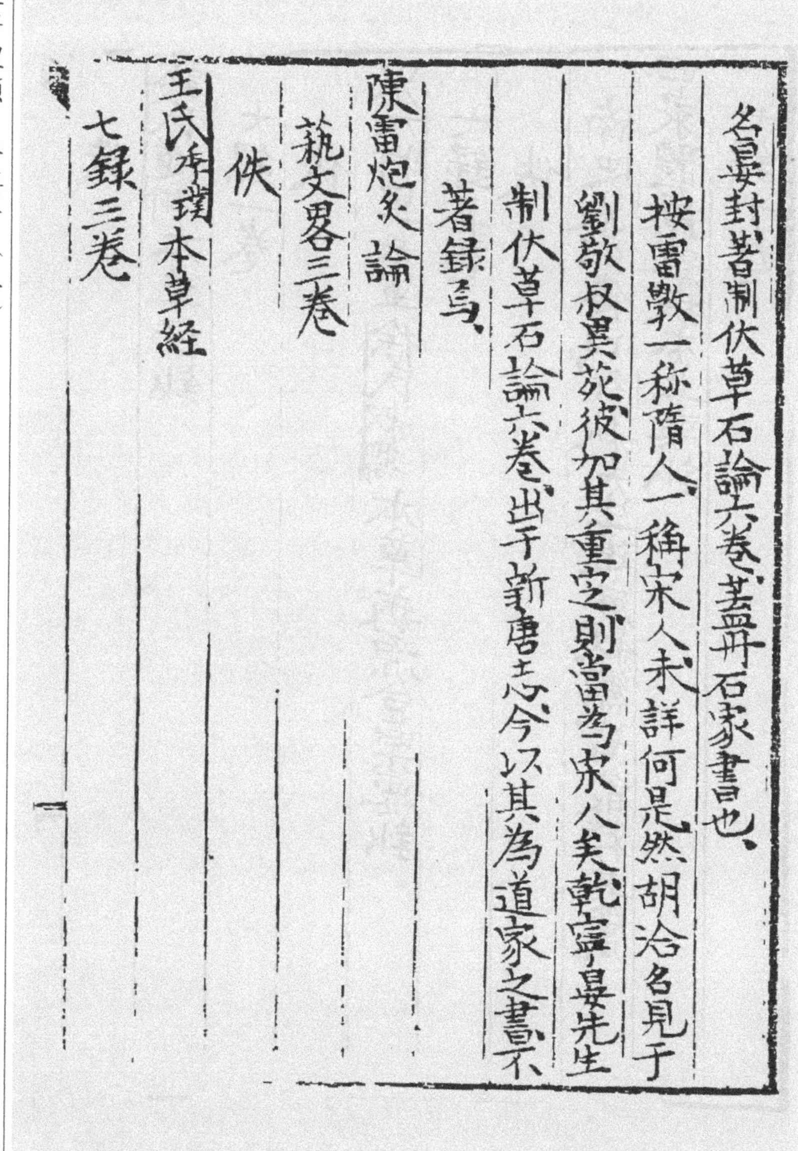

名䨓封著制伏草石論六卷。蓋丹石家書也。

按雷斆一稱隋人。一稱宋人。未詳何是。然胡洽名見于劉敬叔異苑。彼加其重定。則當爲宋人矣。乾寧晏先生制伏草石論六卷。出于新唐志。今以其爲道家之書。不著録焉。

陳雷炮炙論

藝文畧三卷

佚

王氏希璞本草經

七録三卷

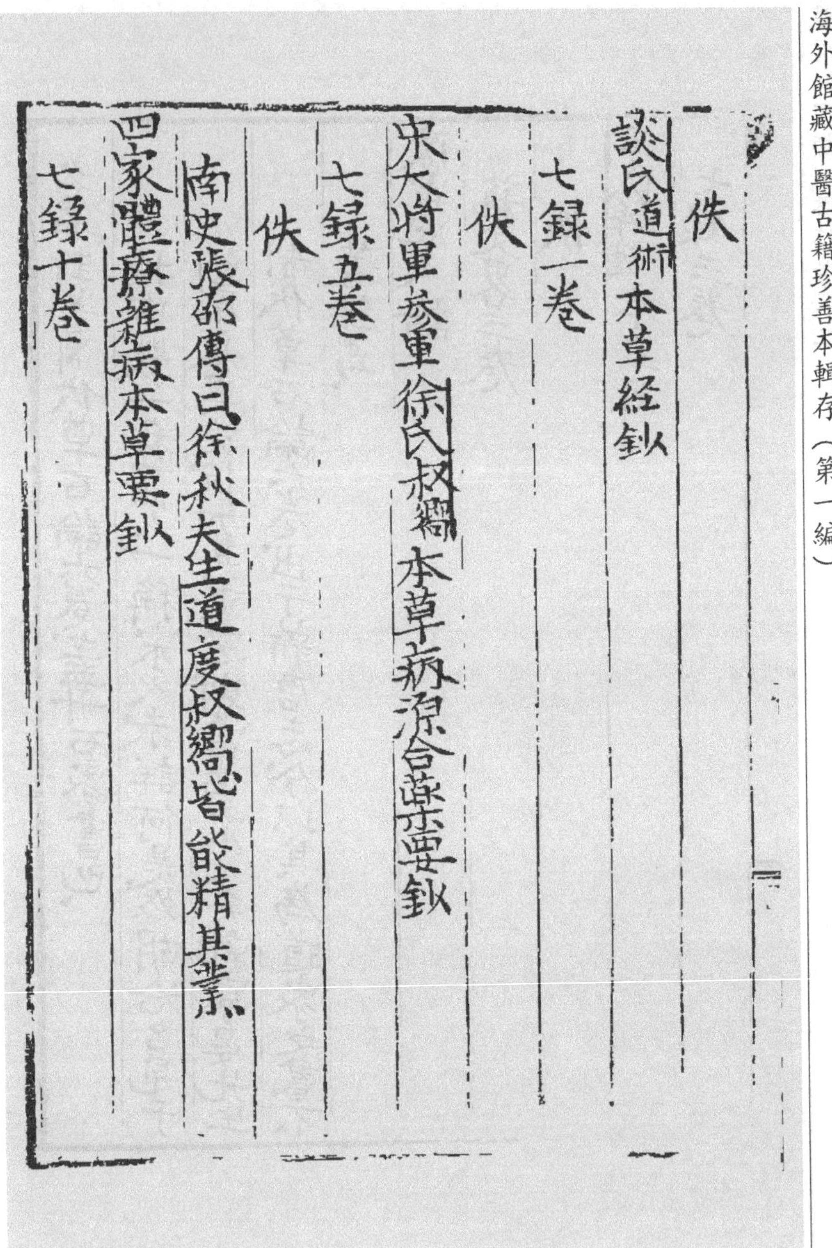

佚

談氏道術本草經鈔

七録一卷

佚

宋大將軍參軍徐氏叔嚮本草病源合藥要鈔

七録五卷

佚

南史張邵傳曰徐秋夫生道度叔嚮皆能精其業

四家體療雜病本草要鈔

七録十卷

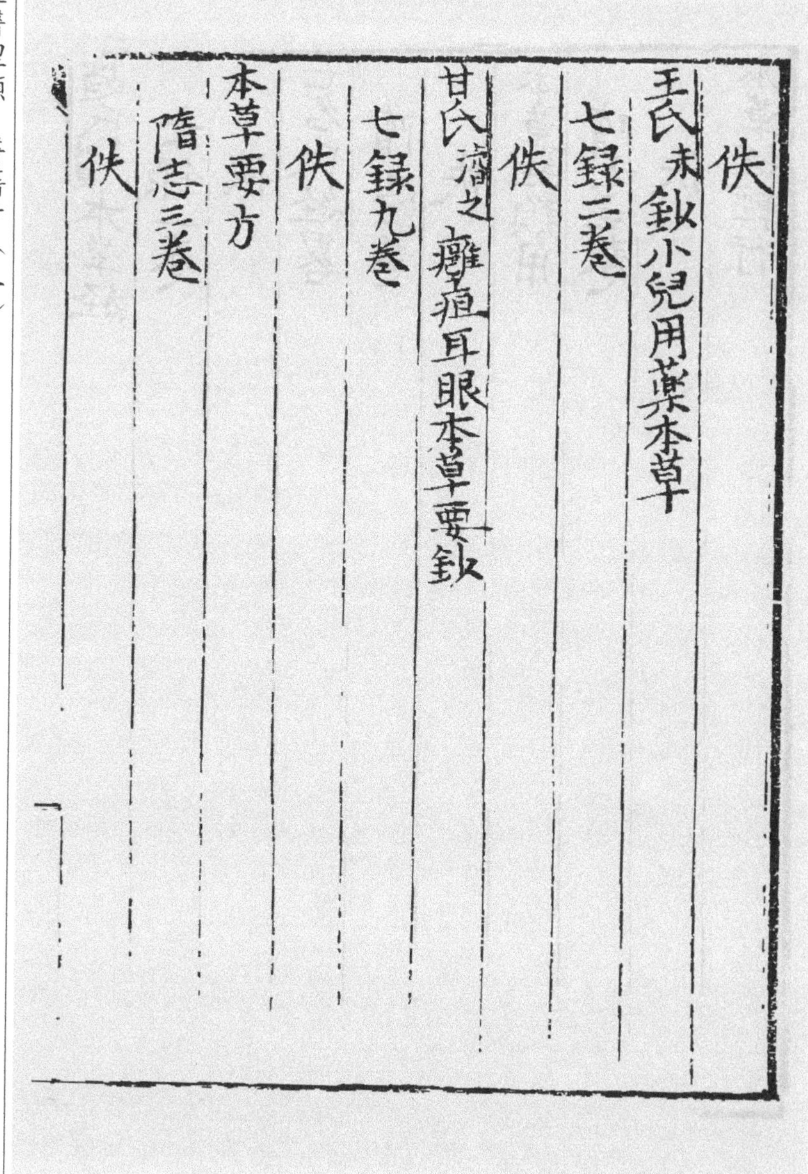

佚

王氏（末）〔未〕鈫小兒用藥本草

七録二卷

佚

甘氏濬之癰疽耳眼本草要鈫

七録九卷

佚

本草要方

隋志三卷

佚

趙氏贊本草經

七録一卷

佚

亡名氏經畧

隋志一卷

佚

本草經類用

隋志三卷

佚

本草經輕行

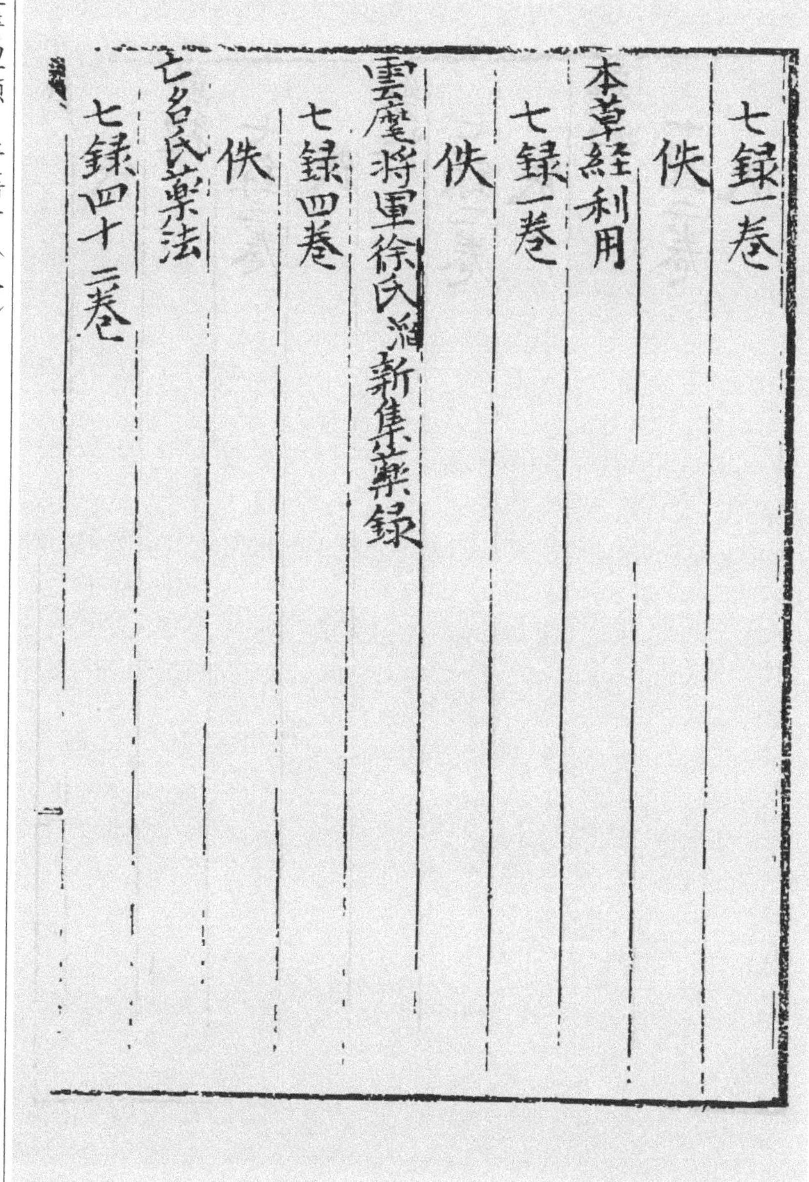

七録一卷

佚

本草經利用

七録一卷

佚

雲麾將軍徐氏錙新集藥録

七録四卷

佚

亡名氏藥法

七録四十二卷

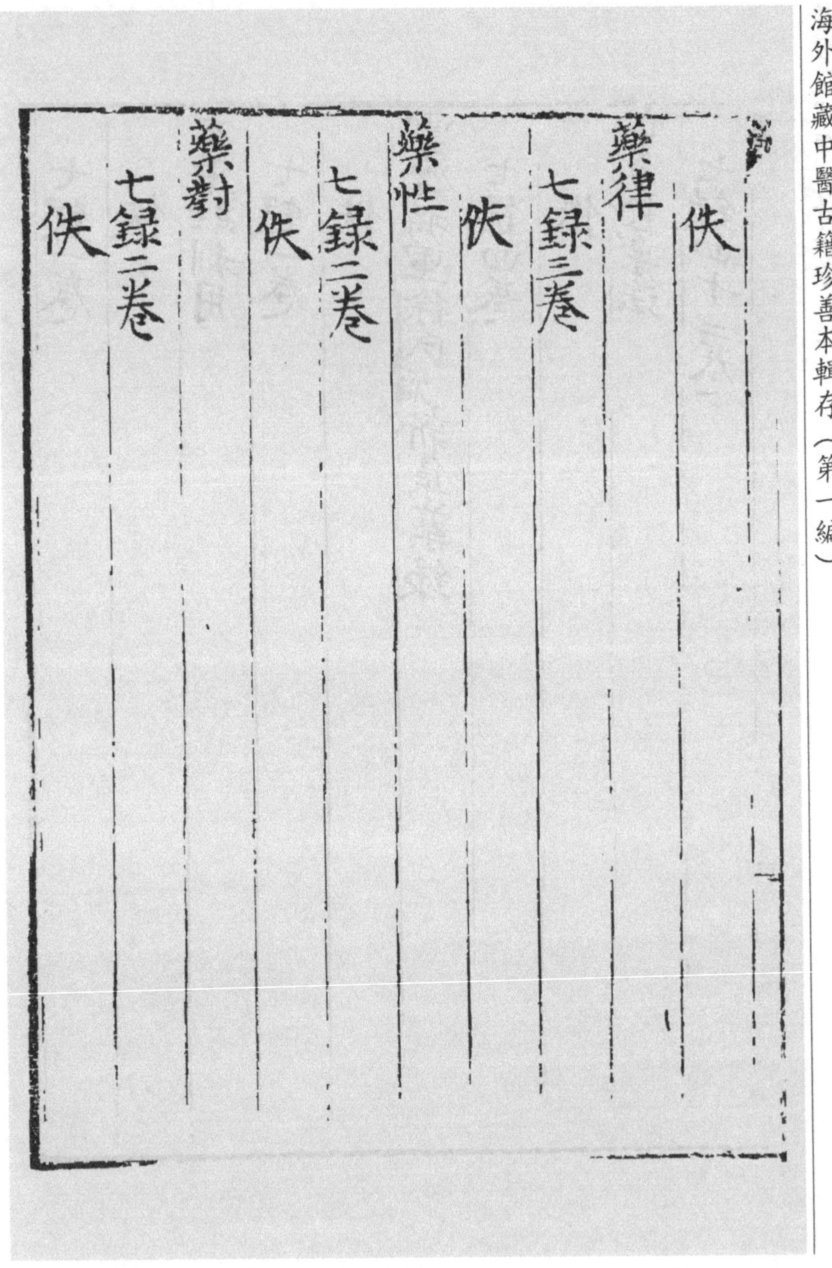

佚

藥律　七録三卷

佚

藥性　七録二卷

佚

藥對　七録二卷

佚

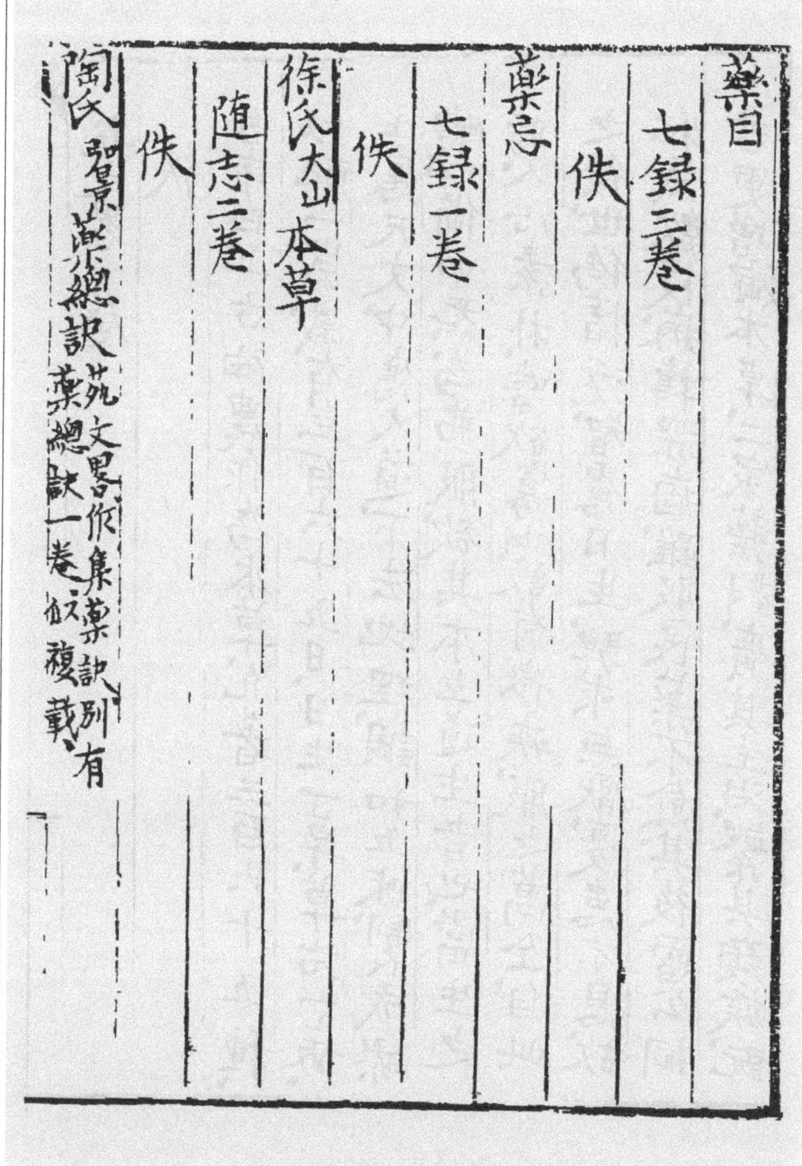

藥目

七録三卷

佚

藥忌

七録一卷

佚

徐氏大山本草

隨志二卷

佚

陶氏弘景藥總訣苑文畧作集藥訣別有藥總訣一卷今從複載

藝文畧一卷

佚

自序曰：上古神農作爲本草，凡著三百六十五種，以配一歲，歲有三百六十五日，日生一草，草治一病，上應天文，中應人道，下法地理，調和五味，製成醪醴，以備四氣，爲藥服餌。其本立，道生者也。當生之時，人心素朴，嗜欲寡少，設有微疾，服之萬全。自此之後，世偽情澆，智慮日生，馳求無厭，憂患不息，故邪氣數侵，病轉深痼，雖服良藥，不愈。其後雷公、桐君更增演本草，二家藥對，廣其主治，繁其類族。既吉改情移，生病日深，或未有此病，而遂設彼藥，或一藥以治衆疾，或百藥共愈一病，欲以排邪還正，為之原防故也。而三家所列疾病，互有盈縮，或物異而名同，或物同而名異，或冷熱乖違，甘苦背越，採取殊法，出處異所，若此之流，殆難按據。尋其大歸，神農之時，未有文字，至於黃帝，書記乃興，於是神農本草，別為四經，三家之說，遞有損益，豈非隨時適變，殊途同歸者乎。但本草之書，歷代久遠，既靡師受，又無注訓，傳寫之人，遺誤相繼，字義殘闕，莫之是正，方用有驗，布舒合和，陶貞白文集，已案此非全文，合

和以下、尚有數十句、

掌禹錫曰、藥總訣、梁陶隱居撰、論夫藥品五味寒熱之性、主療疾病、及採畜時月之法、凡二卷、一本題云藥像口訣、不著撰人名氏、文字並相類、

亡名氏藥像口訣

二卷

佚

蔡氏英本草經

隋志四卷

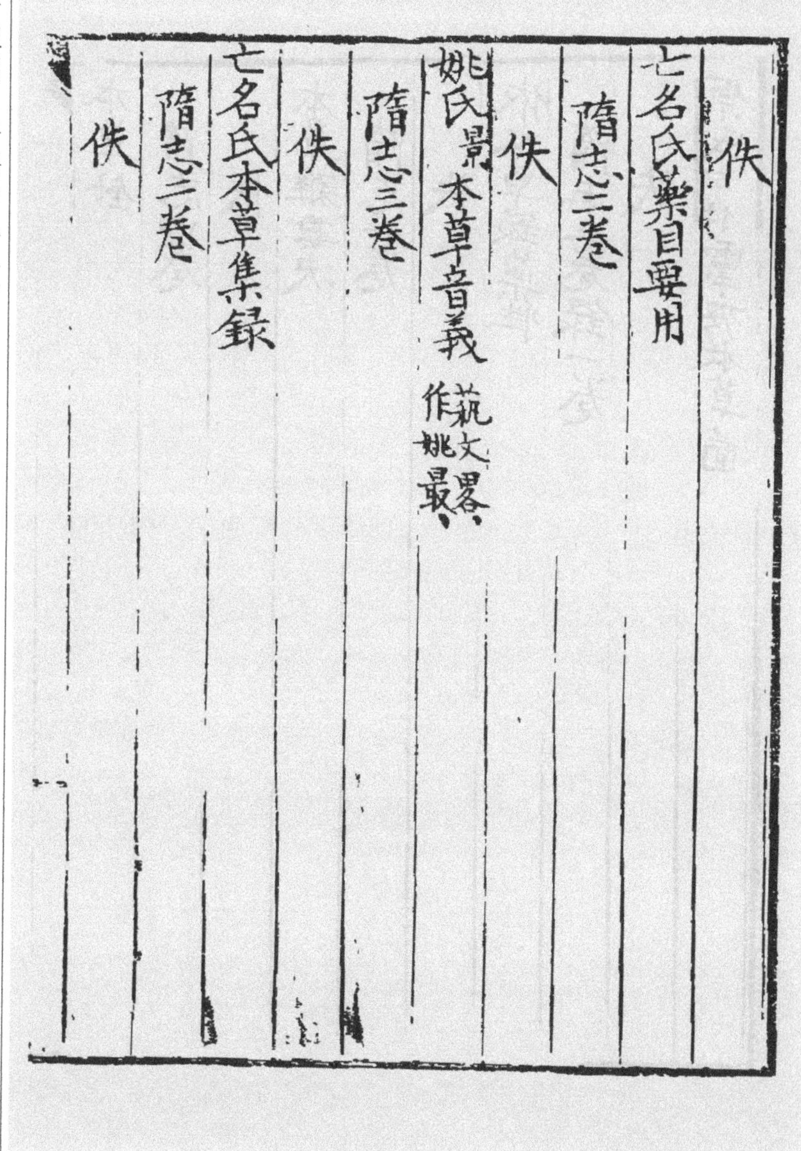

佚

亡名氏藥目要用

隋志二卷

佚

姚氏景本草音義

藝文畧作姚最

隋志三卷

佚

亡名氏本草集録

隋志二卷

佚

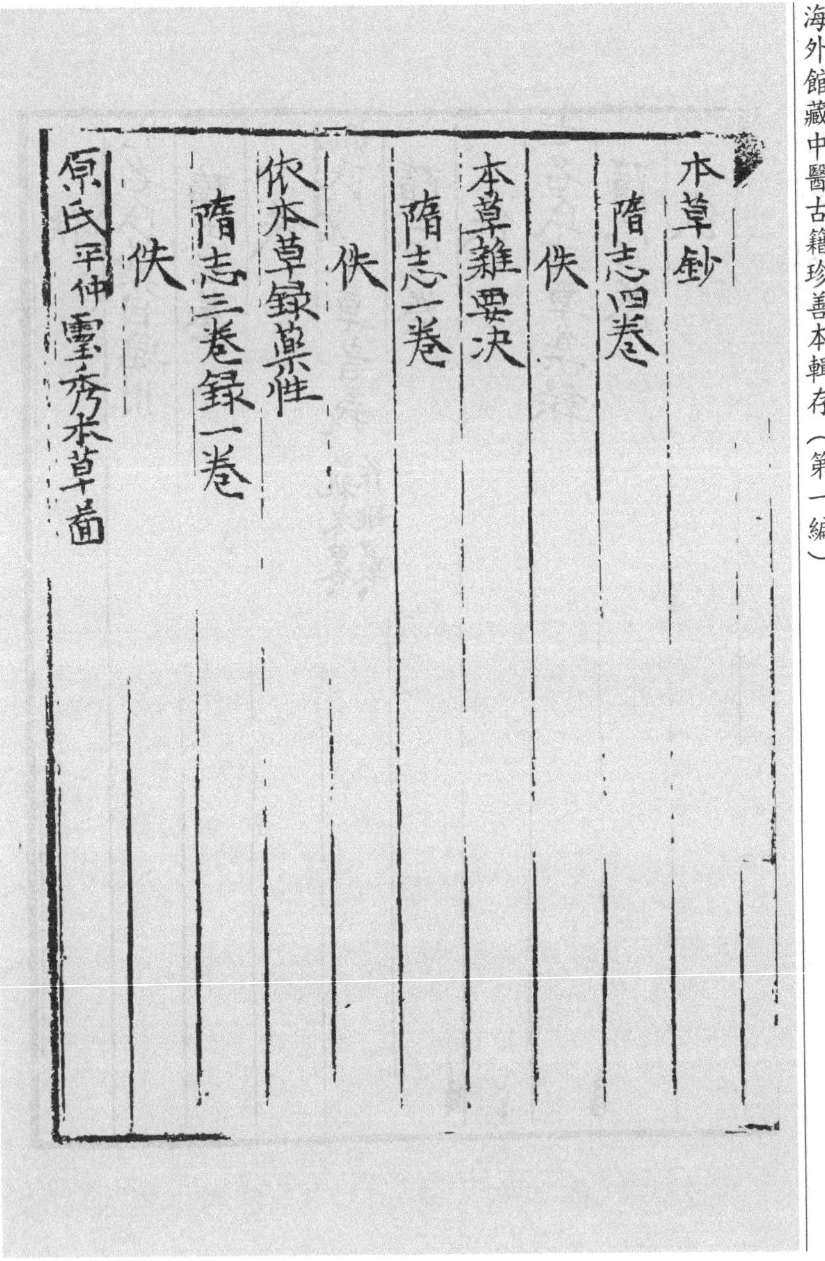

本草鈔

隋志四卷

佚

本草雜要決

隋志一卷

佚

依本草録藥性

隋志三卷録一卷

佚

原氏平仲靈秀本草圖

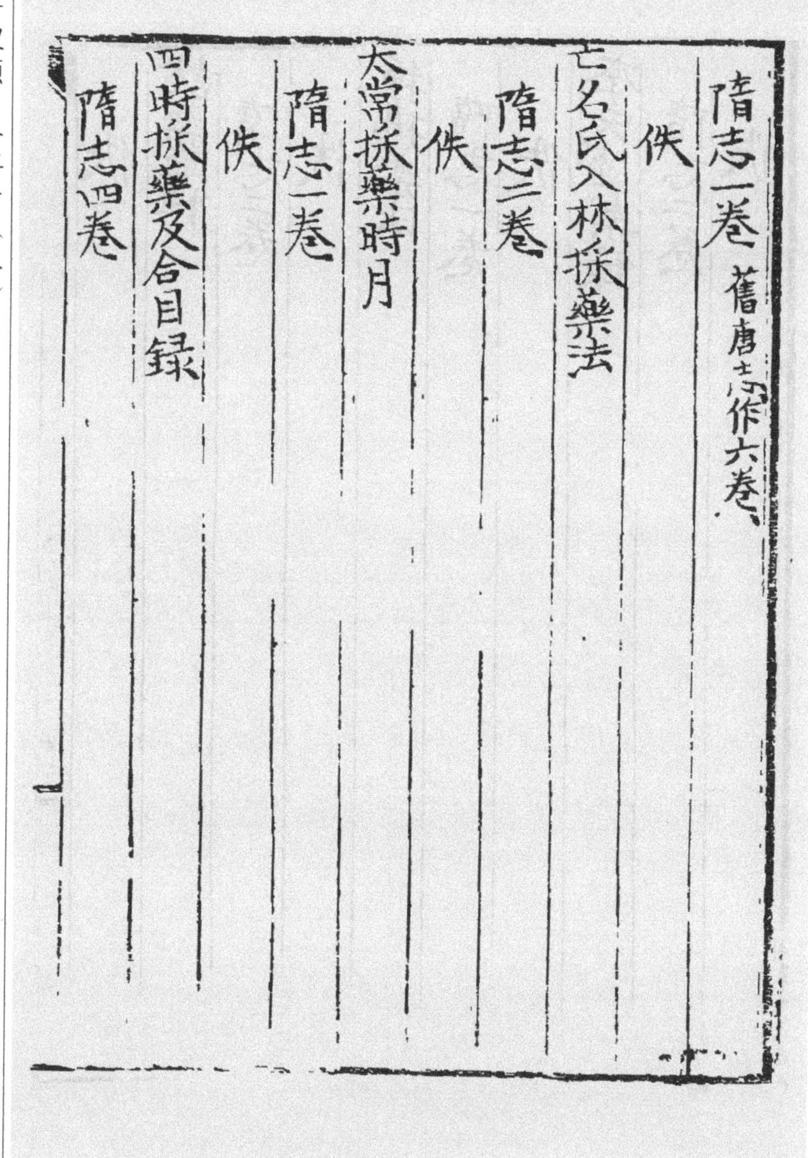

隋志一卷 舊唐志作六卷

佚

亡名氏入林採藥法

隋志二卷

佚

太常採藥時月

隋志一卷

佚

四時採藥及合目録

隋志四卷

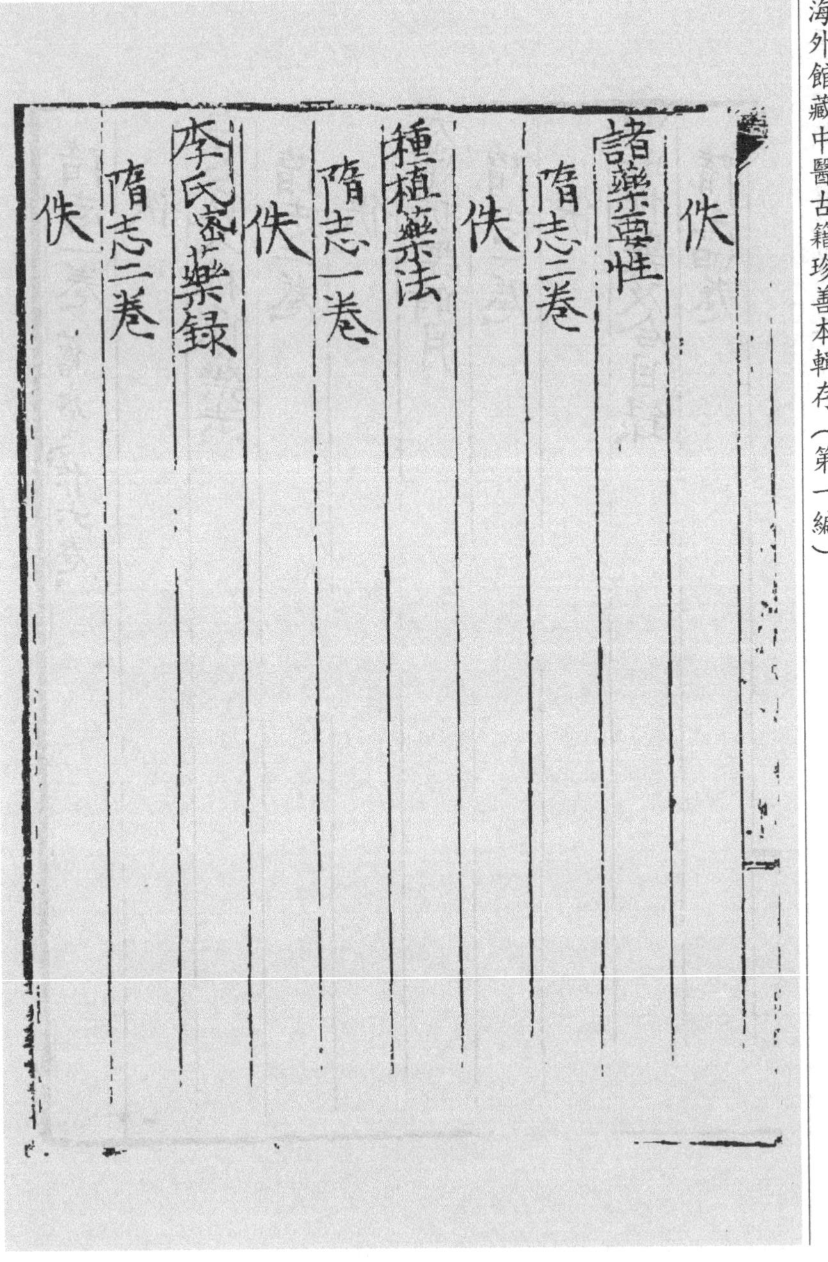

佚

諸藥要性

隋志二卷

佚

種植藥法

隋志一卷

佚

李氏藥録

隋志三卷

佚

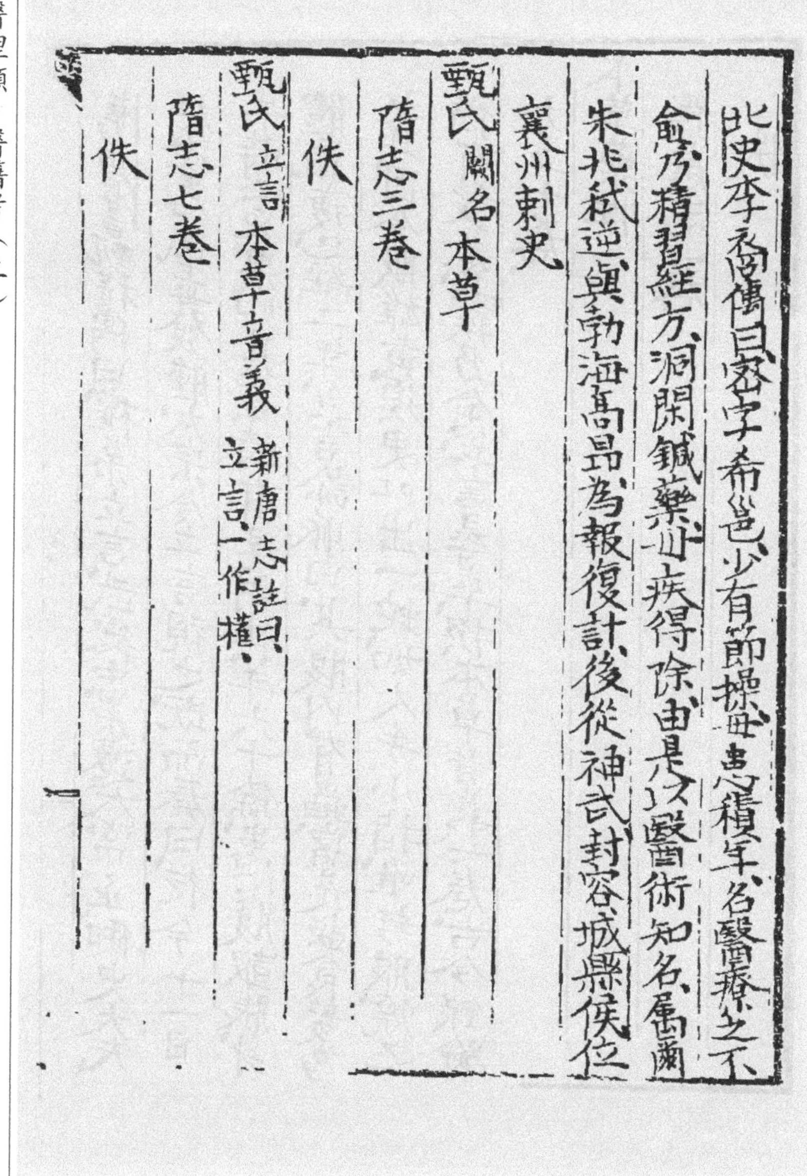

北史李密傳曰：密字希邕，少有節操，母患積年，名醫療之不愈，乃精習經方，洞閑鍼藥，母疾得除，由是以醫術知名。屬爾朱兆弒逆，與勃海高昂爲報復計，後從神武，封容城縣侯，位

襄州刺史。

甄氏闕名本草

隋志三卷

佚

甄氏立言本草音義新唐志註曰：立言，一作權。

隋志七卷

佚

舊唐書甄權傳曰權弟立言武德中累遷太常丞御史大夫杜淹患風毒發腫太宗令立言視之既而奏曰從今十一日午時必死果如其言時有尼明律年六十餘患心腹鼓脹身體羸瘦已經二年立言診脈曰其腹內有蟲當是誤食髮爲之耳因令服雄黃須臾吐出一蛇如人手小指唯無眼燒之猶有髮氣其疾乃愈立言尋卒撰本草音義七卷古今録驗方五十卷

本草藥性

舊唐志三卷

佚

亡名氏藥性論

宋志四卷

佚

掌禹錫曰，不著撰人名氏，集衆藥品類，分其性味君臣主病之效，凡四卷。一本題曰陶隱居撰，然所記藥性功狀，與本草有相戾者，疑非隱居所爲。

李時珍曰，藥性論，即藥性本草，乃唐甄權所著也。權，扶溝人，仕隋爲秘書省正字，唐太宗時，年百二十歲，帝幸其第，訪以藥性，因上此書，授朝散大夫，其書論主治亦詳。

按隋志所載甄氏本草，與立言本草藥性，疑是同書，並君

藥性論亦豈一書歟唯卷帙不同至李時珍説恐難信據

沙門行矩諸藥異名　新唐志作僧行智

隋志八卷註曰本十卷今闕

佚

王氏方慶新本草

新唐志四十一卷

佚

舊唐書本傳曰王方慶太原人也雅有材度博學多聞篤好經方精於藥性則天令監領尚藥奉御張文仲侍醫李虔縱

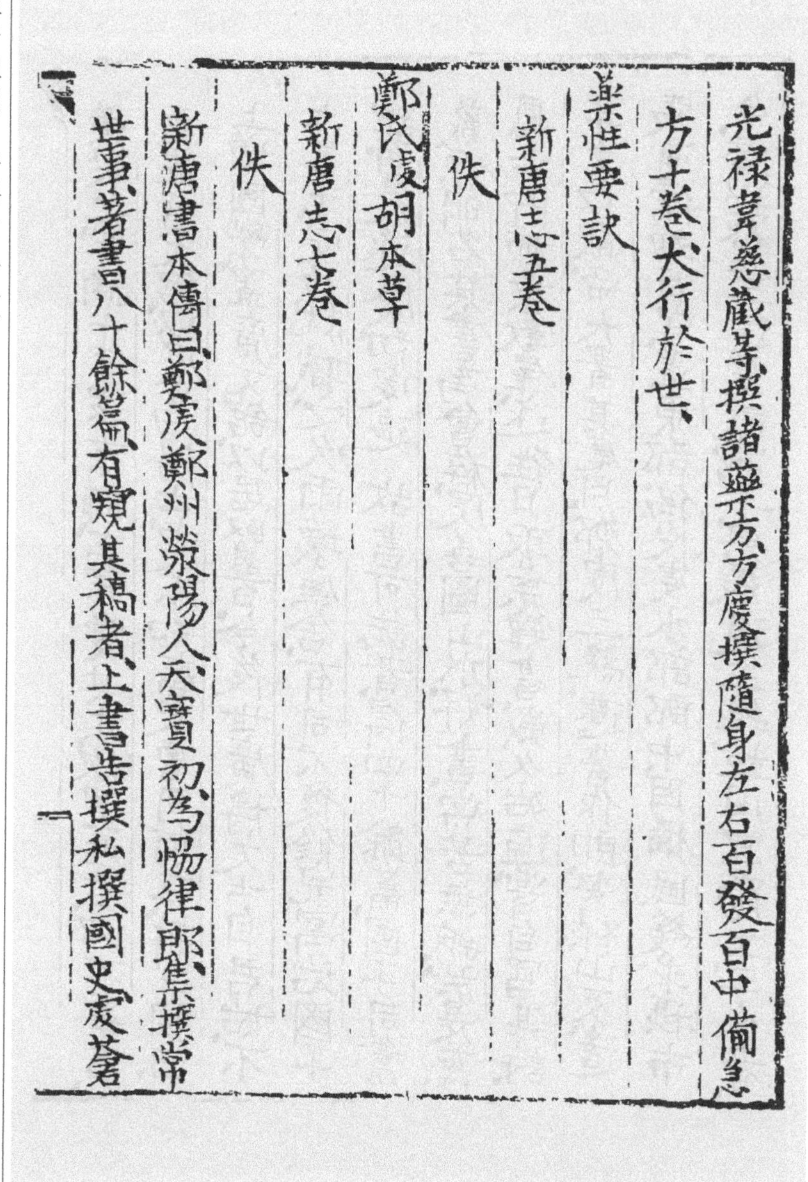

光祿韋慈藏等、撰諸藥方、方慶撰隨身左右百發百中備急方十卷、大行於世、

藥性要訣

新唐志五卷

佚

鄭氏虔胡本草

新唐志七卷

佚

新唐書本傳曰、鄭虔、鄭州滎陽人、天寶初、為協律郎、集撰當世事、著書八十餘篇、有窺其稿者、上書告撰私撰國史、虔蒼

黄焚之坐謫十年還京師玄宗愛其才欲置左右以不事事、更置廣文館以虔為博士虔不知廣文曹司何在訴宰相曰、上增國學置廣文館以居賢者令後世廣博文士自君始不亦美乎虔乃就職之久雨壞廡舍有司不復修完寓治國子館自是遂廢初虔追　故書可誌者得四十餘篇國子司業蘇源明名其書為會粹虔善圖山水好書常苦無紙於是慈恩寺貯柿葉數屋遂往日取葉肄書歲久殆遍嘗自寫其詩并書以獻帝大署其尾曰鄭虔三絕遷著作郎安禄山反遣張通儒劫百官置東都偽授虔水部郎中因稱風緩求攝市令潛以密章達靈武賊平與張通王維並囚宣陽里三人者

旨善書畫、崔圓使繪齋壁、虔等方悴死、即極思祈解於圓、遂免死、貶台州司戶參軍事、後數年卒、

蕭氏炳四聲本草

宋志四卷

佚

掌禹錫曰、四聲本草、唐蘭陵處士蕭炳撰、取本草藥名每上一字、以四聲相從、以便討檢、凡五卷、前進士王收撰序、

江氏承宗刪繁藥詠

新唐志三卷、註曰、鳳翔節度要籍、

佚

楊氏損之刪繁本草

藝文畧五卷

佚

掌禹錫曰、刪繁本草、唐潤州醫博士兼節度隨軍楊損之撰、以本草諸書所載藥類頗繁、難於看檢、刪去其不急、并有名未用之類、爲五卷、不著年代、疑開元後人、

杜氏善方本草性類

藝文畧一卷

佚

掌禹錫曰、本草性事類、京兆醫工杜善方撰、不詳何代人、以本

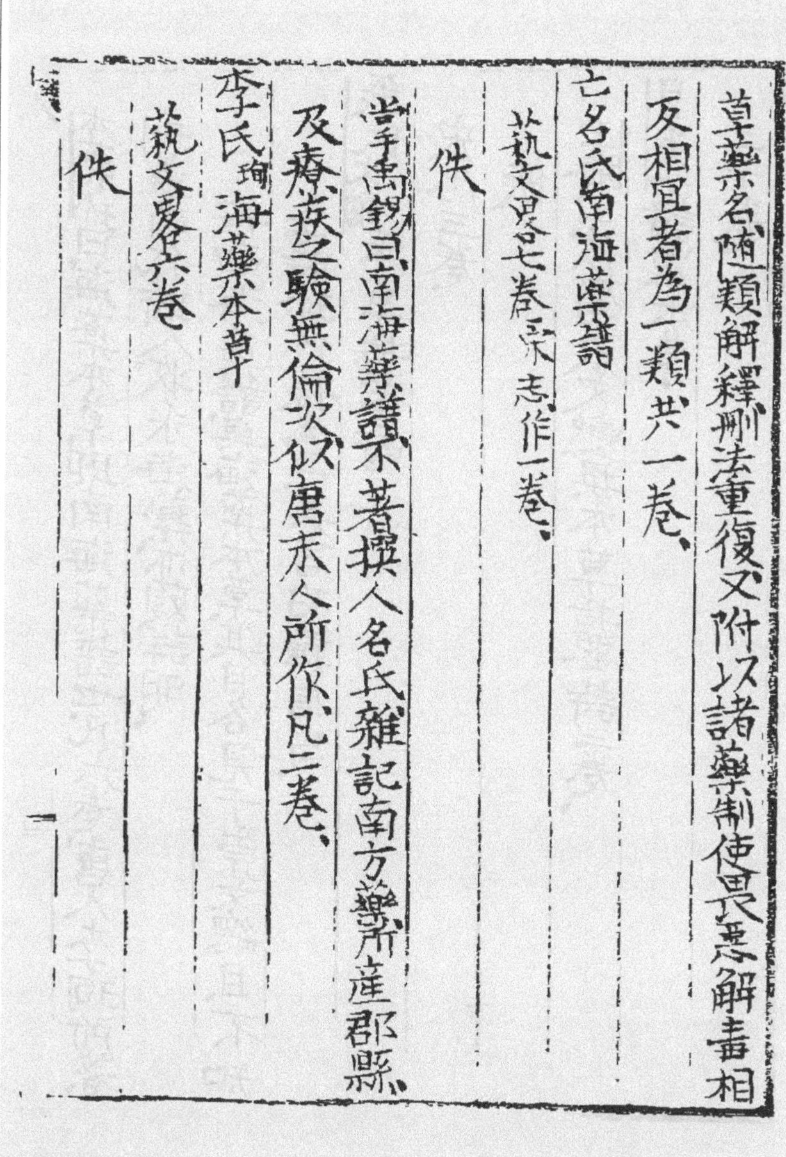

草藥名隨類解釋刪法重復又附以諸藥制使畏惡解毒相
反相宜者為一類共一卷、
亡名氏南海藥譜
藝文畧七卷宋志作一卷、
佚
掌禹錫曰南海藥譜不著撰人名氏雜記南方藥所產郡縣
及療疾之驗無倫次似唐末人所作凡二卷、
李氏珣海藥本草
藝文畧六卷
佚

李時珍曰：海藥本草，即南海藥譜也，凡六卷，唐人李珣所著。

珣蓋肅代時人，收采海藥，亦頗詳明。

按：南海藥譜與海藥本草，其目各見于崇文總目，不知

李時珍何據爲一，其言殆難信焉。

張氏文懿本草括要詩

宋志三卷

佚

王海日：後蜀張文懿撰本草括要詩三卷。

日華子諸家本草

二十卷

佚

掌禹錫曰、日華子諸家本草、國初開寶中四明人、撰不著姓氏、但云日華子大明、序集諸家本草近世所用藥、各以寒温性味華實蟲獸爲類、其言近用、功狀甚悉、凡二十卷、

李時珍曰、按千家姓、大姓出東萊、日華子蓋姓大名明也、或云其姓田、未審然否、

亡名氏本草韻略

藝文略五卷

佚

藥林

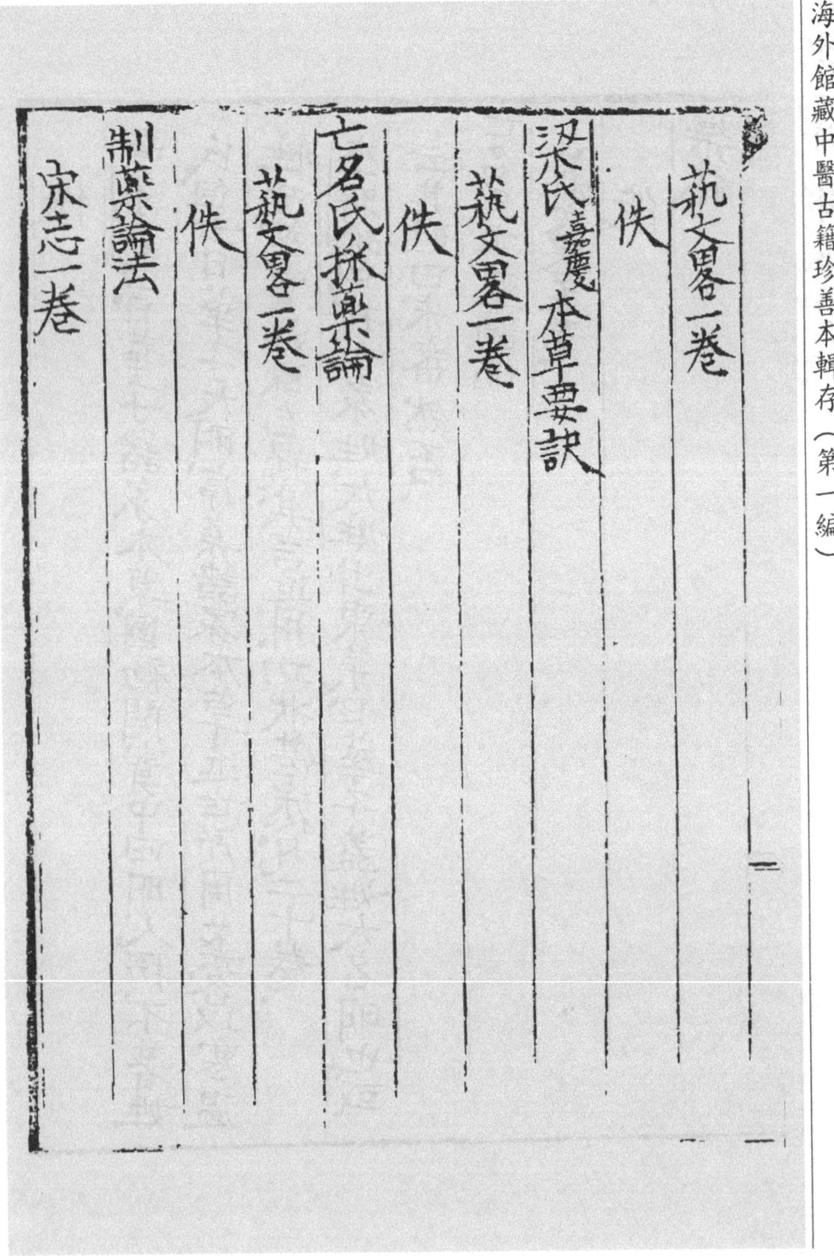

蓺文畧一卷

佚

梁氏嘉慶本草要訣

蓺文畧一卷

佚

亡名氏採藥論

蓺文畧一卷

佚

制藥論法

宋志一卷

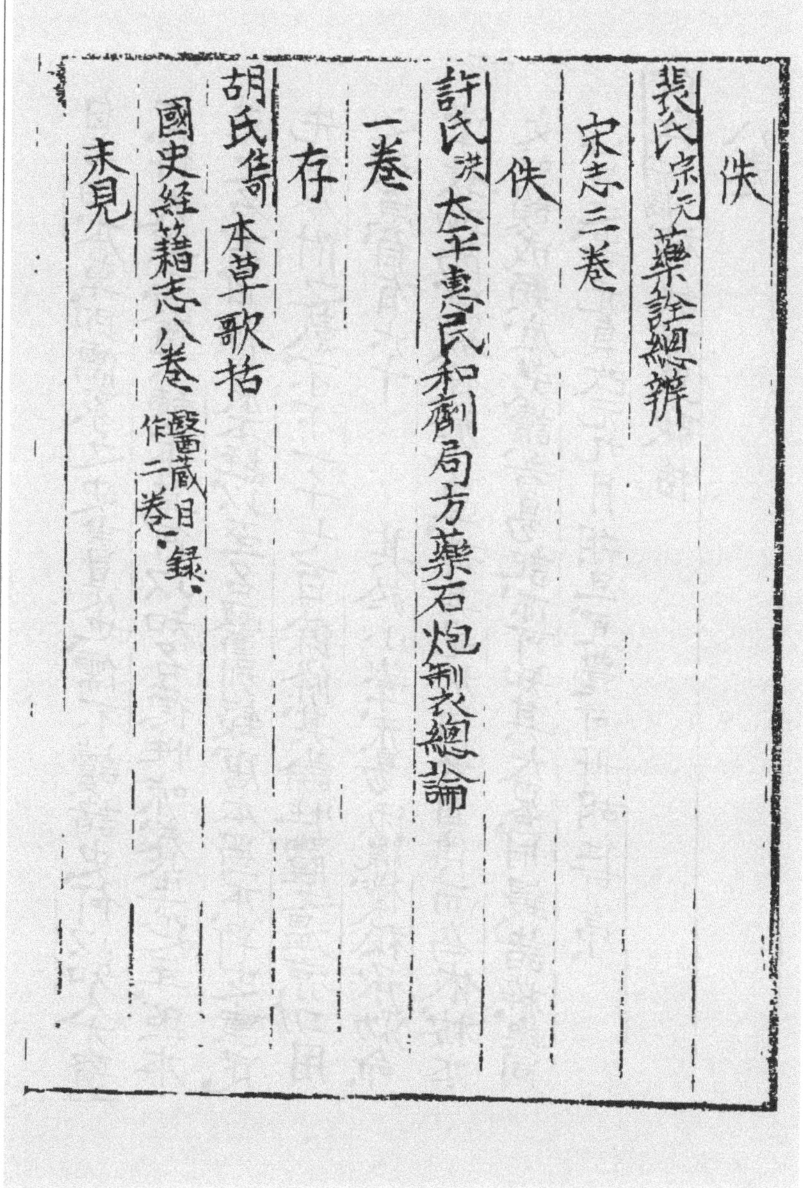

佚

裴氏宗元藥詮總辨

宋志三卷

佚

許氏洪太平惠民和劑局方藥石炮制法總論

一卷

存

胡氏仕可本草歌括

國史經籍志八卷醫藏目錄作二卷。

未見

自序曰本草即儒家之史書是也儒不讀諸史何以知人才賢否得失興亡醫不讀本草何以知名德性味養生延年照本草之名書目神農本經以至名醫別録唐本蜀本新定重定先附今附之數不下一千七百餘條其論性體之溫涼功用之緩急自有六十 其於小學未易涉獵僕秖承紗命掌教瑞陽思欲便於小學擇其見於用者自傳而為依桉本文叶韻成類庶幾讀者易記亦可知其大畧用録諸梓與同志共之皆元貞改元九月朔旦宜豐可冊胡仕可序

何氏古信補註本草歌括

八卷

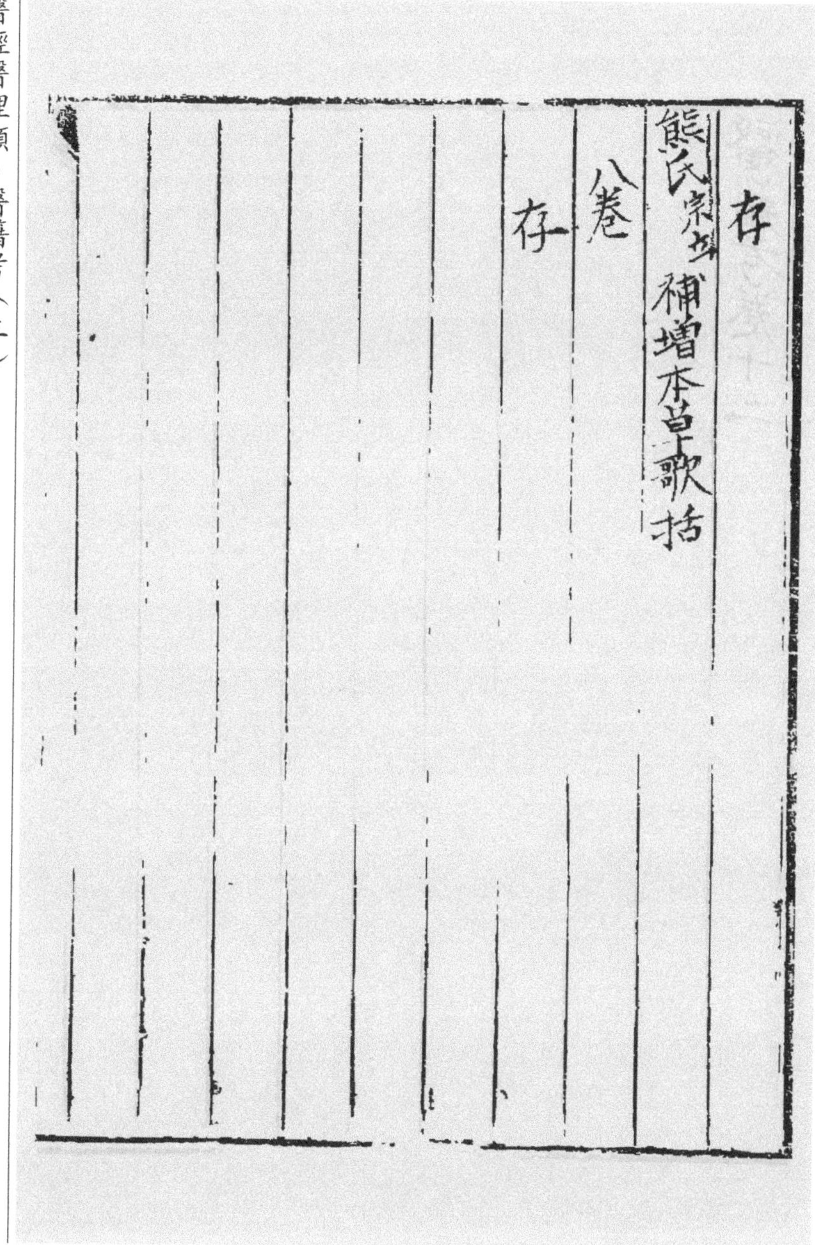
存

熊氏宗立補增本草歌括

八卷

存

醫籍考卷十二

醫籍考卷十三

東都　丹波元胤紹翁　編

本草五

張氏元素珍珠囊

一卷

未見

李時珍曰：潔古珍珠囊書，凡一卷，金易州明醫張元素所著。元素字潔古，舉進士不第，去學醫，深闡軒岐秘奥，參悟天人幽微，言古方新病不相能，自成家法，辨藥性之氣味陰陽厚薄，升降浮沉，補瀉六氣，十二經及隨證用藥之法，立爲主治秘訣心法要旨，謂之珍珠囊，大揚醫理靈素之下一人而已。後人翻為韻語，以便記誦，謂之東垣珍珠囊，謬矣，惜乎止論百品，未及徧詳。

潔古本草

國史經籍志二卷

未見

李氏杲用藥法象　硯堅試効方序作藥象論。

一卷

未見

元史本傳曰：李杲字明之，鎮人也。世以貲雄鄉里，杲幼歲好醫藥時易人張元素以醫名燕趙間杲捐千金從之學不數年盡傳其業家既富厚無事於技操有餘以自重人不敢以醫名之大夫士或病其資性高謇少所降屈非危急之病不敢謁也其學於傷寒癰疽眼目病爲尤長北京人王善甫爲京兆酒官病小便不利目睛凸出腹脹如鼓膝以上堅硬欲裂飲食且不下甘淡滲泄之藥皆不效杲謂衆醫曰病深矣内經有之膀胱者津液之府必氣化乃出焉今用淡滲之劑而病益甚者是氣不化也啓玄子云無陽者陰無以生無陰者陽無以化甘淡滲泄皆陽藥獨陽無陰其欲化得乎明日以群陰之劑投不再服而愈西臺掾蕭君端二月中病傷寒

發熱醫以白虎湯投之病者面黑如墨本證不復見脈沉細小便不禁杲初不知用何藥及診之曰此立夏前誤用白虎湯之過白虎湯大寒非行經之藥止能寒府藏不善用之則傷寒本病隱曲於經絡之間或更以大熱之藥拯之以苦陰邪則他證必起非所以拯白虎也有溫藥之升陽行經者吾用之有難者曰白虎大寒非大熱何以救君之治奈何杲曰病隱於經絡間陽不升則經不行經行而本證見矣本證又何難焉果如其言而愈魏邦彥之妻目翳暴生從下而上其色綠腫痛不可忍杲云翳從下而上病從陽明來也綠非五色之正殆肺与腎合而為病邪乃瀉肺腎之邪而以入陽明

之藥爲之使既効矣而他日病復作者三其所從來之經與腎色各異乃曰諸脉皆屬於目脉病則目從之此必經絡不調經不調則目病未已也問之果然因如所論而治之疾遂不作馮叔獻之姪櫟年十五六病傷寒目赤而煩渴脉七八至醫欲以承氣湯下之已煮藥而杲適從外來馮告之故杲切脉大駭曰幾殺此兒內經有言在脉諸數爲熱諸遲爲寒今脉八九至是熱極也而至真要大論云病有脉從而病反者何也脉之而從按之不鼓諸陽皆然此傳而爲陰證矣令持薑附來吾當以熱因寒用法處之藥未就而病者爪甲變頓服者八兩汗尋出而愈陝帥郭巨濟病偏枯二指著足底不

能使杲以長針刺骩中，深至骨而不知痛，出血一二升，其色如墨，又且縷刺之，如此者六七，服藥三月，病良已。裴擇之妻病寒熱，月事不至者數年，已喘嗽矣。醫者率以蛤蚧、桂、附之藥投之，杲曰：不然。夫病陰為陽所搏，溫劑太過，故無益而反害，投以寒血之藥，則經行矣。已而果然。杲之設施多類此。當時之人，皆以神醫目之。所著書，今多傳於世云。

李時珍曰：用藥法象書，凡一卷，元真定明醫李杲所著。杲字明之，號東垣，通春秋、書、易，忠信有守，富而好施，援例為濟源鹽稅官，受業于潔古老人，盡得其學，益加闡發，人稱神醫。祖潔古珍珠囊，增以用藥凡例、諸經嚮導、綱要活法，著為此書。

藥譜

一卷

未見

按右見于世是園書目、

珍珠囊藥性賦

一卷

存

四庫全書提要曰、珍珠囊指掌補遺藥性賦四卷、舊本題金李杲撰、考珍珠囊、為潔古老人張元素所著、其書久已散佚、世傳東垣珍珠囊、乃後人所僞託、李時珍本草綱目辨之甚詳、

是編首載寒熱温平四賦次及用藥歌訣俱淺俚不足觀蓋庸醫至陋之本而亦託名於杲妄矣

王氏好古湯液本草

醫藏目録二卷

存

自序曰世皆知素問為醫之祖而不知軒岐之書實出於神農本草也殷伊尹用本草為湯液漢仲景廣湯液為大法此醫家之正學雖後世之明哲有作皆不越此予集是書復以本草正條各從三陰三陽一二經為例仍以主病者為元首臣佐使應次之不必如編類者玉石次草木次蟲魚以上中

下三品為門也，如太陽經，當用桂枝湯、麻黃湯，必以麻黃桂枝為主，本方中餘藥後附之，如陽明經，當用白虎湯，必以石膏為主，本方中餘藥後附之，如少陽經，當用三禁湯，必以柴胡為主，本方中餘藥後用之，如太陰少陰厥陰之經，所用熱藥，皆倣此。至金匱祖方湯液外，定為常例。凡可用者，皆雜附之，或以傷寒之劑，改治雜病，或以權宜之料，更療常疾，以湯為散，以散為圓，變易百端，增一二味，別作他名，減一二味，另為殊法，醫壘元戎、陰證略例、癍論萃英、錢氏補遺等書，安樂之法，湯液本草統之，其源出於潔古老人珍珠囊也。其間議論出新意於法度之中，詮奇辭於理趣之外，見聞一得，久弊全更，不特藥品之咸精，抑亦疾病之不悮，夭横不至，壽域可期。其湯液本草，欲昔戊戌夏六月，海藏王好古書。

李時珍曰：湯液本草書凡二卷，元醫學教授古趙王好古撰。好古字進之，號海藏，東垣高弟，醫之儒者也。取本草及張仲景、成無已、張潔古、李東垣之書，間附己意，集而為此。

四庫全書提要曰：湯液本草三卷，元王好古撰。曰湯液者，取漢志湯液經方義也。上卷載東垣、潔古藥類法象、用藥心法，附以五宜、五傷、七方、十劑。中下二卷以本草諸藥配合三陽三陰十二經絡，仍以主病者為首，臣佐使應次之。每藥之下，先氣次味，次入某經。所謂象云者，藥類法象也；心云者，用藥心法也珍者、潔古珍珠囊也、其餘各家雖有採輯、然好古受業於潔古、而講肄於東垣、故於二家用藥尤多徵引、蓋考本草藥味不過三品、三百六十五名、陶隱景别録以下、迺有增加、往往有名未用、即本經所云主治、亦或古今性異、不盡可從、如黄連、今惟用以清火解毒、而經云厚腸胃、醫家有敢遵之者哉、好古此書所列、皆從名醫試驗而來、雖爲數無多、而條例分明、簡而有要、亦可云適乎實用之書矣、

李氏（浩）諸藥論

佚

按右見于滕縣志、

王氏東野本草十

佚

吉安府志曰，王東野永新人，精方脈，嘗著本草發明，當時知名，任大醫院御醫，雲文靖、揭文安、程雪樓、劉申齋、趙子昂咸與之交，而尤厚于趙魏公，以老致仕。

詹氏端方本草類要

國志經籍志十卷

未見

尚氏從善本草元命苞

國史經籍志七卷　讀書敏求記作九卷

未見

錢曾曰：本草元命苞九卷，元朝崇尚醫學，設令醫官考試出題，以難素爲經，仲景爲治法，本草而又苦其繁亢，尚從善集此書，求簡易于慎微本草之中，總四百六十八種，蓋便于時人之采擷也，爲前序者，至正三年，平江路常熟州知州班惟志，未知邑乘中列其人否，附識以俟參考。

朱氏震亨丹溪本草

一卷

未見

按右見于菉竹堂書目

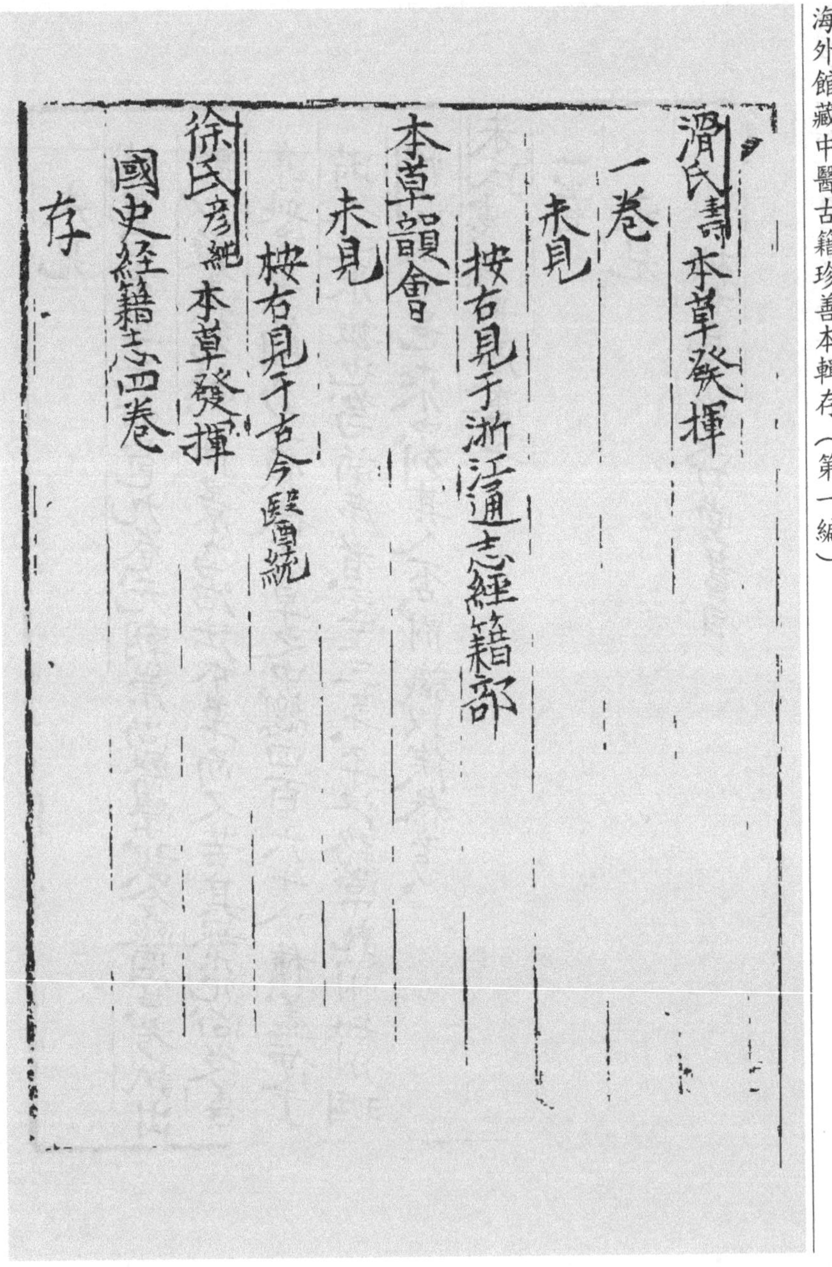

滑氏壽本草發揮

一卷

未見

按右見于浙江通志經籍部

本草韻會

未見

按右見于古今醫統

徐氏彥純本草發揮

國史經籍志四卷

存

李時珍曰：本草發揮，書凡三卷，洪武時丹溪弟子山陰徐彦純用誠所集，取張潔古、李東垣、王海藏、朱丹溪、成無已數家之說，合成一書爾，別無增益。

葉氏子奇本草節要

十卷

未見

按右見于浙江通志

錢謙益曰：葉子奇，字世傑，龍泉人，王師入處，子奇上書總制孫炎，謂龍鳳當紹宋正統，改紀元，政用薦，主巴陵簿，嘗作太玄本旨，究通衍皇極之說，儒者多稱之，洪武十一年春，有司以甲令祭城隍神、群吏犒飲猪肥酒、縣學生發其事、世傑遁至赤林連就逮、獄中以瓦磨墨、有得輒書、事釋家居、因續成之、號草木子、列朝詩集

徐氏彪本草證治辨明

明史十卷

未見

松江府志曰、徐彪字文蔚、太醫院使樞子也、正統十年以能醫薦入太醫院、時代王久病痿、又昌平侯楊洪在邊疾篤、受詔往視、皆不旬日而瘥、遂留御藥房、十三年擢御醫、景泰二年遷院判、常侍禁中、每以醫諫、景帝問藥性遲速、對曰、藥性

猶人性也。善者千日而不足，惡者一日而有餘。問攝生以固元氣，對，其因事納忠類此。六年預修中秘書録，子燈為國學生，彪質直洞達，善談議，少從父入秦，其郎舍元許文正衡遺址也。秦王以魯菴題之，秦中稱為魯菴，及歸老，以詩書適情，自號希古，所著本草證治辨明十卷、論欬嗽條、傷寒纂例，各二卷。

滕氏弘 神農本經會通

十卷

存

六世孫萬里序畧曰：世系邵陽縣公，諱弘，別號可齋，不肖孫

萬里六世祖也、公幼而習儀部公過庭之訓、不獨忠孝大旨、
摩頂授記、岐嶷聆畧、即流覽中所稱仁愛一脈、足展天地萬
物同體之念者、匪靡鑒精注目、惟是邵陽錫壤間、父老士紳、
及窮簷僻谷、罔弗加額祝天曰、鄭之慈母、今之滕公、既政成
以最、暇多、每討人生斯世、無百年不盡之身、而有千古不
磨之澤、澤一邑、澤九者、遇使然也、其惟著書立言者乎、則無
若神農氏本經一書、自昏庭大昊、以迄于茲、在在而行、人人
所需、非直六藉三墳、偏為經生學士家所昵也、唐文皇纂集
大觀、益廣世澤、至我聖祖、創為惠民一局、設為官董其事、欲
俾海寓悉解呻吟之苦、而卒業扁附氏、家喙爭鳴矣、伊景秉

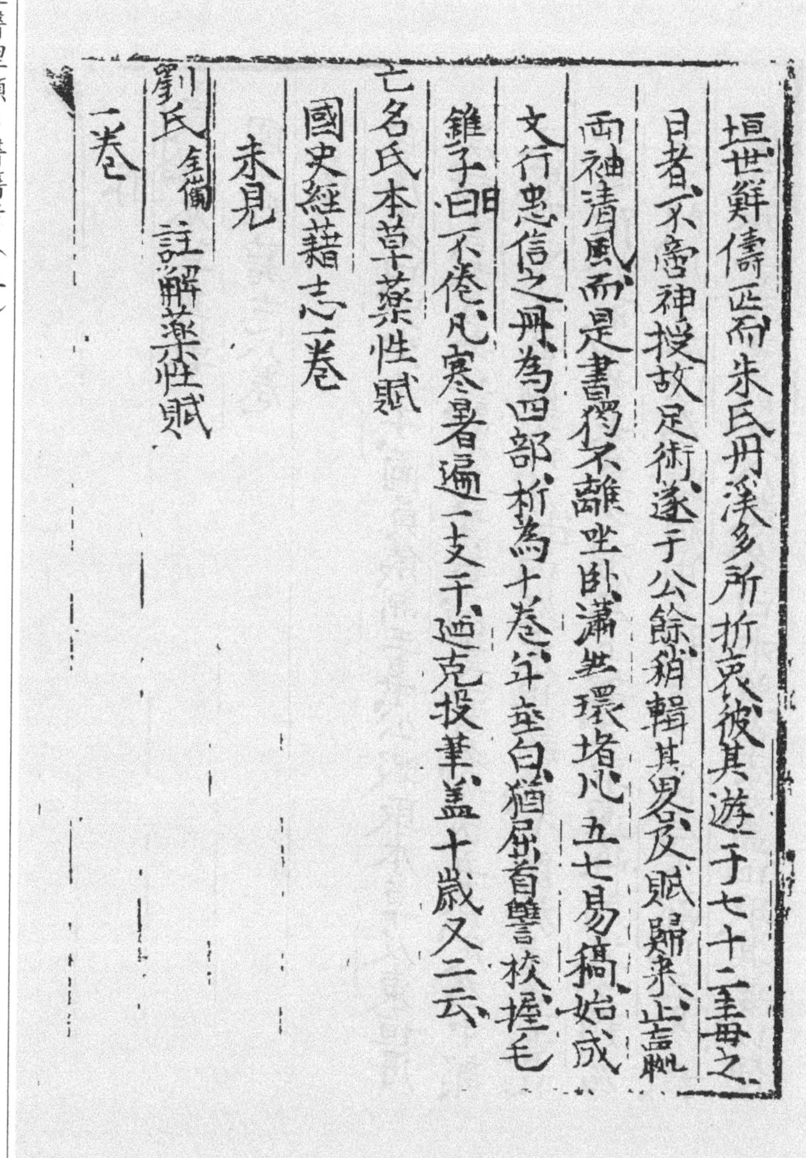

垣世鮮儔匹而朱氏丹溪多所折衷彼其遊于七十二峯每之目者不啻神授故足術遂于公餘稍輯其畧及賦歸來止嘉興而袖清風而是書猶不離坐臥瀟然環堵尺五七易稿始成文行忠信之冊爲四部析爲十卷年登白猶屏首讐校握毛錐子曰不倦凡寒暑者遍一支干迺克投筆盖十歲又二云

亡名氏本草藥性賦

國史經籍志一卷

未見

劉氏全備注解藥性賦

一卷

存

王氏編本草集要

國史經籍志八卷

存

自序畧曰弘治壬子備員儀制王事公暇取本草及東垣丹溪諸書參互考訂削其繁蕪節其要畧刪成五卷定為中部又取本草卷首總論及採內經東垣諸說有關於本草者凡一卷附於前以為本草之源為上部又取藥性所治分類為十二門凡二卷以為臨病用藥制方之便為下部凡三易稿歷四寒暑而書成共八卷名曰本草集要蓋止取其要以便

初學及吾儒之欲旁通是術者耳，若專門之士，聰敏之資，固當盡閱全書，不可厭繁多而樂簡便也。

明史崔深吳傑傳曰：王綸字汝言，慈谿人，舉進士，遷禮部郎中，歷廣參政、湖廣、廣西布政使，正德中，以副都御史巡撫湖廣，綸精於醫，所在為人治疾，無不立效，有本草集要、明醫雜著，行于世。

李時珍曰：本草集要，弘治中禮部郎中慈谿王綸取本草常用藥品及潔古、東垣、丹溪所論序例，畧節為八卷，別無增益，斤斤泥古者也。

袁氏仁本草正訛

未見

按右見于王畿表参坡小傳

亡名氏本草源流

一卷

未見

按右見于苌汞竹堂書目

蔣氏儀藥鏡

四卷

存

四庫全書提要曰藥鏡四卷明蔣儀撰儀嘉興人正德甲戌

進士其履官未詳是編前後無序跋惟凡例謂醫鏡之鐫駢車海內今將藥性仍以鏡名其載藥性分溫熱平寒爲四部各以儷語括其主治後附拾遺疏泉滋生三賦以補所未備詞句鄙淺徒便記誦而已

汪氏機本草會編

二十卷

未見

李時珍曰本草會編嘉靖中祁門醫士汪機所編機字省之懲王氏本草集要不收草木形狀乃削去本草上中下三品以類相從菜穀通爲草部果品通爲木部并諸家序例共二

十卷其書撮約似乎簡便而溫同反難檢閱冠之以寡識陋
可知掩去諸家更覺零碎臆度疑似殊無實見僅有數條自
得可取爾

鄭氏家藥性要畧大全

十一卷

存

自序曰昔先君子嘗以儒業訓予每見今之登仕路者天谷
一方既缺問於晨昏且能全於子職親老年荒而莫能養者
有之庸醫非徒其益而反致害者間亦有之觸于目感于心
故深歎鑽鑽於名利者之莫能脫也予正得丁卯赴考拂意

時來未冠先君年七十有五矣何能佚志之達而榮養矣蓋盡心於君者鮮克盡心於親也忠孝難以兩全于是役志於醫而于祿之心日益淡焉因取軒岐伊李所著内經湯液等書閲之且知古今方書所常用者不過二三百味更迭調換而已其間又有所說不同一味之下某藥性寒無毒又曰微温有小毒又曰温無毒如陳皮則曰留白者補胃和中去白者消痰泄氣又曰益氣健胃香附子則曰消食寬中又曰益氣理胃似此之類難以枚舉如木通非通草石脂指作空青本二物而指為一物俾后學何所據哉余則取諸書參互訂正名曰藥性要略非敢為明者道但亦可資後學處方之一

助云爾、嘉靖己巳季冬望後、歙北豊陽七潭鄭寧書、

池氏好問本草類要

未見

按右見于浙江通志。

許氏希周藥性粗評

醫藏目録四卷

存

自序畧曰、人不可以不知醫、而藥不可以不明性、秦火之前、岐伯彭緩以神醫名、秦火之後、李華張吳以明醫名者、病賴於醫識其原也、醫資於藥、洞其性也、故藥性之作、有本草有

圖經有拾遺又有四聲有開寶之詳定又有嘉祐之添注歷漢魏唐宋知隱君東垣諸公汲汲於此者謂非有所重而然耶我先君完齋翁自少知醫遠近時或賴之及舉進士第官大理乃一疾誤於庸醫至今為憾遂而周綴儒業靈之暇亦尚軒岐後舉於鄉嘉靖戊戌上春官不第歸於舟中取諸家本草玩之深以浩瀚不可記憶為病然既不得其詳復不得其畧亦自負也於是雜舉衆藥意味相對者屬之以詞各以所長著其用焉擣為駢儷以便誦讀凡一帙題曰藥性粗評夫一藥而該群用獨取其長續之畧也藥品溢於一千而所收五百餘條録之畧也所採有時月而歲切隱所產有州

郡而道地微推舉之畧也曰草木而不類其夭喬曰玉石而不類其輕重曰禽蟲而不別其水陸有貴賤而不別其上下檢點之畧也謂之粗詳固宜既成至辛丑北上中途以不及返舟中自謂粗詳之佗終以一二畧者為遺恨於是復取諸家本草玩之詳其所生所產與其功用各註其條下而並寓以緒論又畧載其單方庶幾為成書焉既成釐為四卷而粗詳之名不易自以一得之愚或有裨於初學也不惜寡昧出與四方共之我朝以醫術名者曰丹溪先生彼學者由藥性以習脈候觀會通以達病機期周官之十全等孫武子之百勝不待得之三折肱也又豈但丹溪之徒而已哉

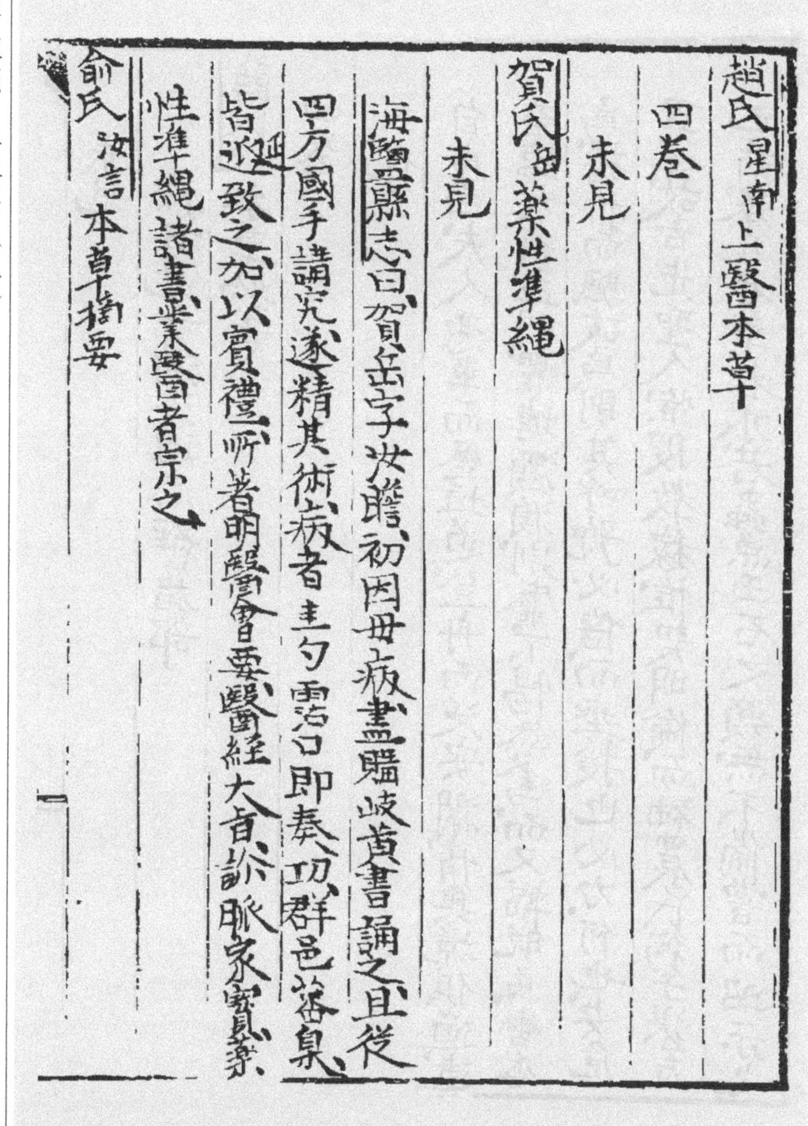

趙氏星南上醫本草

四卷

未見

賀氏岳藥性準繩

未見

海鹽縣志曰，賀岳字汝瞻，初因母病，盡購岐黃書誦之，且從四方國手講究，遂精其術，病者圭勺霑口即奏功，群邑翕集，皆迎致之，加以賓禮，所著明醫會要、醫經大旨、診脈家寶、藥性準繩，諸書，業醫者宗之。

俞氏汝言本草摘要

未見

按右見于浙江通志經籍部

薛氏己本草約言

四卷

存

自序曰夫人憑軍而歷垣道登舟而泛安瀾情與境俱適逮至臨大行孟門瞿塘灧澦則靡不惕然驚而又輻脫爲轡衣爲檣折而颿破焉則其呼號必倍而丞援也必力何也安危異也故古先聖人惟稷教稼惟契明倫而神農氏獨于洪荒已前舉凡若草若木若蟲魚玉石之類無不備嘗而昭示之

亭舍教養而為此不急之務哉誠曠觀天下業已茹毛飲血老死不相往來一切經論徐聽之異日而獨是風者寒者暑者濕者與夫喜怒憂思悲驚恐者氓之蚩蚩何所不有須臾之間生死判焉而得不力為烝援其如此呼號望救者何哉故醫之道倍急於教導而切亦與稷契等昔人称山中相業良不誣也自是陶弘景而後增補非一有所謂唐本蜀本計一十六家而言亦彌廣余生也晚幸秘笈無不發之藏故余得遊息其間積有年所時就本草中輯其日用不可缺者分為三種且别以類詁約也韋編幾絶冊黄斑駁不復識因思神農生人之澤照垂萬禩而全本浩汗難竟則斯帙也其徑

捷其功逸其神不勞寓目之餘條分縷指無不備具所謂開卷一讀生氣滿堂者其在斯乎因命曰約言公之海內庶幾案頭筵際可披可攜一切若卷帙之繁者不至塵封簡蠹矣乎嗣是求之素問靈樞諸書果不可謂非登高行遠之助云不然嶮巇在前風波在後而棄爾輔舍爾楫將車覆康莊舟橫野渡矣冀其終踰絕險轉危為安也有是理哉今天下司農司鐸益不乏人而神農一氏所係尤急則翼斯人于不死而因以仰贊稷契之功端在是矣毋曰非博觀也忽之古吳薛己立齋甫題

蘇州府志曰薛己字新甫號立齋性穎異過目輒成誦尤殫

精方書，於醫術無所不通。正德時，選為御醫，擢南京院判，嘉靖間進院使。所著有家居醫録十六種，醫家多遵守之。

程氏伊釋藥

醫藏目録四卷

未見

陳氏嘉謨本草蒙筌

醫藏目録十二卷

存

自序畧曰：本草舊多有刻，如大觀則意重寡要，如集要則詞簡不該。至於吾邑汪石山續集會編，喜其詳畧相因，且極精密矣。惜又雜採諸家所說，無的取之論，均未足以語完書也。予嘗僑居郡城，適從游者日益進，思欲釐正是書，以引來學，而求免三者之弊，乃取諸舊本，會通而折衷之，先究之氣味升降、有毒無毒，次之地產優劣、採蓄採遲，又次之諸經所行、七情所見，其製度、其藏留，與夫治療之宜，及諸名賢方書應驗者，靡不殫述。間亦旁摭舊文之穩，附臆見以擴未盡之旨。且慮其繁而不整也，爲之一吻切輯章句，排偶聲律，重者刪，略者補，昭者取，非者遺，存附同種堪治者，並硃書外續異名相類者，加圈別首尾，詳其纖悉，著明其義，增前其缺，減舊得，俾讀者易記，無齟齬之患，考者易尋，免瑣屑之勞，初學由此日漸造其精徵，亦庶乎行遠升高一助也。是書也，創自嘉靖己未，凡五易稿，七閱歲而始成。題其篇曰《本草蒙筌》，以授諸弟子。僉曰：先生嘉惠後學之心盛矣！豈惟以訓二三子，須以公諸人，人可也。固請壽諸梓。因述顛末，以識歲月云。嘉靖乙丑春二月吉旦，新安八十翁月明陳嘉謨廷采序。

李時珍曰：《本草蒙筌》書凡十二卷，祁門醫士陳嘉謨廷采撰。謨，字廷采，嘉靖末依王氏《集要》部次集成，每品具氣味、產、采、治療、方法，創成對語，以便記誦。間附己意于後，頗有發明，便于初學，名曰蒙筌，誠稱其實。

蔡氏承植本草蒙筌撮要

醫藏目録一卷

未見

方氏穀本草集要

明史十二卷

未見

姚氏能藥性辨疑

未見

浙江通志曰：姚能字懋良，號静山，海鹽人。善談論，好吟詩，精於醫理，著傷寒家秘心法、小兒正蒙、藥性辨疑諸書。

李氏暲湯液本草

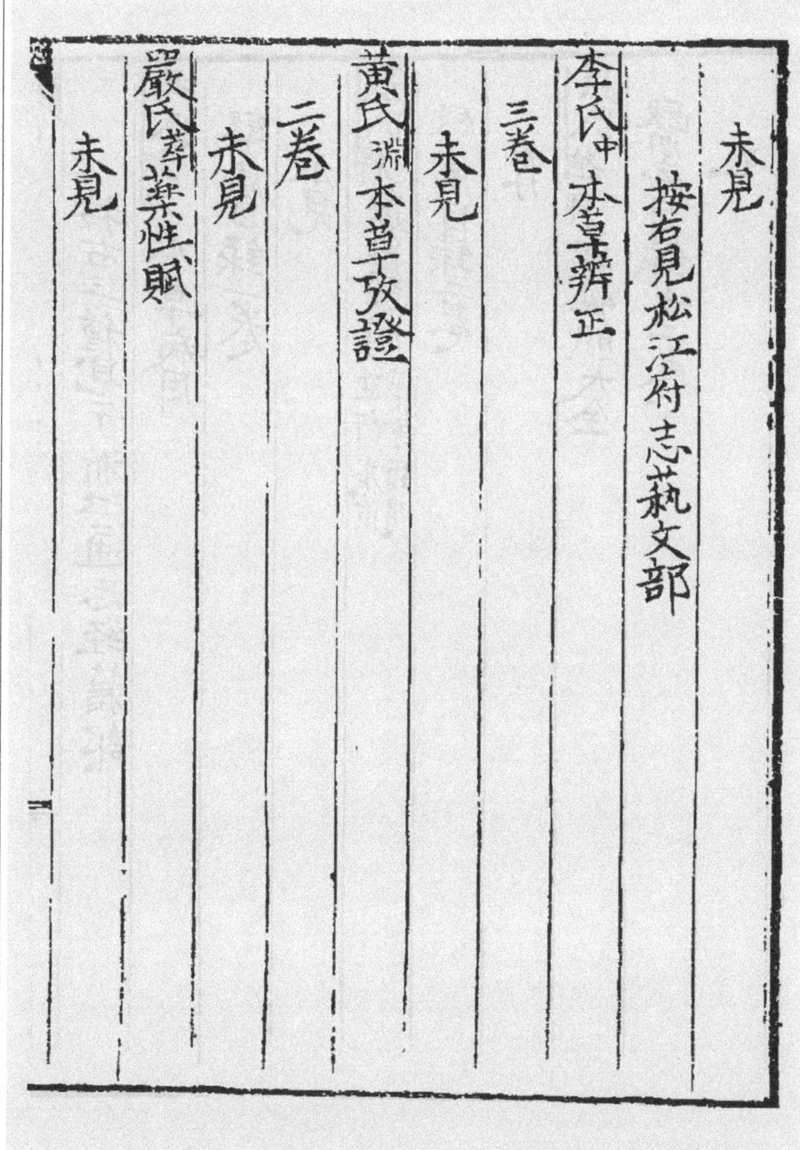

未見

按右見松江府志藝文部

李氏中 本草辨正

三卷

未見

黄氏淵 本草考證

二卷

未見

嚴氏萼 藥性賦

未見

按右三種見于浙江通志經籍部

馮氏淑洲本草病因

醫藏目録一卷

未見

張氏梓藥性類明通行本作藥性鑒類明

醫藏目録二卷

存

吳氏繼泉藥性賦大全

醫藏目録十二卷

存

皇甫氏嵩本草發明

醫藏目録六卷

存

自序曰：醫之爲道，莫要於識藥性，藥性明，斯能處方用藥，以印病如尺度權衡以應物，而毫末不爽焉，醫道可明矣。本草一經，藥品性味具備，補註訓義亦詳，誠濟世之書也。第諸家輳集，各附見聞，其中治病之説頗多，每藥衍至毋一品藥，兼該療諸病多者十數證，少者三四證，漫無專治臨證治之法，俾用藥者莫知取裁，是以近世方家務求簡便，乃舍本經，專讀藥性賦等歌括，託爲捷徑之法，而不加察，狃於目前常用之藥於本經中所載奇異藥品率莫之究執此以療病未免略而弗詳焉而弗備往往多繆誤殊戾經旨至投劑無效良由藥性不用製用未當也嵩承祖父業深為此慮於事儒之暇究心於醫苑輯方書推本內經爰及諸本草東垣湯液丹溪藥性等書參閱考訂求其旨要著為本草發明六卷卷分列上中下部其間如某藥專治某病某藥監某藥以某藥為君某藥為佐之為引用分專治監治之法各有攸宜於常用要用藥品列在上部更加詳著其稀用奇品列於下部者亦發明之以備參用雖未敢云窺羲黃之奧遡湯液之源然經義略明而臨證用藥處方者庶知旨要不致汎汎無從矣用是彙諸編以俟明者

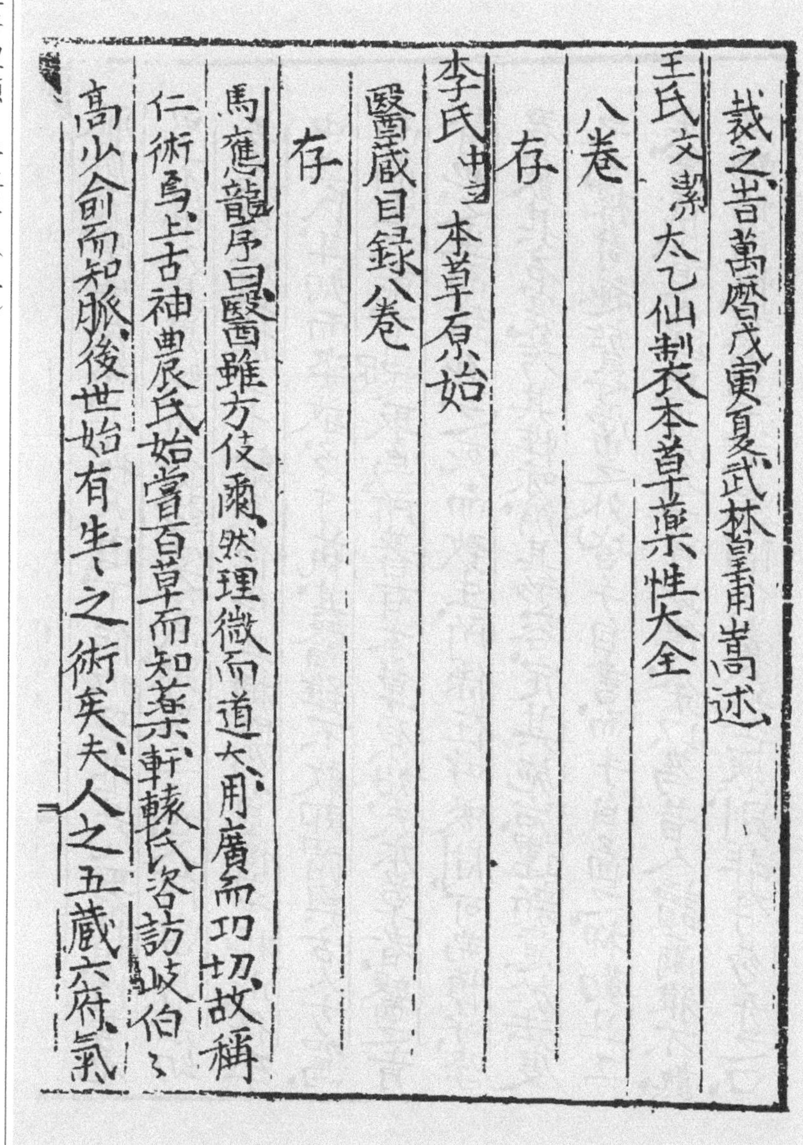

裁之旹萬曆戊寅夏武林晉甫嵩述

王氏文絜太乙仙製本草藥性大全

八卷

存

李氏中立本草原始

醫藏目録八卷

存

馬應龍序曰醫雖方技爾然理微而道大用廣而功切故稱

仁術焉上古神農氏始嘗百草而知藥軒轅氏咨訪岐伯々

高少俞而知脈後世始有生々之術矣夫人之五藏六府氣

脈周流，陰陽穴絡，上按天道，下俟地理，非冥心聚精，博考沈思，不能入其奧妙，而況粗浮之氣，晻昧之見，又何當焉。余幼善病，留心此技，二十餘年，僅得其梗槩，以自衛。宰杞時，得李中立氏，年幼而姿敏，多才藝，執其醫，雖不敢即謂與古人方駕，而偏至之能，有足取焉。所著有本草原始，夫本草者，醫之肯綮也，生之生而致死之死，而致生所係在呼吸間，可弗慎乎。李君覈其名實，考其性味，辨其形容，定其施治，運新意於法度之中，標奇趣於尋常之外，皆手自書，而手自畫之，抑勤且工矣。書成，遣人邸中，丐余一言以傳。余以為昔人讀爾雅不熟，為蟛蜞所悞，致白澤不審，陷儀囊於亡，然則非有易牙之口，不能辨淄澠之水，非有師曠之聰，不能詹勞薪之味，故古人不三折肱，不称良醫，吾与子固無所用其患矣。特以告夫来者。

朱彝尊高士李君墖銘曰：君先世曰尚袞，曰中立，皆舉進士。尚袞未授官，中立爲大理寺右評事。

賈氏所學藥品化義

十三卷

存

李延昰序曰：古謂用藥救生，用兵救亂，其事急，其義一也。故處方猶之五花八陣，而藥者特其甲仗之屬，藉以克敵，若甲仗朽鈍，是以卒予敵也。更或長短異宜，先後倒置，直可以不戰而敗，救亂云乎哉？則將以救生者，亦可以肅然懼、惕然悟矣。著本草者自神農以来，不下數十家，多繁簡失中，讀者嘗若其不適於用。余甲申遊禾中，偶得賈君九如所著藥品化義，其為區别發明，誠一世之指南。問其里人，有不聞其姓氏者。嗟乎！豈九如精技入神，世人不見　故名沒於州黨鄉所號聖醫者？學不必如九如，而已足擅名，皆不得而知也。是書藏之笥中甚久，戊午客浙西，伏暑中暇，書復見，九如本如逢故人，乃命兒子漢徵較正重梓問世。凡善讀此書者，當處方之際，直令壘壁一新，豈獨為九如重開生面也乎？

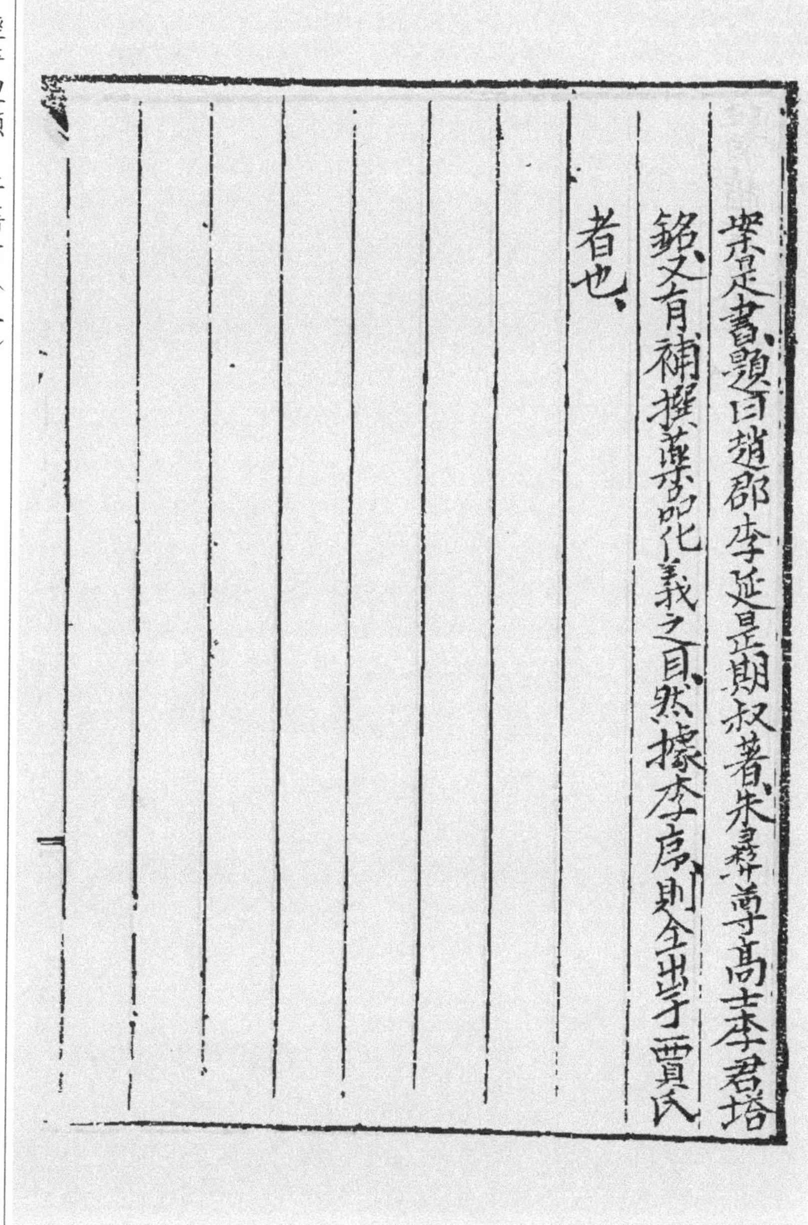

案是書題曰趙郡李延昰期叔著朱彝尊序高士李君塔銘又有補撰藥品化義之目然據李序則全出于賈氏者也

醫籍考卷十三

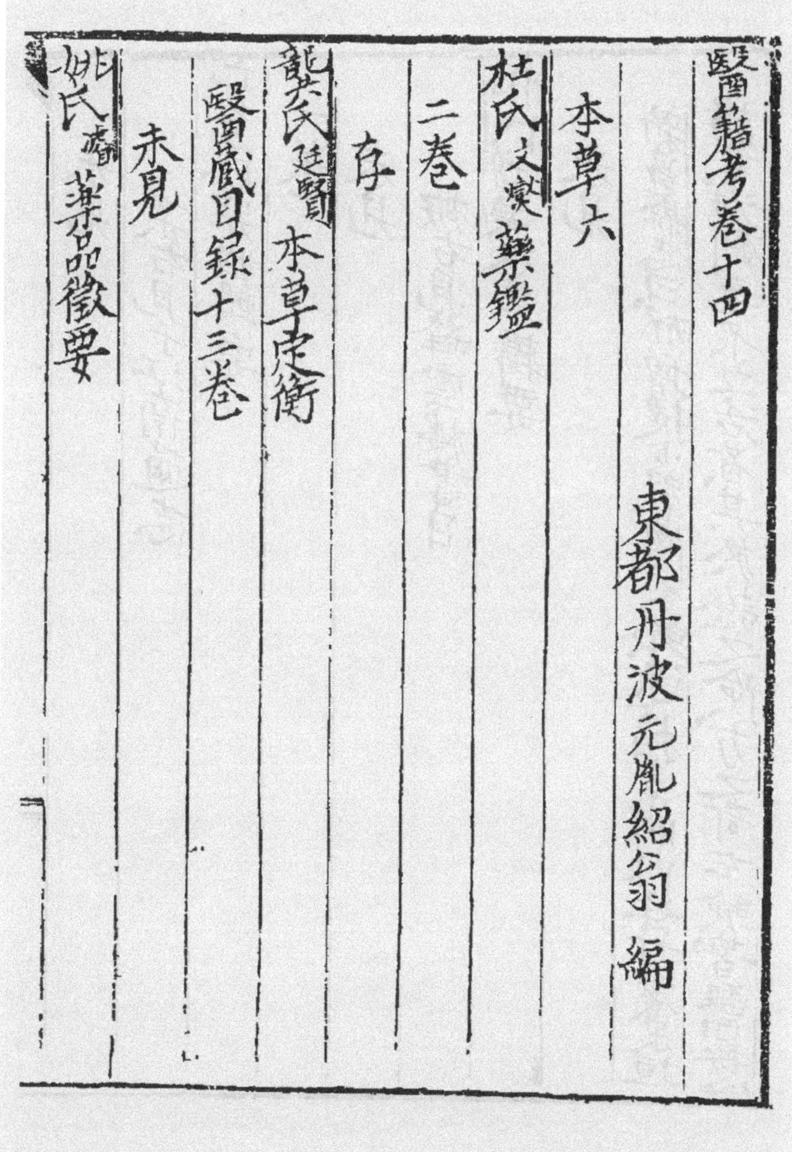

醫籍考卷十四

東都丹波元胤紹翁 編

本草六

杜氏（文燮）藥鑑

二卷

存

龔氏（廷賢）本草定衡

醫藏目録十三卷

未見

姚氏（濬）藥品徵要

未見

案右見于江南通志

亡名氏藥性輯要

一卷

未見

案右見絳雲樓書目

邢氏增捷本草輯要

未見

新昌縣志曰邢增捷少習儒不就遂精素問内經丹溪東垣諸書治劑無不立活者其於證之險方之奇左驗皆醫學楷心

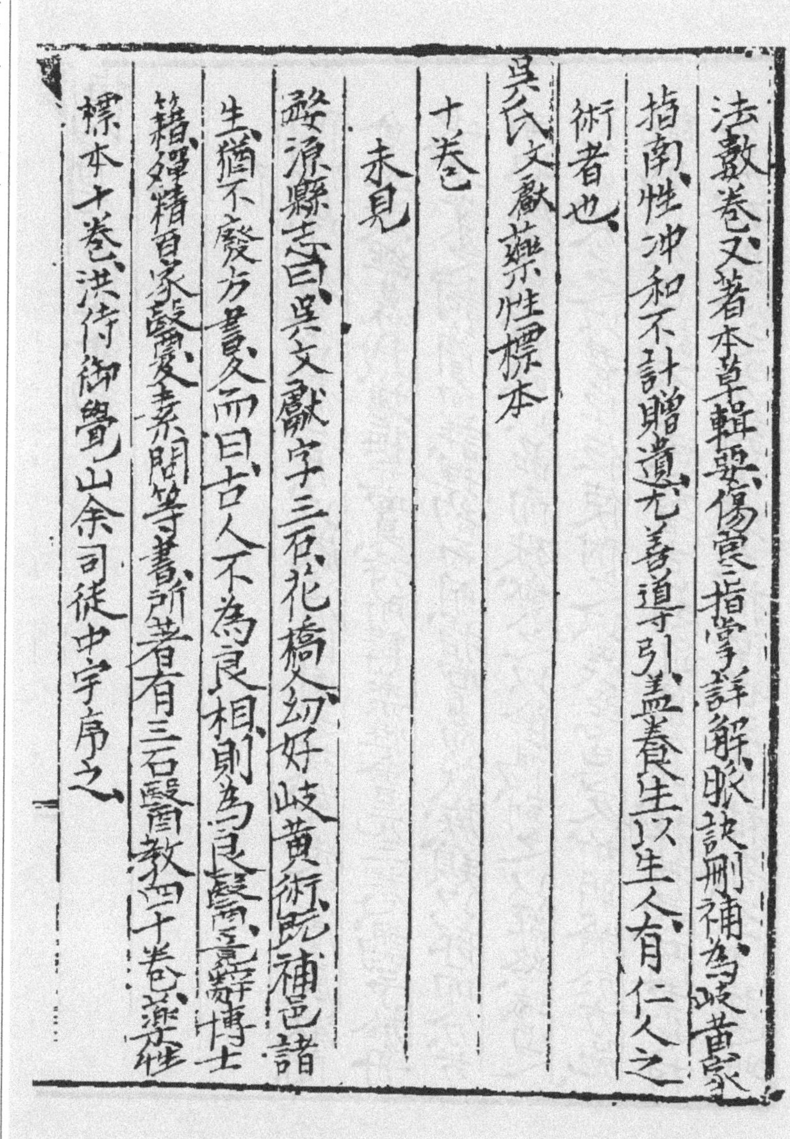

法數卷，又著本草輯要、傷寒指掌、詳解脉訣、刪補為岐黃家指南。性冲和，不計贈遺，尤善道引，盖養生以生人，有仁人之術者也。

吳氏文獻藥性標本

十卷

未見

婺源縣志曰：吳文獻，字三石，花橋人，幼好岐黃術，既補邑諸生，猶不廢方書，久而曰：古人不為良相，則為良醫。辭博士籍，殫精百家醫學、素問等書，所著有三石醫教四十卷、藥性標本十卷，洪侍御魯山、余司徒中宇序之。

梅氏會元　藥性會元

三卷

存

陳性學序略曰：春三月，以歲清圖圖之役，奔走沅靈辰漵間，會壬溪經慕錢塘梅元實具持所輯藥性會元三卷，謁予於舟次，予業之，詞簡而詳，理約而明，指實而核，族類以部而分，方所以產而別，性味以品而殊，變之以陰陽，別之以經絡，濟之以水火，參之以君臣佐使，附之以畏惡忌反，析明驗於方施，識成功於已試，不必遠稽古籍，近蒐旁門，惟按類隨索，裕持左券，殆照心之方，諸辨脈之指南也，肘后神奇，至今珍之，此

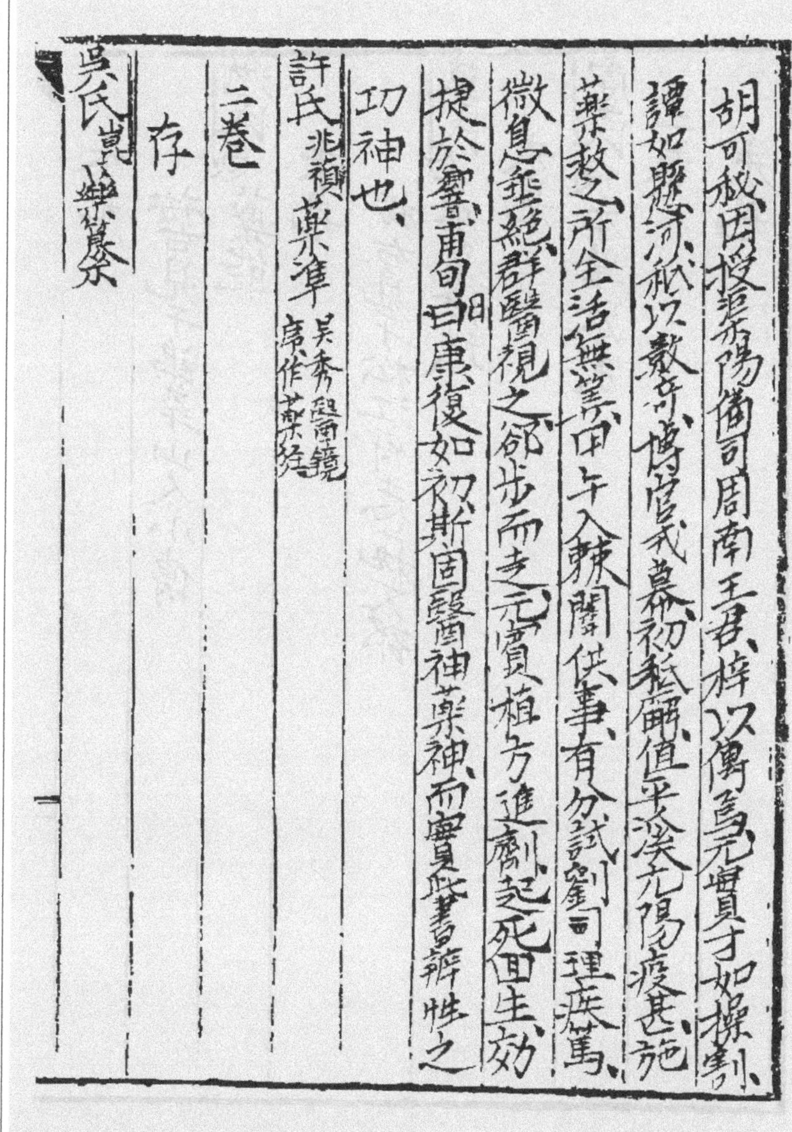

胡可秘，因授渠陽備圖司周南王君，梓以傳焉。元賓才如操割，譚如懸河，秖以數奇，傳官戎幕。初秖爾值平溪元陽疫甚，施藥救之，所全活無筭。中午入棘闈供事，有分試劉司理疾篤，微息垂絕，群醫視之，卻步而去。元賓植方進劑，起死回生，効捷於響，甫旬日康復如初。斯固醫神藥神，而寔是書辨性之功神也。

許氏（兆禎）藥準　吳秀題醫鏡，序作藥經

二卷

存

吳氏（崑）藥纂

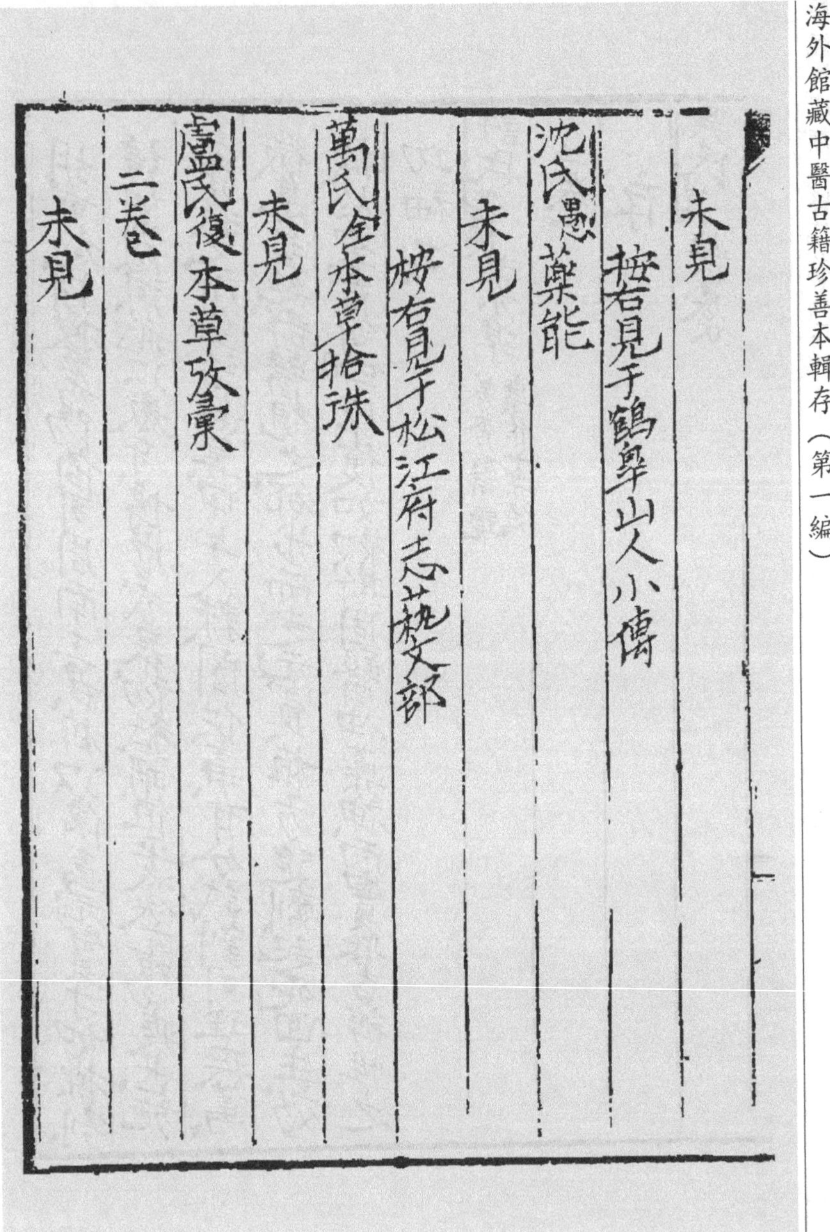

未見

按若見于鶴皋山人小傳

沈氏悉藥能

未見

按右見于松江府志藝文部

萬氏全本草拾珠

未見

盧氏復本草攷彙

二卷

未見

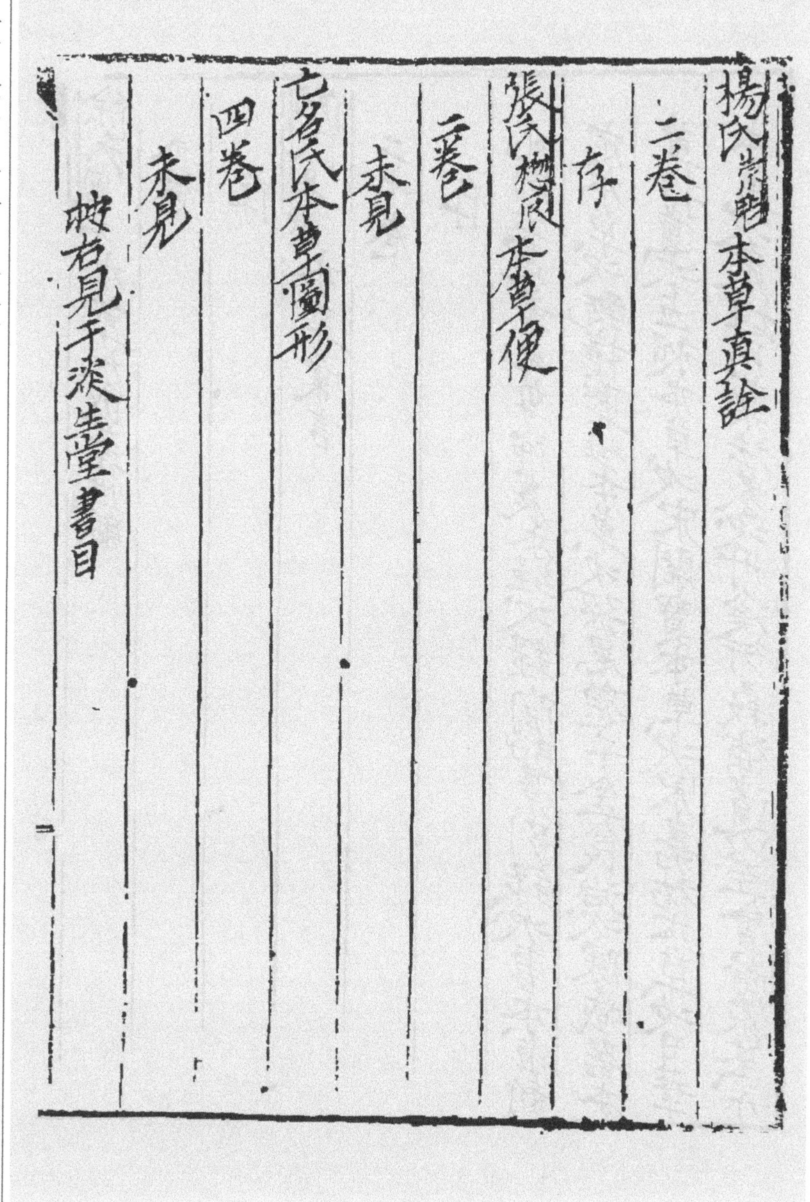
楊氏崇魁本草真詮
二卷
存
張氏懋辰本草便
二卷
未見
亡名氏本草圖形
四卷
未見
妝右見于淡生堂書目

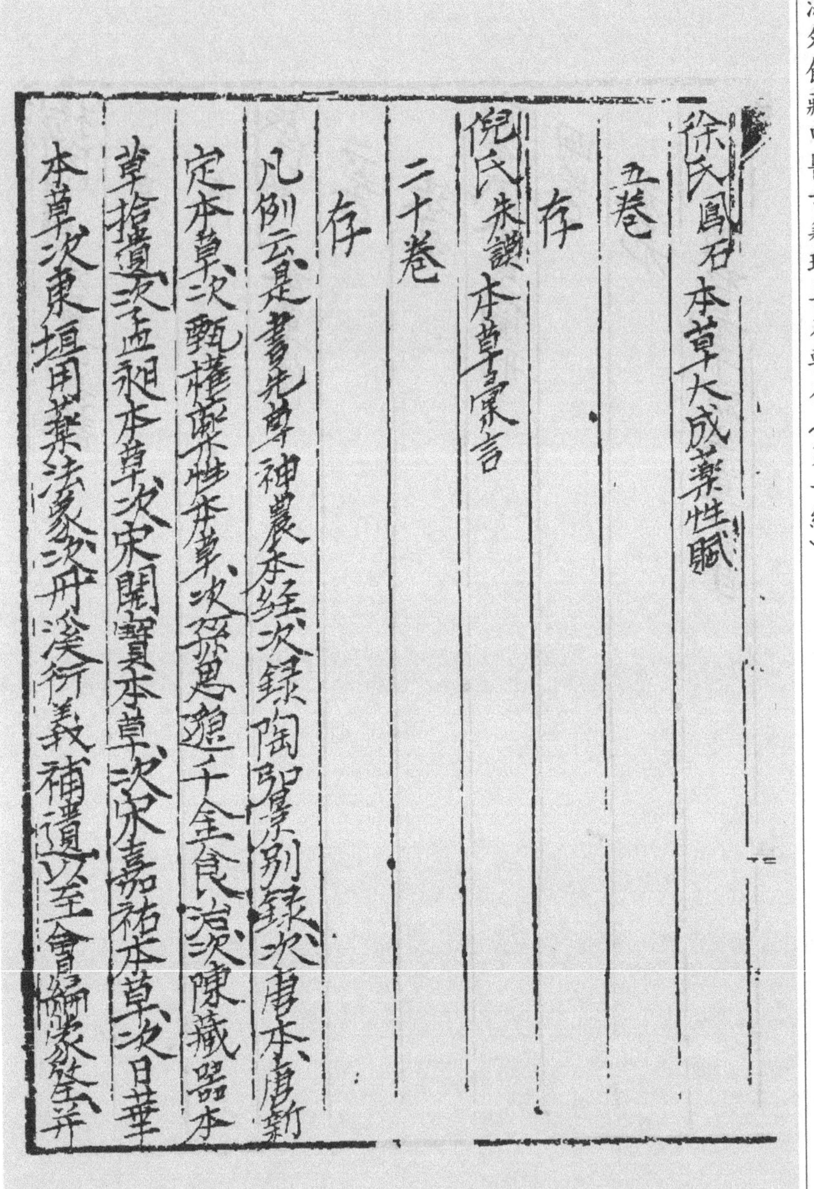

徐氏鳳石本草大成藥性賦

五卷

存

倪氏朱謨本草彙言

二十卷

存

凡例云是書先尊神農本經次錄陶弘景別錄次唐本唐新定本草次甄權藥性本草次孫思邈千金食治次陳藏器本草拾遺次孟詵本草次宋開寶本草次宋嘉祐本草次日華本草次東垣用藥法象次丹溪衍義補遺以至會編蒙筌并

元明舊本不下四十餘種，最後李氏瀕湖本草綱目，該傳倍
于前人，第書中兼收並列，已盡辨別之功，後賢繼驗，雜論無
多，重載謨更加甄羅補訂，刪繁去冗，名曰彙言，志嚴也，志絕
也，一本草諸書，可云淵產，然歷致之，去其說而古今人有不
然者，是知用藥之神妙，非可執一，不容顛預弗辯也，謨蒐輯
往代名言，庶無滲漏，復自周遊省直，于郡邑市廛，巖隱谷
之間，徧訪耆宿，登堂請益，採其旨所未詳，今所屢驗者，一一
核載，校李氏原本，稍有減增，用供國手之取裁，殊有大裨
一論藥集方，必見諸古本有據，時賢有驗者，方敢信從，無論
每方必註姓氏出處，公諸天下，猶恐字有訛脫，貽悞于人，復

再三攷訂而存之，諦觀旁註，畧見苦心。至于芟繁去複，尤不待言。

一、神農嘗百草而定藥，故其書曰本草。意必先以草為正，嗣後果木金石禽魚等繼之，故集中先列草部。然取藥求其切于治病耳。方士家謂可以供爐火服食，如先賢韓柳歷陳服鍾乳金丹之誤，不止一人。下及砒石可化熱痰，生漆可補腦髓，一切荒誕之談，偶聽之而橫死者多矣。槩屏不錄，所以正道術，闢邪說也。

一、浙江通志曰：倪朱謨字純宇，以沉默好古，治桐君岐伯家言。得其闡奧，治疾奇效，參犇走命延致之，不得則怨。朱謨乃集歷代本草書，窮蒐博詢，辨疑證誤，以考訂，摭其詳要，名之曰本

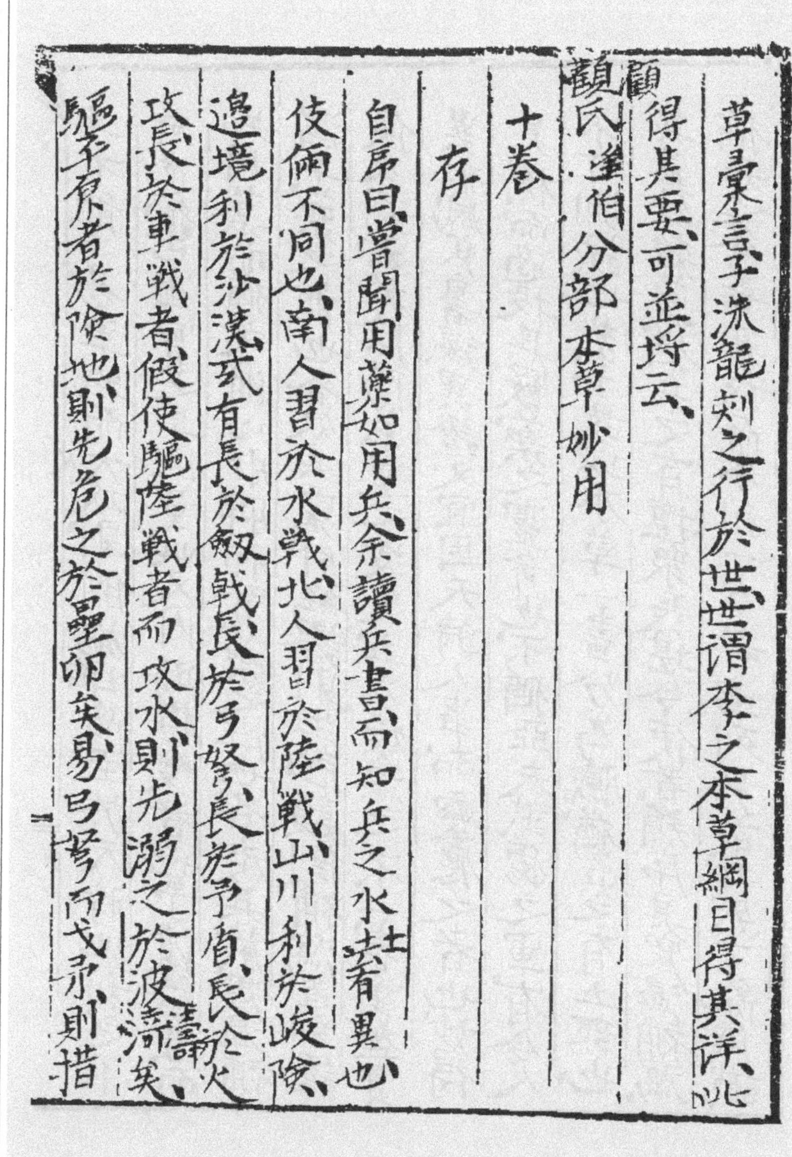

草彙言，子洙龍刻之行於世。世謂李之本草綱目得其詳，此得其要，可並埒云。

顧氏（逢伯）分部本草妙用

十卷

存

自序曰：嘗聞用藥如用兵。余讀兵書而知兵之水土有異也，伎倆不同也。南人習於水戰，北人習於陸戰；山川利於峻險，邊境利於沙漠。式有長於劍戟，長於弓弩，長於矛盾，長於火攻，長於車戰者。假使驅陸戰者而攻水，則先溺之於波濤矣；驅平原者於險地，則先危之於壘卵矣。易弓弩而戈矛，則措手不能支易車戰而大攻則倒施自陷至於天時地利之不可遺彼己虛實之早宜量此又因時權變者也予讀醫書而知用藥亦猶是爾心肝脾肺腎藥之性也各走其藏寒溫補瀉平藥之能也各效其靈引經謬則生尅顛倒補瀉差則證候交劇至於陰陽氣運之變更五方燥濕之不一表裏虛實異形風寒暑濕異證又宜因天時人事而靈應之者也妙得其機而適投其欵藥之靈奇也不猶亞夫武穆之軍有令人不可測識也哉予故以本草一書分為臟猶兵之有五部也其每經雜藥猶兵之有擅衆長堪令使者類序其寒溫補瀉猶兵之各善其長而各利一方者昭列於前井然不亂俾識

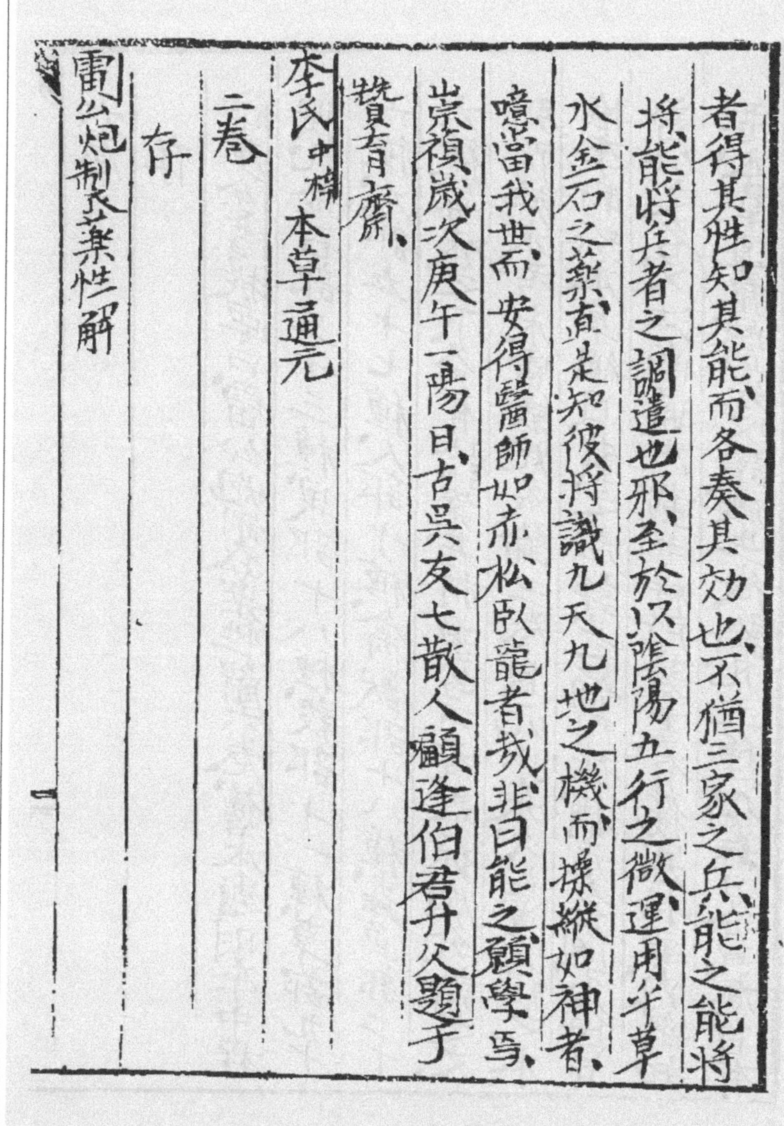

者得其性知其能而各奏其效也不猶三家之兵能之能將將能將兵者之調遣也邪至於以陰陽五行之微運用乎草水金石之藥直是知彼將識九天九地之機而操縱如神者噫當我世而安得醫師如赤松臥龍者哉非曰能之願學焉

崇禎歲次庚午一陽日古吳友七散人顧逢伯君升父題于贊育齋

李氏中梓本草通元

二卷

存

雷公炮制藥性解

六卷

存

四庫全書提要曰，雷公炮製藥性解六卷，舊本題明李中梓撰，凡金石部三十三種，果部十八種，穀部十一種，草部九十六種，木部五十七種，人部十種，禽獸部十八種，蟲魚部二十六種，每味之下，各有論，按其稱雷公云者，蓋採炮炙論之文，別附於末，考宋雷斅炮炙論三卷，自元以來，久無專行之本，惟李時珍本草綱目，載之差詳，是編所採，猶未全備，不得目雷公之名，又江南通志載中梓所著書，有傷寒括要，內經知要，本草通原，醫宗必讀，頤生微論，凡五種，獨無是書，卷首有

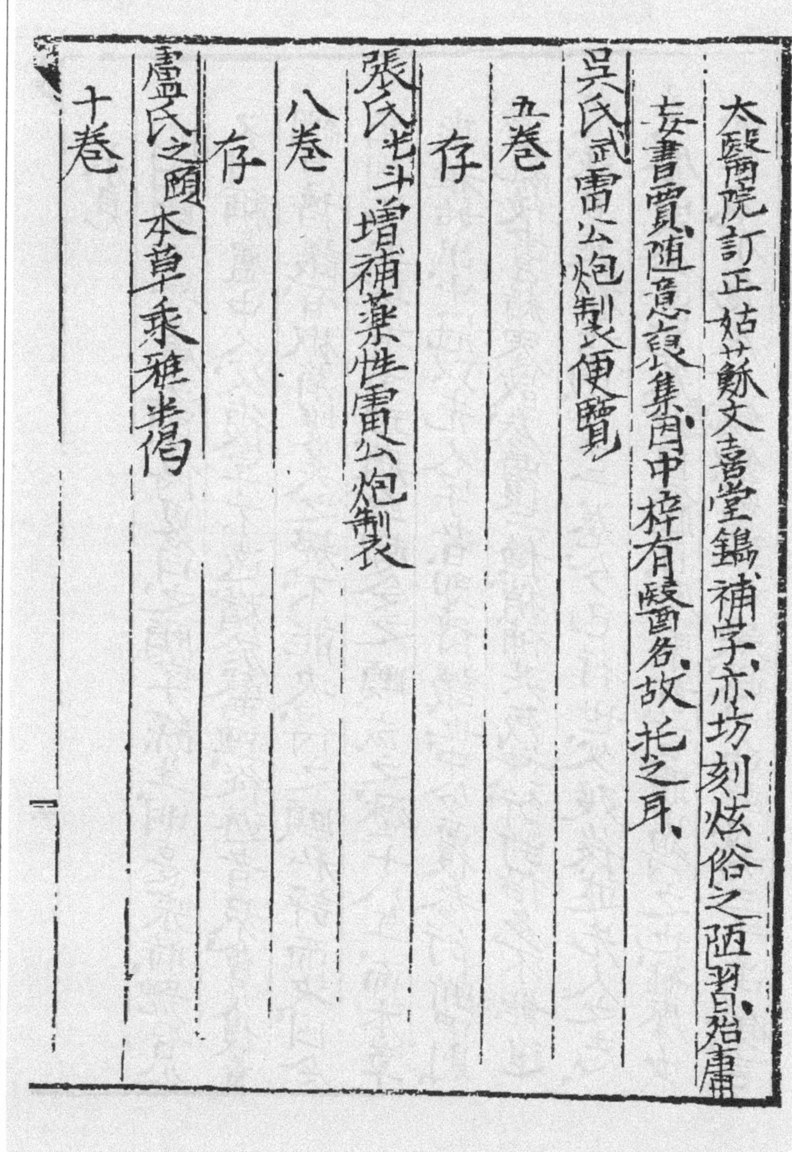

太醫院訂正，姑蘇文喜堂鐫補字，亦坊刻炫俗之陋習，殆庸妄書賈隨意集，因中梓有醫名，故托之耳。

吳氏武雷公炮製便覽

五卷

存

張氏光斗增補藥性雷公炮製

八卷

存

盧氏之頤本草乘雅半偈

十卷

未見

抗世驗名醫盧之頤傳畧曰之頤字繇生明熹宗時號晉公又自稱蘆中人父復字不遠精於醫理從遊者衆會父復著綱目博議有椒菊蠼姜之疑不能決得之頤私評而決因令面判乜藥皆有至理病亟趣令之頤成之歷十八年而本草乘雅始出中冠以先人字者即博議也中分覈參衍斷四則遭亂後書籍零散參覈亡一種稍補其殘缺衍斷倍多不能追憶遂名乘雅半偈凡十二卷今已行世父歿後述先人之志成摩索金匱凡卷右目偏百摩索者言暗中得之也繼摩索而作者有傷寒金鏡錄以醫難析疑遐引曲譬幾三千萬餘言

難扁鵲，詳華佗，曲王叔和，駁成無己，自孫思邈以下無譏，以引靈素之執病，以言卒病則謬指七情六氣房勞刀杖為內外三因則謬，以形層皮膚肌肉腸胃限病者期日則謬，以化氣為本，以經脈為標則謬縱橫貫行，精以理解，悟以禪機，旋入閩，歸理舊業，積三十餘年而後成，舊史曰陳書蔡傳論之頤云歲丙戌監國者在山陰之頤，杖策往謁，大為所親信，授職方郎事，敗跳身歸鄉里，閭與舊相識者往來，門庭雜沓，蹤跡不測，性又簡傲，雜以醫術起家，輕忽同黨，好自矜貴，出入乘軒車，僕從簇座中，伸眉抵掌，論議無所忌，識者謂必中奇禍，頃之兩目皆盲，聽聵成廢人，不出戶庭，而曩所交遊皆斷

絕詑嘆一室竟以復滿卒此殆天之所以保全之也道古堂文集
四庫全書提要曰本草乘雅半偈十卷明盧之頤撰其說謂
神農本經三百六十五種應周天之數無容去取但古有今
無者居三之一因於本經取二百二十二種又於歷代名醫
所纂參自陶弘景別錄至李時珍綱目諸書內採取一百四十
三種以合三百六十五之數未免拘牽附會然考據該洽辨
論亦頗明晰於諸家藥品甄錄頗嚴雖辭稍枝蔓而於本草
究為有功其曰乘雅者凡四數為乘此書初例有覈有參有衍
有斷每藥之下其目有四故曰乘也又曰半偈者明末兵燹
佚其舊稿之頤追憶重修乃以覈參該衍斷已非原書之全

故曰半也、立名亦可謂僻澀矣、案杭世駿所撰之頤傳、稱其父復精於醫理、嘗著本草綱目博議、有椒菊雙美之疑、不能決、得之頤、頤私評而決、因令面判七藥、皆有至理、病亟、趣令之頤成之、歷十八年、而本草乘雅始出、中冠以先人字者、即博議也、則此書實繼其父書而作、惟此本十卷、而世駿傳作十二卷、則不知其何故矣、

陸氏仲德本草拔萃

未見

錢謙益序曰、醫經、方之義、至河間東垣而大備、國初諸明醫、各有師承、而本草一經、幾為絕學、吾友繆仲淳嘗喟然歎

息、以謂三墳之書、燼于秦火、獨素問本草存、本草朱黄正文、出黄帝岐伯之手、古之至人所以相天地之宜、類萬物之情、窮理盡性精義入神者、發揮變化實在于此、而世之學醫者、徒取以庀湯液、給方劑、薈蕞津涉、未有能沈研而鑽極旨蓋此書、自唐宋以來、增益于古人之別録、驕駮于近代之綱目、學者目傭耳食、莫知元本、于是乎醫學承陋、經方傳訛、用藥石殺天下、實自此始、乃奮筆為經疏、以救其失、參治簡誤之文、若列掌故、若置甲乙、金科玉條、犁然畢舉、上下五百年、發軒岐不傳之秘者、仲淳一人而已、仲淳少若疾疢、壯多游寓、所至必訪藥物、載刀筆、五十年而成書、仲淳没後二十餘年、家子陸仲德氏讀繆氏之書，而學其學，依為本草枝葉，以發明其宗要。嗚呼，何難也！仲淳天資敏捷，烈烈之塊偉，從紫柏老人遊，精研教乘，餘事作醫，用以度世耳。余觀其理積病，起奇疾，沈思熟視，如入禪定，忽然而睡，煥然而興，掀髯奮袖，處方撮藥，指麾顧視，拂拂然在七指涌出。語其險，則齊桓之斷孤竹；語其奇，則狄青之度崑崙；語其持重，則趙充國之金城方略。淺人曲士，逖聽風聲，猶為之口呿不合，况有能論其人，讀其書，知而好之，好而傳者乎？余每思仲淳緒言，歎後世無子雲，今得見吾仲德，則仲淳不死也乎？其著斯書也，樂為之叙，以導引其志意，而假仲淳以發其端。仲德好學深思，束脩矯

志進德修業，曰新富有，余雖昏老，尚能為仲德詳敘上醫之

國之事，如太史公之傳扁鵲、倉公者，姑書此以俟之。有學集

岳氏甫嘉本草辨真總釋

未見

按右見醫學正印種子編

劉氏默本草發明纂要

未見

蘇州府志曰：劉默字默生，錢塘人，僑居郡城之專諸里，以醫

名。遇危證能取奇效，所著有證治石鏡録、本草發明纂要。

沈氏穆本草洞詮

二十卷

存

自序畧曰、余讀蘄陽李氏綱目一書、精覈該博、嘆其美備、從而採英擷粹、蒐羅歷代名賢所著、益以經史稗官微義、相閱並資採擇、勒成一編、順治辛丑菊月、吳興沈穆石匏氏書、

張氏志聰本草崇原

三卷

存

自序曰、神農本草、謂之本經、計三百六十五種、以應周天之數、上品一百二十五種為君、無毒、主久服、養命延年、益氣輕

身神仙不老中品一百二十種為臣或有毒或無毒主通調無
氣却邪治病下品一百二十種為佐使或有毒或無毒或大毒
主除寒熱邪氣破積聚癥瘕中病即止夫天地開闢草木始
生農皇仰觀天之六氣俯察地之五行六氣者厥陰少陰太
陰少陽陽明太陽三陰三陽是也五行者甲己運土乙庚運
金丙辛運水丁壬運木戊癸運火五運五行是也本五運六
氣之理辯草木金石虫魚禽獸之性而合人之五藏六府十
二經脈有寒熱升降補瀉之治天地萬物不外五行其初產
也有東南西北中之五方其生育也有春夏秋冬長夏之五
時其形有青黃赤白黑之五色其氣有臊焦香腥腐之五臭

其質有酸苦甘辛鹹之五味，著爲藥性，開物成務，傳于後世，詞古義深，難于窺測，後人纂集藥性，不明本經，但言其藥治某病某病須某藥，不探其原，衹言其治，是藥用也，非藥性也。知其性而用之，則用之有本，神變無方，襲其用而用之，則用之無本，窒礙難通。余故詮釋本經，闡明藥性，端本五運六氣之理，解釋詳備，俾上古之言，曚如指掌，運氣之理，炳如日星，爲格物致知三才合一之道。其後人之不經臆說，逐末忘本者，概置勿錄。學者能于此會悟之，則神農觀天察地窮理盡性之學，庶幾近之。後世之書，有涉訛謬者，屏棄勿道，可也。

王琦跋曰：因陋就簡，舍其本而末是圖，學人大弊也。今之言藥性者，往往襍取世俗孟浪之説，奉為律令，而于神農本經棄猶敝屣之。譬之經生家四書五經，不之研究，而祇記爛時文，以為應試之用，思徼幸以取科第，安能冀其必得哉？先民盧不遠作本草博議，其子晉公廣之，作乘雅。張隱菴、高士宗作本草崇原，皆以本經為宗，而推衍之，發前人所未發者甚多，可謂良工心苦。第乘雅間雜間文，語兼晦澁，性根譾陋者，多不能讀。崇原則詮解明晳，中人以下，咸可通曉，似於新學為宜。在昔張君創其始，張歿而高君集其成，繕寫樣本，方欲鋟板，高君又亡，事遂中輟。厥後樣本傳歸胡念菴家，念菴又子謝世，不知又歸誰氏。茲從胡之門人高端士處得其移寫副本惜乎雖言校未精文句間有缺畧舛誤恐後之閱者不免夏五三豕之嘆爰加訂正而授之梓以公于世學者苟能依此而詳譯之舉一反三引伸觸類自可以入烈山氏之藩籬而得其妙用視彼因陋就簡之徒襍採世俗之說以處方定劑者其得失不大有逕庭耶乾隆丁亥冬至後七日晉山老人王琦跋

郭氏佩蘭本草滙

十八卷

存

自序曰本草之書備矣予曷為而有是編哉是編蓋成於養

病廿年來當體求醫諏今稽古由博反約以有此書也夫醫之為道至隱而唯藥之在本草則甚顯氣名有義矣審形有狀矣産有地矣制有法矣五行五色之異用五氣五味之殊塗其昭明較著如此宜乎所投輙效應不旋踵而往往試之不驗豈以召禍斯何以故則讀本草不熟也何言之藥物之臚于本草固各有成説然其義藴之妙生克之宜或根柢乎靈素之精微或散見于方書之緒論或參變于古今諸名家之意悟而心得相遠也而實以相成相近也而反以相賊匕劑之微死生反掌豈刻舟按圖守一卷之師所能彷彿乎所以古人立一方必不可移製一劑必不敢率則有擅改前賢

之成方、與株守先輩之餘唾者、俱不知醫者也、予禀弱善病、寄命藥餌、草嘗試瀕危者屢、雖博取軒岐之書讀之、未識綱領、間與默生朗仲諸方家縱談蘊奧、賴其啓翼良多、繼得游念莪李先生之門、不爲先生棄遺、輒耳提而面命之、歷有年所、于是反復深思、恍然有會、依而起曰、醫之道、無形之理也、醫之藥、有形之物也、有形之物不精、則無形之理安寄、適即前所謂根抵于靈素、散現于方書、參變于古今諸名家者、本先生之教、滙而爲書、所與晨夕者、又復有陳子白華、同病相憐、遂得同方畢業、而講求藉以不孤矣、編既成、凡一藥當前、必始終具備、冠以短言、可資記誦、後列註疏、以便考稽、間附單方、旁羅制度、譬如千支萬派、總歸一流、夏書曰東匯澤為彭蠡、東迤北會為滙、予于是編、亦此義爾、他如羌獨活之不分大小、薊之混一、麋鹿角之同用、赤白芍赤白苓之殊功、決明子之不辨青葙、相思子之承訛赤豆、石燕失於禽說、淡竹僅見草中、諸若此類、要皆是襲賢代為闡發、而未立科條、故世人習用不知、能無乖反、袞而出焉、亦衛生之一助也、每于鍛翮之暇、杜門無事、既輯四診指南、勞瘵王書二種、類經纂註若干卷、并是編錄而存之、非敢云作、亦驗而後言爾、今年春、家咸樹侯復覩是編、請助梓以公世、亟命其季梅在操筆牘以從、蓋樹侯走善如鶩、而梅在亦以憂中、願留心于此也、不復為北上計，而陳子白菴仍於寒齋課兒子樹畮、樹毗、樹畦為時務義，得始終藉其是正云。康熙五年，歲次丙午，夏六月，吳閶上津里郊西郭佩蘭章宜題。

朱氏（東樵）惠民局本草詩箋

十卷

未見

蔣溥序曰：予聞醫之有方也，猶陳之有圖，奕之有譜，善用之足以制勝，不善用之，未有不失算而敗者也。故河汾氏之言曰，醫者意也，藥者瀹也，先得大意，後以藥物疏瀹之，此可謂善言醫者矣。嘗考古之著醫書者，自神農本草而後，漢有七家，唐九倍之，得六十有四；宋以一百九十有七；元明以迄本朝，著作如林矣，啻充棟乎。以有定之方，治無定之病，予不知其意於何指也。吳郡東樵朱子，業精和緩，療治惠民局，[illegible]病，屢收成功。復以肘后之奇，諧之音律，著為本草詩箋十卷。所類分門，旨訣詞簡，其殆先得大意，不失河汾氏之指者歟。昔張長沙有云：居世之士，曾不留神醫術，上療君親，下救危苦者，非失也妄，是妄云。人受先人之體，有八尺之軀，而不知醫事者，遊魂也。是書發微闡幽，獨開生面，不獨津梁後學，抑且使博物君子摩挲吟詠，詳性辨功，其為金針之度者，良非淺鮮。故謂之華佗養性也可，謂之桐君藥録也亦可。是為序。　長洲㬎志

翟氏良藥性對答

未見

益都縣志曰翟良字玉華弱冠聰悟有思理從父宦遊武昌嬰弱疾劇甚會遇明醫數月得差從此刻意方書窮治冥邈如是七年轉得統緒既盡發古人之奧旨又能以意參互用之及歸為諸生其好方書日益甚凡有病者一投藥餌小試小効大試大効輪蹄晝日集門庭所活不可量數聲飛海代間自撫軍下罔不欽奉名日益彰遂數被召年八十四歲著書數編曰脈訣彙編經絡彙編藥性對答本草古方講意痘科類編刊行於世

陳氏元功本草纂要

一卷

存

王心一序曰吾吳陳晏如先生世將也而習儒於古今之書無所不窺更精心軒岐之理諸凡孫子兵書太公韜符諸帙特其胸中武庫之一也𢌿間海內治安烽烟息警無所用武晏如蓋折節為醫因病處方施罔不效說者疑為長桑君別有秘授晏如曰我非有異人藥也亦以用藥者有微異耳夫古之聖人嘗百草以辨五味分陰陽以治五藏一似未有難經先有本草升降厚薄溫寒燥潤藥性之異必在毫釐故同

一藥而宜君宜臣宜佐宜使，根枝已辨，浮沈多寡，即分生死，嗟乎學醫而不讀本草，猶之為將而不曉用兵，皆以人之性命戲者也。第今本草具在，有圖經，有證類，有綱目等刻，名目太繁，幾至一千八百餘種，使人不勝讀，讀亦不勝記，於是予本草始責有纂，然或纂而失要，或要而不詳，亦何取焉。乃纂而皆藥囊中之所必需，且有一藥必備言其性之所以可獨用，可兼用，與所以不可用，使讀者君臣佐使，了然乎心手之間，雖庸醫知之，皆可以活人，雖初學得之，不迷乎下手，則惟要知之纂，要乎要，知乎纂，要僅得一百八十餘種，已刪去十之九。余聞漢初所存亦止三百六十種，而今又幾減其半，說者得毋猶存乎見少而不知用藥者如是足也晏如爲將嘗以殺衛生今則以此回生起死而又欲付諸剞劂以公海内蓋仁人之心遠矣哉至於察脈知微如同見垣則信乎長桑君有幾技哉亦惟晏如自知之而余又何足以知之興郡友人

王心一題

劉氏若金本草述

三十二卷

存

高佑紀序略曰大司寇潛江劉雲密先生在先朝舉天啓乙丑進士起家縣令歷監司忤時拂衣以正氣名聞天下崇禎

未一再奮薦後馳驅閩海間見政柄下移知事不可為即於學易之年堅乞骸骨歸自號螽園逸叟隱居著書三十載而於是編尤加意焉蓋其存心濟物不獲見諸行事而寓意於此也其學博其識精故能辨別本草稟受之性以類陰陽之異而得其合同而化之原遍諸家方論權衡而上下之即世所奉為金科玉律如李東璧氏本草綱目亦時有去取焉觀止矣蔑以加矣

吳驥序畧曰故司寇潛江雲谷劉公道德洽聞以剛腸直節著於海內年登八十稱耆造憖遺之老生平於書無所不讀而尤篤好軒岐之學探頤反約竭三十年之力而本草述成其

曰述者本経合論曲鬯旁通以明夫不居作者驪黃馥揆杖屐公呼為小友甲辰陽月訪公於家公神明不衰剥啄談彌久酒闌燭灺自云不佞壯而多病以醫藥自輔肯題處方良用娛慰雖古人之好煅好屐誠弗若也董其所見幸成於戌子其為我序之謹詮鄭重而別踰年乙巳公正星辰之位又踰年乃克為序

陸氏圻本草丹臺録

海覃續目二卷

未見

朱彝尊零丁為陸進士寅依亭曰錢唐陸先生圻字麗京

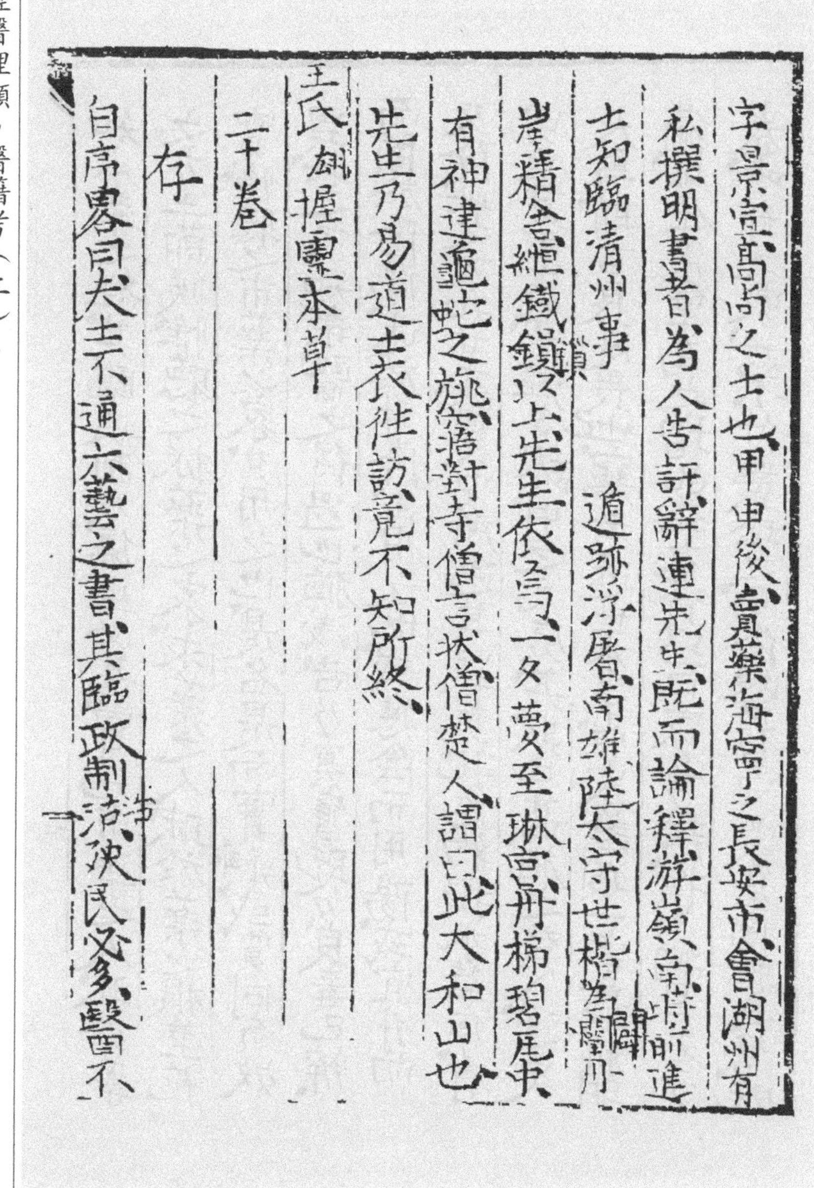

字景宣高尚之士也甲申後賣藥海寧之長安市會湖州有私撰明書者為人告訐辭連先生既而論釋游嶺南贈前進士知臨清州事　遁跡浮屠南雄陸太守世楷為闢丹崖精舍紺鐵鑽顛以上先生依焉一夕夢至琳宮丹梯碧瓦中有神建龜蛇之旐寤對寺僧言狀僧楚人謂曰此大和山也先生乃易道士衣往訪竟不知所終

王氏翃握靈本草

二十卷

存

自序畧曰夫士不通六藝之書其臨政制治決民必多醫不

知本草之經，其臨病制方，偽生必甚。嘗見市藥之人，昧於藥之方土節候，惟聽之採藥之家；求藥之人，昧於藥之根莖花實，惟聽之市藥之家。其用之也，是名是而實非，或實同而效異，此之不知藥醫之得過也，猶淺。若乃真贗既分，良毒已辨，而闇於陰陽，迷於升降，其用之也，或應陰而用陽，或宜升而反降，此之不知藥醫又安所逃其罪哉？孔志約撰本草序，有曰：名實既爽，寒溫多謬，用之凡庶，其欺已甚；施之君父，逆莫大焉。斯言良足畏也。竊考近世本草，惟宋證類一書最稱明備。明李東璧為之增品益方，資以百家考辨，撰為綱目，若于卷，嗜奇之家無不什襲珍之，而俗醫習守一家，僅摘要之舊，既

若其不能讀又若其不易購將使作者之心空懷利濟終古
汤汤可慨也夫方藥所以療疾非以炫博當求經考辨之先
即繪圖山海未定供其賭記及考辨既定則經略之陰陽性
用之宜忌與制劑之大小奇偶無不亟待講求而方土形性
又其次矣故考信一則衆説可芟精義存則繁蕪可節學者則
務取合理苟涉迂誕概置弗録若楊醫博去有名未用之藥
而有刪繁一書日華子詳華實性味而作諸家本草又若珍
珠囊之成于潔古用藥法象之撰自東垣數子者並以巨眼
卓識精別去取雖不敏竊效斯旨是編也始于丙申迄于
壬戌凡四易稿而成法尚精嚴文仍璀璨視海虞華亭彙合

附會以疏經，隱括無遺，以為滙者，則無間矣。學者尊之為本經，翼之為方技，是則余刪述之微意也。是編初成，西昌嘉言喻先生適館余舍，曾出以示先生，先生喟然曰：雷桐不作，斯道聾塞久矣，君其手握靈珠以燭照千古乎。握靈本草者，喻先生之言也。康熙二十二年，歲在昭陽上章大淵獻月臨則且中浣穀旦嘉禾王翃撰。

陳氏古鐸本草新編

五卷

存

金以謀序略曰：陳子遠公所著石室秘籙，皆傳自異人，而於青囊肘后，闡發尤多，故撥盲起廢，捷如響應。余既序之梓以行世矣。無何，復郵本草新編，余讀竟而益歎其術之奇也。服其心之仁也。粤稽烈山氏躬嘗百草，教後世以醫，軒轅岐伯相與論性命之學，即今金匱靈樞素問難經，一以天地陰陽、四時寒燠，五行屈伸，悔吝之道，通於人身之風寒暑熱、五臟六腑，相生互伐，强弱通塞之機，蓋古先哲之明乎天人合一之理，而後頤指意會，將使天下之人之病，無有不治，且并其病也而無之，而後快焉，是道也，猶之政也。先生固以不忍人之心行之矣。後世若淳于意、華元化、孫思邈、許胤宗、龐安時諸公，咸以醫鳴，而長沙張公能集大成者，得是道也，得是心也其間繼起立論著方，或多偏畸，循溢管議，而況其凡乎？自輓近以來，家執一言，人持一見，紛然雜然。行夫天人同一之旨晦，由是習焉莫測其端倪。家其變而冀得心應手也，必無幾矣。陳子乃慨然以著作自任，上探羲皇，證佐真容，悟獲通之，著書累千萬言，而本草一編，略人所詳，詳人所略。考綱目、辨疑諸善本，惟註方與真贗覈與甘溫涼熱治病息製齊而已。茲則一藥必悉其功用，權其損益，入某經，通某藏。入能言之，入某經而治陰之陽、陽中之陰，通某藏而補水中之火、火中之水，又不能言也。至或問、辨疑，舊抽論剽竊入會纂靈樞以上諸書，後世有誤解誤用者，只引經据史以辨明之。

使人不陷雲霧中間乎陳子術之奇也耳其論滋補則往復流連論消散則殷勤告誡而於寒涼之味則尤其難其慎不翅涕泣而道之固唯恐輕投於一二人貽害者衆錯置於一二時流毒者遠也斯其心可不謂仁矣乎今醫統久皆以續殊難其人若陳子所云岐伯雷公仲景純陽諸先哲或顯形而告語或憑乩而問答殆亦憫醫理之不明欲以斯道屬斯人也陳子何多讓焉謙也三載新都分一官菲雖不能仰副聖主如天之仁以廣仁政而獨於民人死生之際三致意焉故得是書而樂為之序

程氏履新山居本草

未見

按右見于易簡方論凡例

汪昂 本草備要

四卷

存

自序曰醫學之要莫先于切脈（脈候）使不真則虛實莫辨攻補妄施鮮不夭人壽命者其次則當明藥性如病在某經當用某藥或有因此經而旁達他經者是以補母瀉子扶弱抑强義有多端指不一定自非兼貫博通析微洞奧不但呼應不靈或反致邪失正先正云用藥如用兵誠不可以不慎也古今

著本草者無慮數百家其中精且詳者莫如李氏綱目考究淵博指示周明所以嘉惠斯人之心良亦切至第卷帙浩繁卒難究殫舟車之上攜取為艱備則備矣而未能要也如主治指掌藥性歌賦聊以便初學之誦習要則要矣而未能備也近如家筌經疏世稱善本蒙筌附類頗著精義然文拘對偶辭太繁縟而闕畧尚多經疏發明主治之理制方參互之義又著簡誤發究其失可謂盡善然未暇詳地道明製治辨真贋且辨處偶有傳會常品特多芰點均為千慮之一失余非岐黃家而喜讀其書三餘之暇特裒諸家本草由博返約取適用者凡四百品彙為小帙某藥入某經治某病必為明其

氣味形色，所以主治之由，間附古人最惡兼施、制防互濟用藥深遠之意，而以土產、修治、畏惡附于後，以十劑宣通補瀉冠于前。既著其功，亦明其過，使人開卷瞭然，庶幾用之不致舛誤。以云備則已備矣，以云要則又要矣。通敏之士，由此而究竟焉，醫學之精微，可以思過半矣。題曰本草備要，用以就正于宗工焉。休陽訒菴汪昂題于延禧堂。

增訂本草備要

四卷

存

自序略曰：醫學與堪輿不同，堪輿當有秘奧天機，不欲輕泄，若醫集所以濟生救疾，自應無微不闡，無隱不彰，盡意極言，不遺餘蘊。及泛覽諸書，惟靈素難經、仲景、叔和，奧衍弘深，不易究殫。自唐宋而下，名家百氏方書，非不燦陳，而義蘊殊少詮釋。如本草第言治某病某病，而不明所以主治之由；醫方第云用某藥某藥，而不明所以當用之理。千書一律，開卷茫如。即間有辨析病源，訓解藥性，有舉說焉而不詳，語焉而不暢。醫理雖云深造，文字多欠通明，難以豁觀者之心目，良用憮然。不揣固陋，爰採諸家之長，輯為本草備要、醫方集解二編，理法全宗古人，體裁更為創制。本草則字箋句釋，倣傳註之詳明；醫方則詮證釋方，兼百家之論辨。書分兩帙，用實相

資要、今不知醫之人、讀之瞭然、歷裡實用、而書甫出、幸海內
名賢頗垂鑒許、今本草原刻字已漫滅、特再加釐訂、用酬世
好、抑世尚有議余藥味之簡者、余惟歌賦湯液、藥僅二百四
十種、搜集廣至四百種、不為少矣、如食物僅可充口腹、僻菜
非治所常需者、安能盡錄、蓋既取其備、又欲其要、庶幾足以
也、爰因重梓、更增備而可用者、約六十品、聊以厭言者之口、
仍不碍携者之艱、荷小道之可觀、尚不至致遠之恐泥也乎、
康熙甲戌歲陽月休寧八十老人訒菴汪昂書于延禧堂、
王氏藏　藥性纂要
四卷

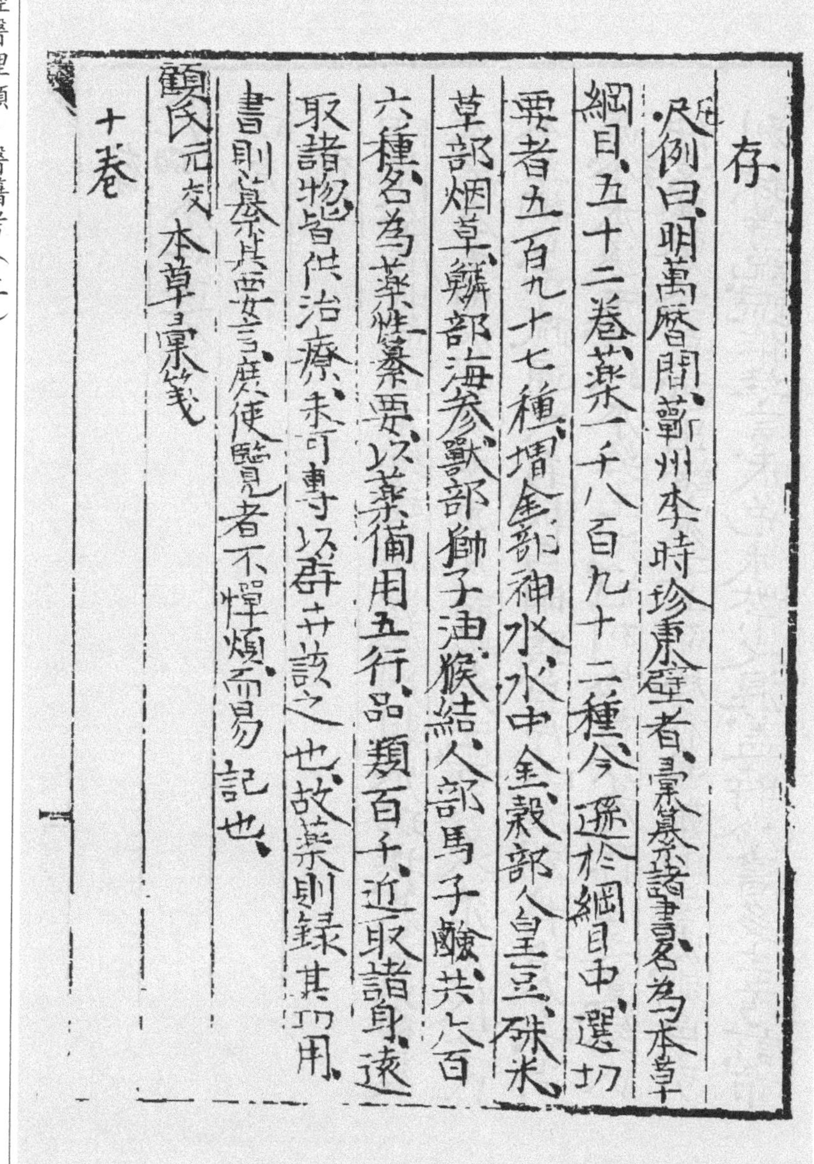

存

凡例曰明萬曆間蘄州李時珍東璧者纂集諸書名為本草綱目五十二卷藥一千八百九十二種今遴於綱目中選切要者五百九十七種增金部神水水中金穀部皇豆硃米草部烟草鱗部海參獸部獅子油猴結人部馬子驗共六百六種名為藥性纂要以藥備用五行品類百千近取諸身遠取諸物皆供治療未可專以群卉該之也故藥則錄其切用書則纂其要言庶使覽者不憚煩而易記也

顧氏元交本草彙箋

十卷

存

張氏璐本經逢原

四卷

存

四庫全書提要曰本經逢原四卷國朝張璐撰其書以神農本經為主而加以發明兼及諸家治法部分次第悉依李氏本草綱目而疏通大義較為明顯自序云瀕湖博洽今古尚爾舍本逐末僅以本經主治冠列於首以為存羊之意繆氏仲淳闡發經義迥出諸家之上而於委曲難明之處則旁引別錄等說疏作經言未免朱紫之混蓋時珍書多主考訂希

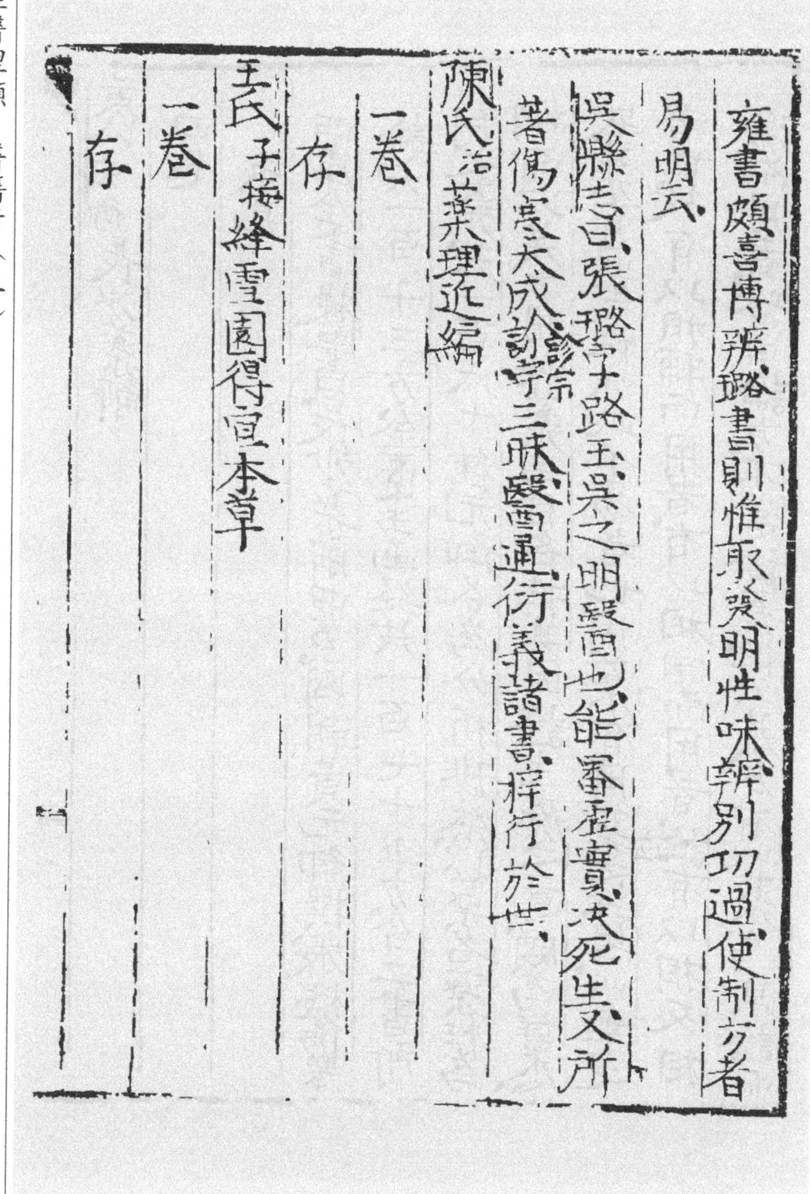

雍書頗喜博辨，璐書則惟取發明性味，辨别切過，使制方者易明云。

吳縣志曰，張璐字路玉，吳之明醫也，能審虛實，决死生，又所著傷寒大成論、診宗三昧、醫通、衍義諸書，梓行於世。

陳氏治藥理近編

一卷

存

王氏子接絳雪園得宜本草

一卷

存

黄氏先御長沙藥解

四卷

未見

四庫全書提要曰長沙藥解四卷國朝黄元御撰張機傷寒論共一百十三方金匱玉函經共一百七十五方合二書所用之藥共一百六十種元御各為分析排纂以藥名藥性為綱而以某方用此藥為目各推其因證主療之意頗為詳悉然藥有藥之性味此不易者也用藥有用藥之經緯此無定之者也故有以相輔而用者有以相制而用者亦有以相反相激而用者此當論方不當論藥當云某方有此藥為某證而

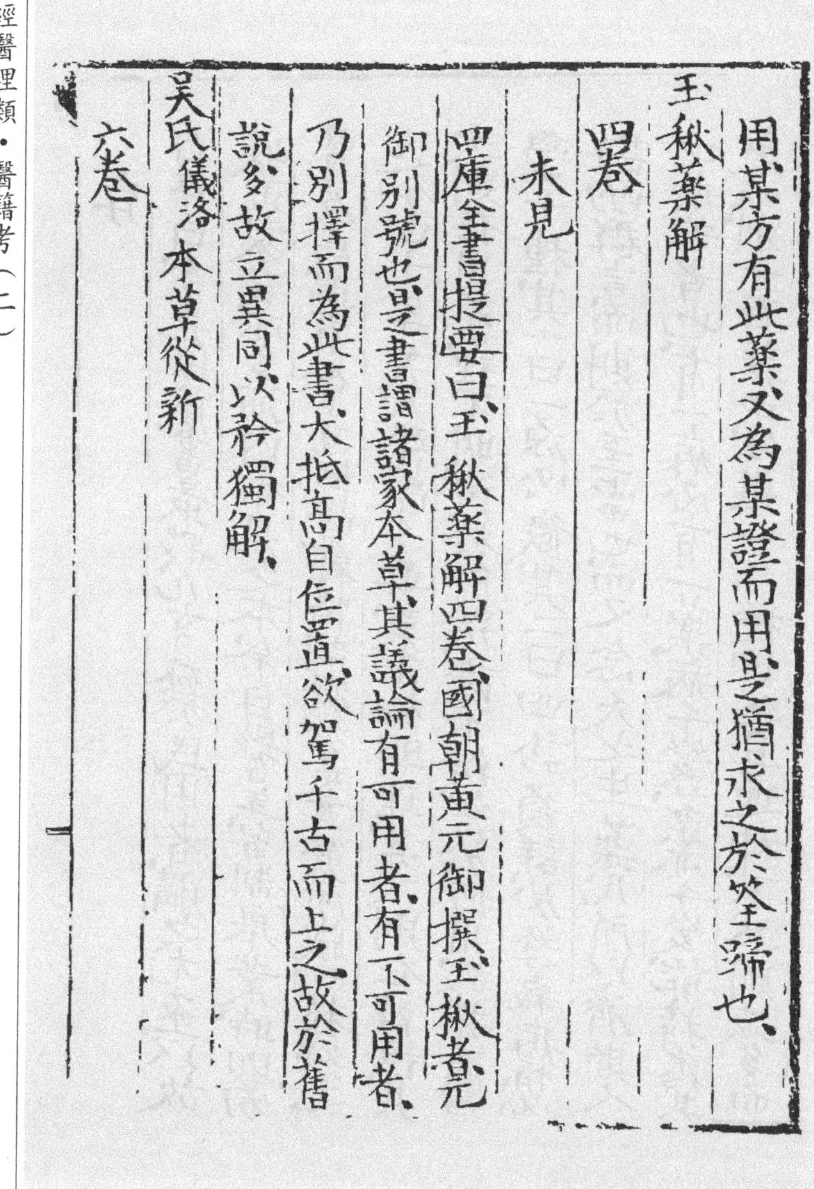

用某方有此藥，又爲某證而用是，猶求之於筌蹄也。

玉楸藥解

四卷

未見

四庫全書提要曰：玉楸藥解四卷，國朝黄元御撰。玉楸者，元御别號也。是書謂諸家本草，其議論有可用者，有不可用者，乃别擇而爲此書。大抵高自位置，欲駕千古而上之，故於舊說多故立異同，以矜獨解。

吴氏儀洛本草從新

六卷

存

自序曰余先世藏書最夥凡有益於民用者購之尤亟以故岐黄家言亦多海内希見之本余自髫年留制舉業時即旁覽及焉遇有會意輒覺神情開豁於是盡發所藏而精繹之迄今四十年矣夫醫學之要莫先於明理其次則在辨證其次則在用藥理不明證於何辨證不辨藥於何用故嘗著醫學十種其一曰一源必徹其二曰四診須詳於經義病情必斟酌群言而期於至當也而又念天之生藥凡所以濟斯人之疾苦者也有一病必有一藥病千變藥亦千變能精悉其氣味則于百藥中任舉一二種用之且通神不然則歧多而

用膝凡藥皆可傷人況於性最偏駁者乎自來註本草者古
經以下代有增訂而李氏綱目為集大成其徵據該洽良足
補爾雅詩疏之缺而備醫學之用則病其稍繁踵之有繆氏
之經疏不特著藥性之功能且兼言害其過劣其中多所發
明而西昌喻嘉言頗有異議最後新安汪氏祖述二書著備
要一編卷帙不繁而採輯甚廣宜其為近今膾炙之書也獨
惜其本非岐黃家不臨證而專信前人雜採諸說無所折衷
未免有承誤之失余不揣固陋取其書重訂之因仍者半增
改者半旁掇舊文參以涉歷以擴未盡之旨書成名曰本草
從新付之剞劂庶幾切於時用而堪羽翼古人矣乎其餘數

種將汝帋刊布與有識者商之乾隆丁丑歲三月上巳日敬識

水吳儀洛遵程書於硤川之利濟堂

沈氏金鰲要藥分劑

十卷

存

自序曰按徐之才曰藥有宣通補瀉輕重滑澁燥濕十種是藥之大經而本經不言後人未述凡用藥者審而詳之則靡所遺失誠哉是言也依經發揮宣通等義亦甚詳而十劑之說誠足盡藥之用以為依據矣隱居陶氏續入寒熱二條併詆繆氏以寒有時不可治熱熱有時不可治寒皆為背謬

因去寒熱而增升降二劑矣、繆之世嘗闢其説、良是、但即升降之義擇之、十劑中如宣輕則兼有升義、瀉滑則兼有降義、且諸藥性非升即降、或可升可降、或升多降少、或升少降多、別無不升不降者、而為宣通等性者、則升降二字可以槩羣藥、不得別立二門、次於十劑後、宜之才以十劑為藥之大體、雖所遺失也、自神農著本經、歷代藥性書、咸以草木金石等依類相次、讀者幾忘十字之義、并忘藥有此十種之性、宜其製方用藥相反相戾、錯雜以出之也、余輯是書、爰據十劑以分門類、非敢好異、欲閲者曉然於藥之各有其性、因各有其用、庶臨症時可無背云爾、池余藜自書、

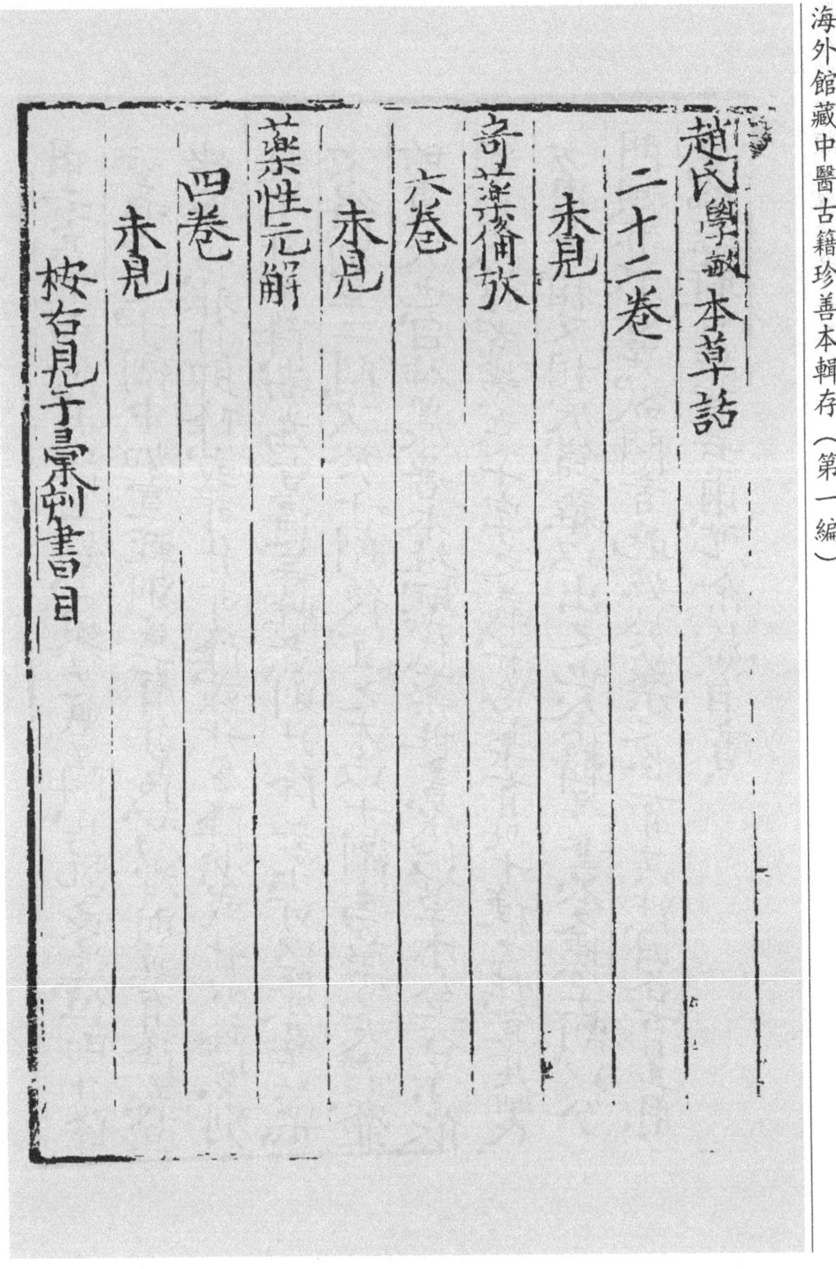

趙氏學敏本草話
二十二卷
未見
奇藥備攷
六卷
未見
藥性元解
四卷
未見
按右見于《喜棠劍書目》

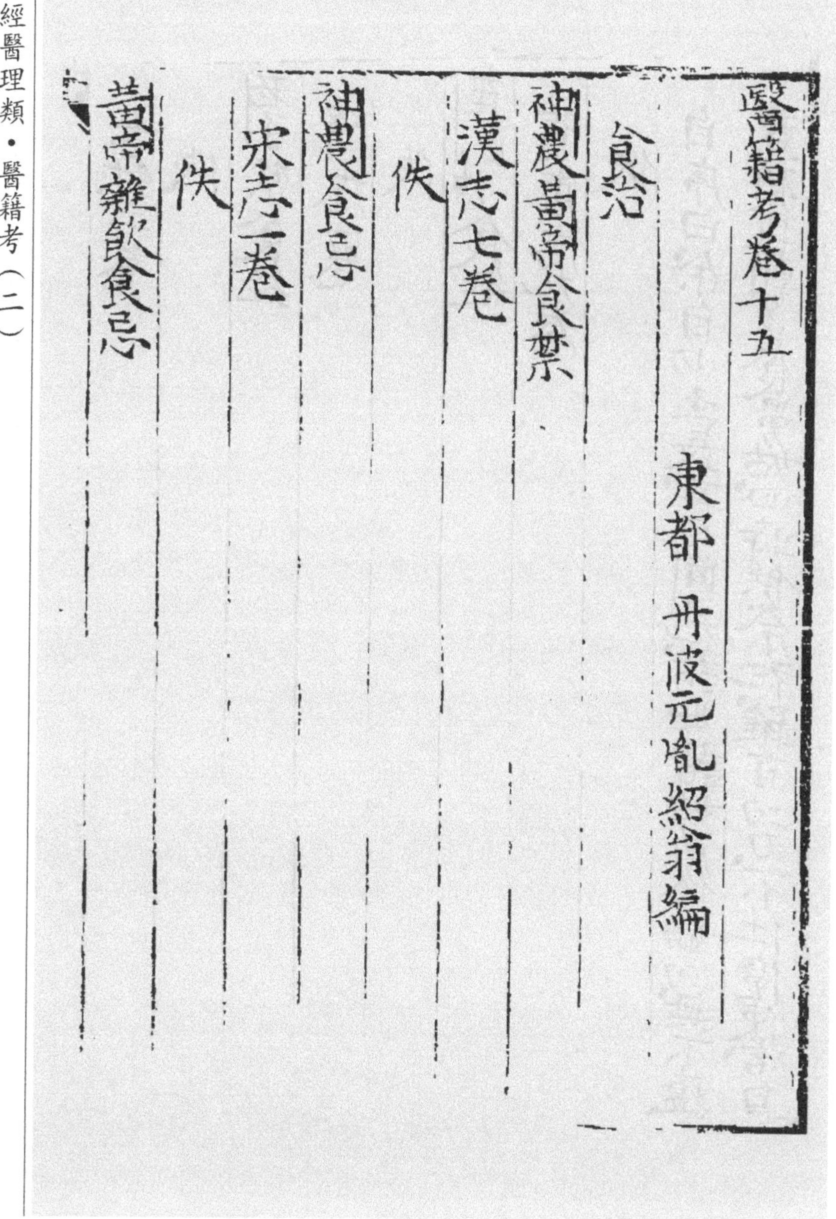

醫籍考卷十五

東都　丹波元胤紹翁編

食治

神農黄帝食禁

漢志七卷

佚

神農食忌

宋志一卷

佚

黄帝雜飲食忌

七録二卷

佚

老子禁食経

隋志一卷

佚

崔氏湖食經

舊唐志九卷

佚

自序曰余自少至長耳目聞見諸母諸姑所修婦功無不蘊習酒食朝夕養舅姑四時供祭祀雖有功力不任僮使常自

親焉昔遭喪亂飢饉仍臻饘蔬餬口不能具其物用十餘年間不復備設先妣慮久廢忘後生無所知見而少不習書乃占授為九篇文辭約舉婉而成章聰辯強記皆此類也親沒之後遇國龍興之會平暴除亂拓定四方余備位台鉉與參大謀賞獲豐厚牛羊蓋澤貲累巨萬衣則重錦食則粱肉遠惟平生思季路負米之時不可復得故序遺文埀示來世北史本傳

劉氏休食方

七録一卷

佚

隋志註曰、晉冠軍將軍劉休撰、

崔氏劉錫食経 舊闕劉錫名、今據本朝現在書目訂補、

隋志四巻

佚

按是書源順、顯昭、叙所引字訓、較諸本草及小學之書有不同者、蓋以菌為葺、茨為辛菜、萍蓬為骨蓬、款冬為蕗、斑鳩為鵤、告天子為雲雀、秧雞為[illegible]鳥、棘鬣魚為鯛、赭鱸為鮏、香魚為鮎之類是也、想舉當時之名稱而所記、後世字書遂失其訓者、猶篁之為竹田鼠、鼠之為猫鼠、帳之為簿、均是六朝間之稱、今人視為國語也、醫官田

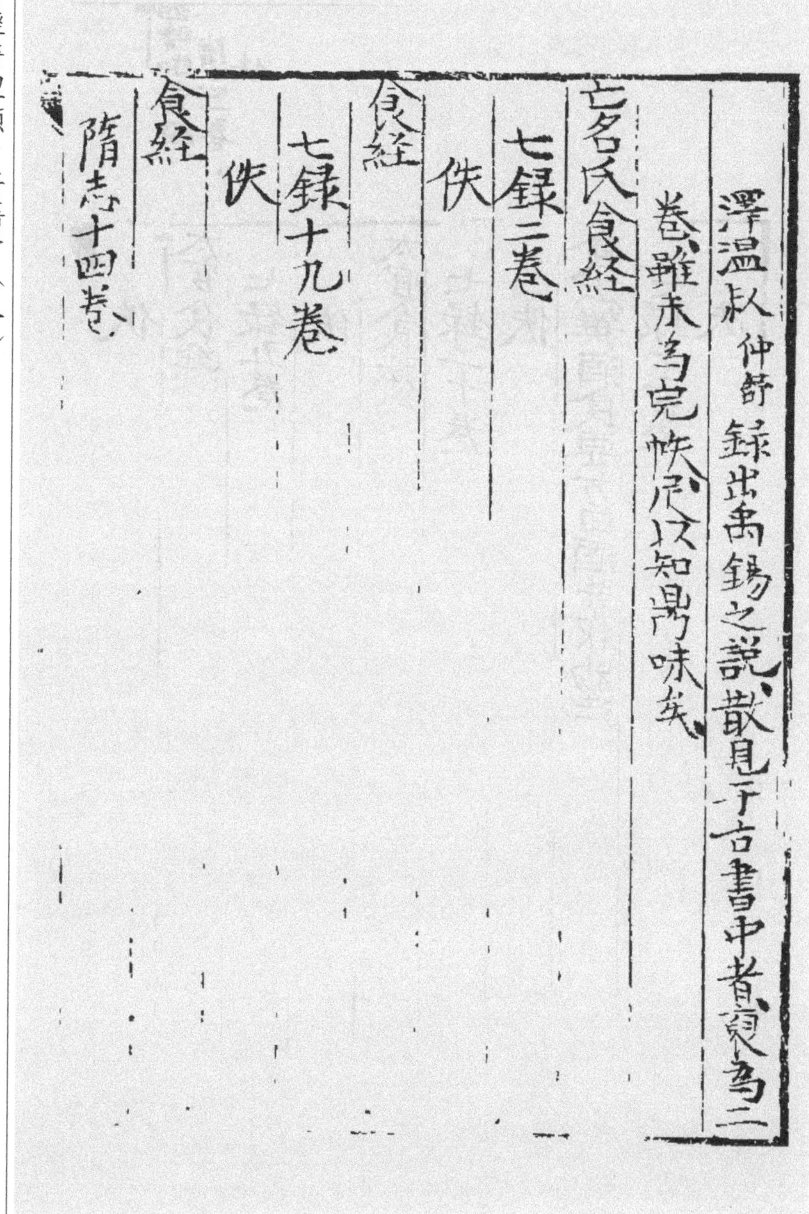

澤温叔仲舒録出禹錫之說、散見于古書中者、裒爲二卷、雖未爲完帙、亦足以知鼎味矣、

亡名氏食經

七録二卷

佚

食經

七録十九卷

佚

食經

隋志十四卷、

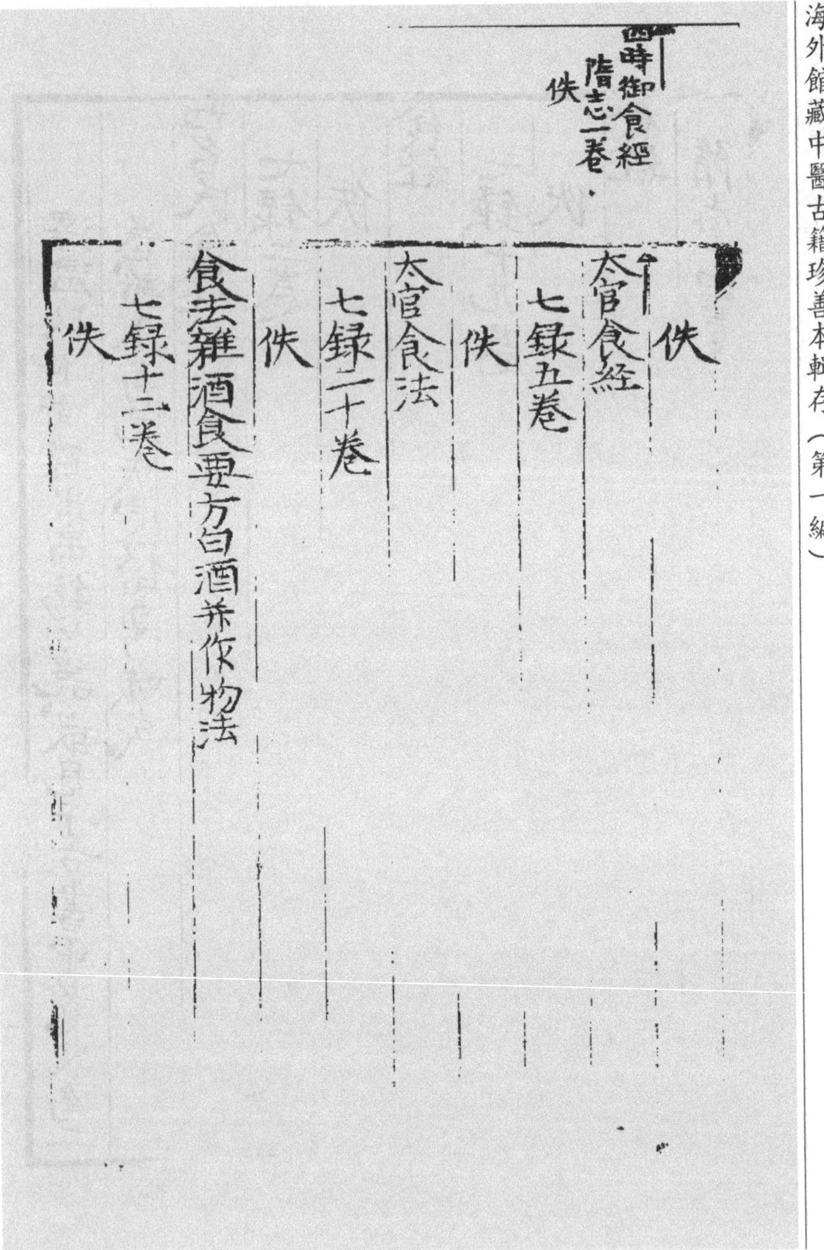

四時御食經

隋志一卷

佚

佚

太官食經

七録五卷

佚

太官食法

七録一十卷

佚

食去雜酒食要方白酒并作物法

七録十二卷

佚

家政方

七録十一卷

佚

食圖四時酒要方

七録一卷

佚

馬氏瑚食經

隋志三卷

佚

諸葛氏顗淮南王食經并目 舊闕撰人名氏今據唐志補

隋志百六十五卷。大業中撰。舊唐志作一百三十卷目十卷。新唐志作二百三十卷音十三卷食目十卷。

佚

亡名氏膳羞養療

隋志二十卷

佚

竺氏暄食經

舊唐志四卷

佚

趙氏武四時食法

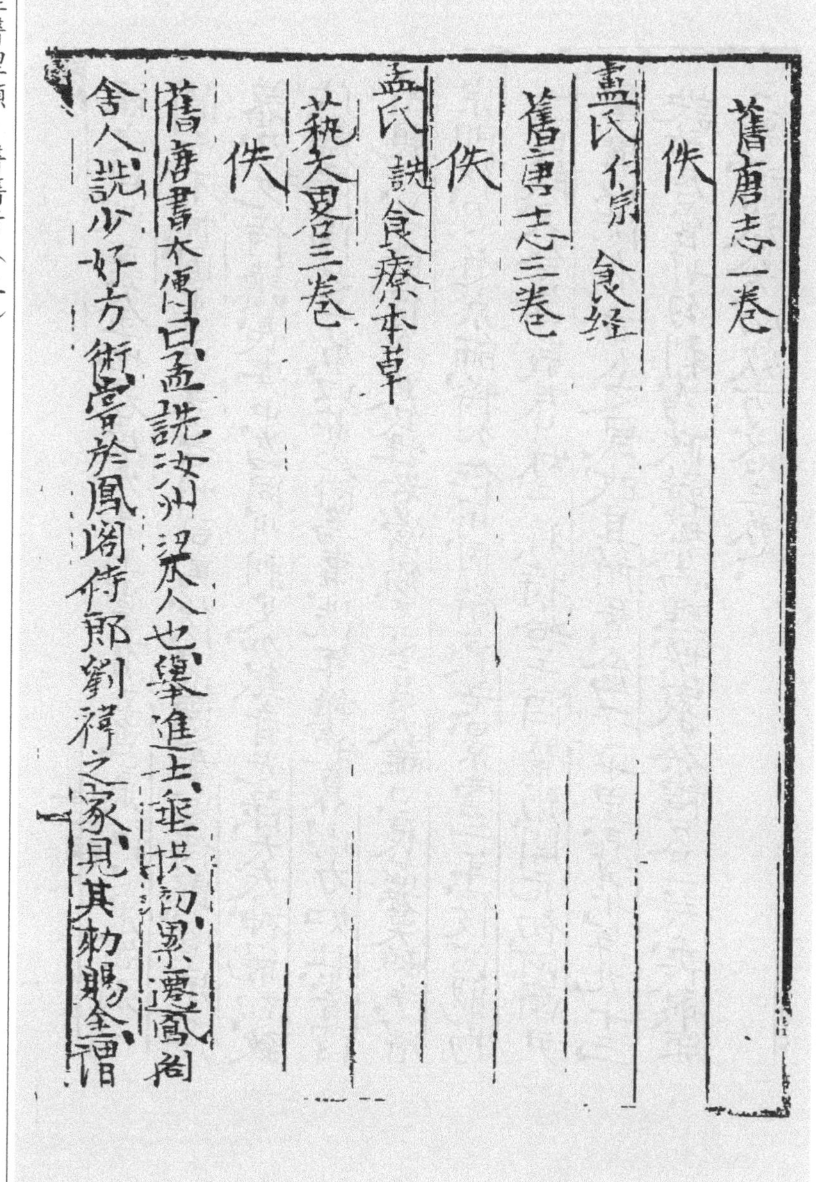

舊唐志一卷

佚

孟氏（詵）食經

舊唐志三卷

佚

孟氏（詵）食療本草

藝文略三卷

佚

舊唐書本傳曰：孟詵，汝州梁人也。舉進士，垂拱初，累遷鳳閣舍人。詵少好方術，嘗於鳳閣侍郎劉禕之家見其勅賜金，謂

禕之曰此藥金也若燒火其上當有五色氣試之果然則天
聞而不悅因事出為台州司馬後累遷春官侍郎睿宗在
藩召充侍讀長安中為同州刺史加銀青光祿大夫神龍初致
仕歸伊陽之山第以藥餌為事詵年雖晚暮志力如壯嘗謂
所親曰若能保身養性者常須善言莫離口良藥莫離手睿
宗即位召赴京師將加任用固辭衰老景雲二年優詔賜物
一百段又令每歲春秋二時特給羊酒糜粥開元初河南尹
畢構以詵有古人之風改其所居為子平里尋卒年九十三
詵所居官好勾剝為政雖繁而理撰家祭禮各一卷喪服要
二卷補養方必效方各三卷

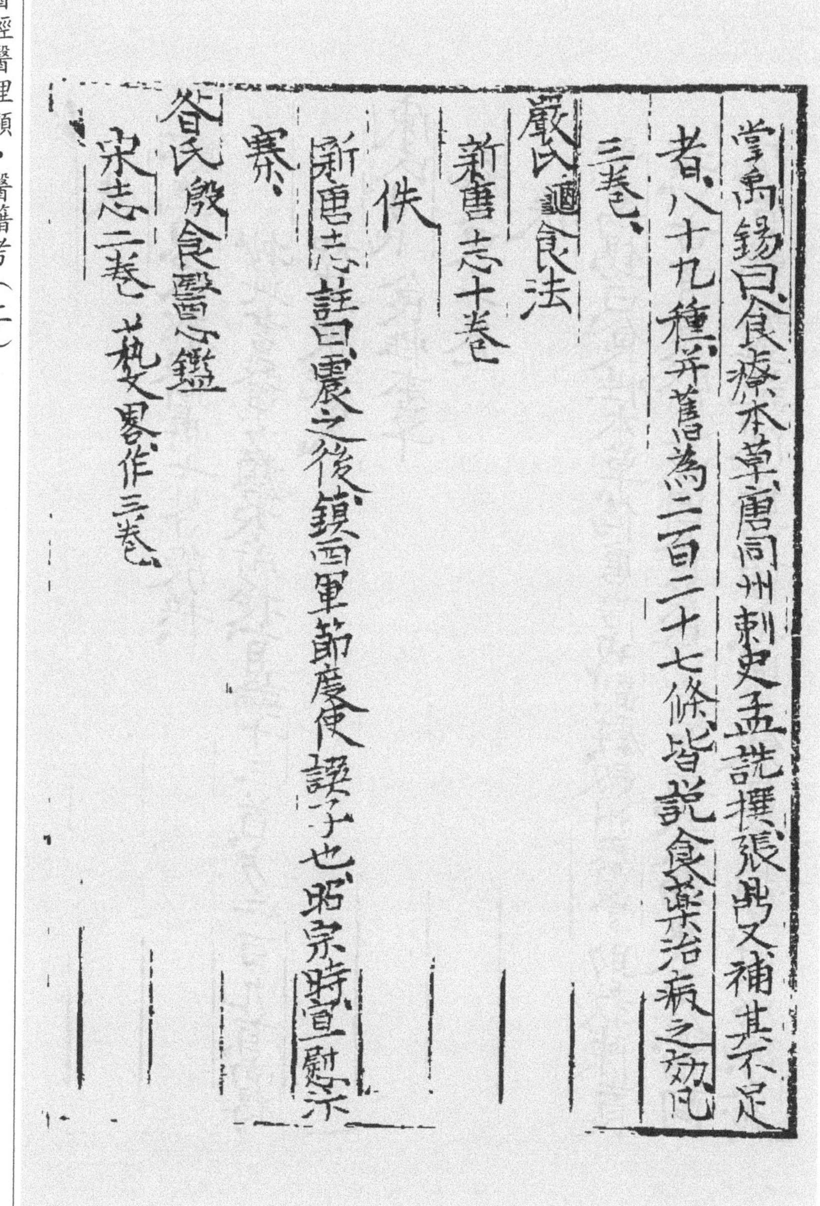

掌禹錫曰：食療本草，唐同州刺史孟詵撰，張鼎又補其不足者八十九種，并舊爲二百二十七條，皆說食藥治病之效，凡三卷。

嚴氏龜食法

新唐志十卷

佚

新唐志註曰：震之孫，鎮西軍節度使譔子也，昭宗時宣慰宗寨。

昝氏殷食醫心鑑

宋志二卷　藝文略作三卷。

佚

鄭樵曰成都醫博士昝殷撰

按此書醫方類聚所援有論十三首方二百九首尚得

知其梗概矣

陳氏士良食性本草

藝文畧十卷

佚

掌禹錫曰食性本草偽唐陪戎副尉劍州醫學助教陳士良

撰以古有食醫之官因食養以治百病故取神農本經洎陶

隱居蘇敬孟詵陳藏器諸家藥關於飲食者類之附以說又載

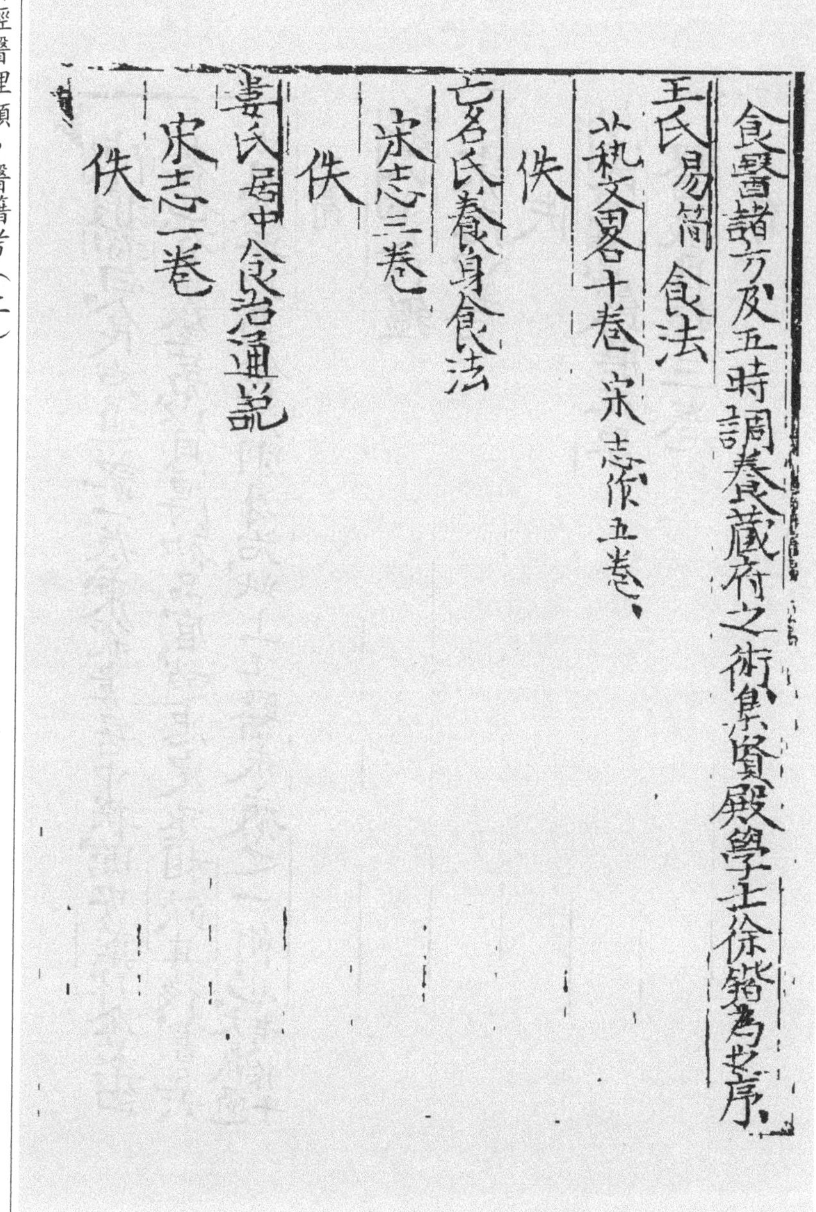

食醫諸方及五時調養藏府之術，集賢殿學士徐鍇爲之序。

王氏易簡食法

藝文略十卷 宋志作五卷。

佚

亡名氏養身食法

宋志三卷

佚

婁氏居中食治通説

宋志一卷

佚

陳振孫曰：食治通説一卷，東徐婁居中撰，臨安藥肆金藥臼者也。有子登第，以恩得初品官，趙忠定丞相跋其後。書凡六篇，大要以為食治則身治，此上工醫未病之一術也。文獻通考術十

六篇

鄭氏樵食鑑

宋志四卷

佚

忽氏思慧飲膳正要

醫藏目録三卷

存

自序曰：伏覩國朝奄有四海，遐迩罔不賓貢，珍味奇品咸萃內府。或風土有所未宜，或燥濕不能相濟，儻司庖厨者不能察其性味而槩於進獻，則食之恐不免於致疾。欽惟世祖皇帝聖明，按周禮天官有師醫、食醫、疾醫、瘍醫分職而治，行依典故，設掌飲膳太醫四人，於本草內選無毒、無相反、可久食、補益藥味，與飲食相宜，調和五味，及每日所造珍品御膳，必須精製。所職何人，所用何物，進酒之時，必用沉香木、沙金、水晶等盞，斟酌適中，執事務合称職，每日所用，標注於曆，以驗後効。至於湯煎，瓊玉、黃精、天門冬、蒼术等膏，牛髓、枸杞等煎，諸珍異饌，咸得其宜。以此聖祖皇帝聖壽延永無疾。恭惟皇

帝陛下自登寶位國事繁重萬機之暇遵依祖宗定制如補
養調護之術飲食百味之宜進加日新則聖躬萬安矣臣思
慧自延祐年間選充飲膳之職于茲有年久叨天祿退思無
以補報敢不竭盡忠誠以答洪恩之萬一是以日有餘閑與
趙國公臣普蘭奚將累朝親侍進用奇珍異饌湯膏煎造及
諸家本草名醫方術并日所必用穀肉果菜取其性味補益
者集成一書名曰飲膳正要分為三卷本草有未收者今即
採摭附寫伏望陛下恕其狂妄察其愚忠以燕閑之際鑑先
聖之保攝順當時之氣候棄虛取實期以獲安則聖壽躋於
無疆而四海咸蒙其德澤矣謹獻所述飲膳正要一集以聞

伏乞聖覽下情不勝戰慄激切屏營之至天曆三年三月飲膳太醫臣忽思慧進上

吴氏瑞日用本草

醫藏目錄八卷

存

李汛序曰此元天曆中海寧醫學吴君瑞卿所編日用本草是已歲久舊板殘缺殆半其六世孫吴景素有祖風嘗有志翻刻未克而没其子世爵繼起卒克而屬予序夫本草曰日用者摘其切於飲食者耳蓋飲食所以養人不可一日無然有害人者存智者察之衆人昧焉故往往以千金之軀循於一

著之頃而不知瑞卿憫之於是類次食物凡五百四十餘品其爲八卷曰日用本草行於世蓋以往者不可追來者猶可救也其用心亦仁矣然非上考神農本草及歷代名賢所著與夫道藏諸方書惡足以知之雖曰四方之味不止於此而因是可推矣抑觀魯記宣父沽酒市脯不食饐餲餒敗色惡失飪不時之物不食則飲食固聖門所當謹也瑞卿可謂善學繼其先志脩復先世遺文俾二百餘年殘仁斷惠續行於世如一日世顯可謂善紹也宜書此固然也愚復竊謂是編事雖近而利則遠文雖淺而意則深不但泛泛誤於飲食者可免而已爲人臣子而欲盡忠愛於日膳者皆不可以

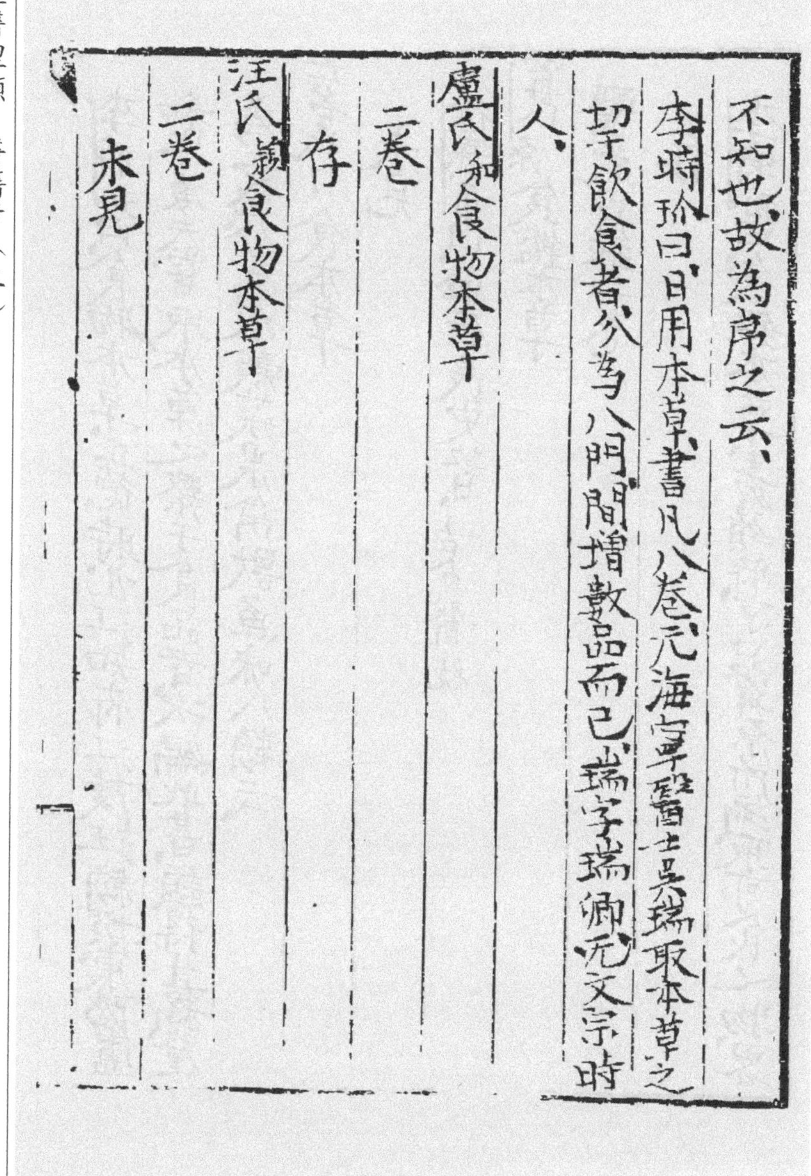

不知也、故爲序之云、

李時珍曰、日用本草、書凡八卷、元海寧醫士吳瑞取本草之切於飲食者、分爲八門、間增數品而已、瑞字瑞卿、元文宗時人、

盧氏和食物本草

二卷

存

汪氏穎食物本草

二卷

未見

李時珍曰：食物本草，正德時九江知府江陵汪穎撰。東陽盧和字廉夫，嘗取本草之繫于食品者，次編此書。穎得其稿，釐爲二卷，分爲水、穀、菜、果、禽、獸、魚、味八類云。

亡名氏日食本草

未見

徐春甫曰：益府長史著。古今醫統

甯氏原食鑑本草

醫藏目録二卷

存

李時珍曰：食鑑本草，嘉靖時京口甯原所編，取可食之物，畧

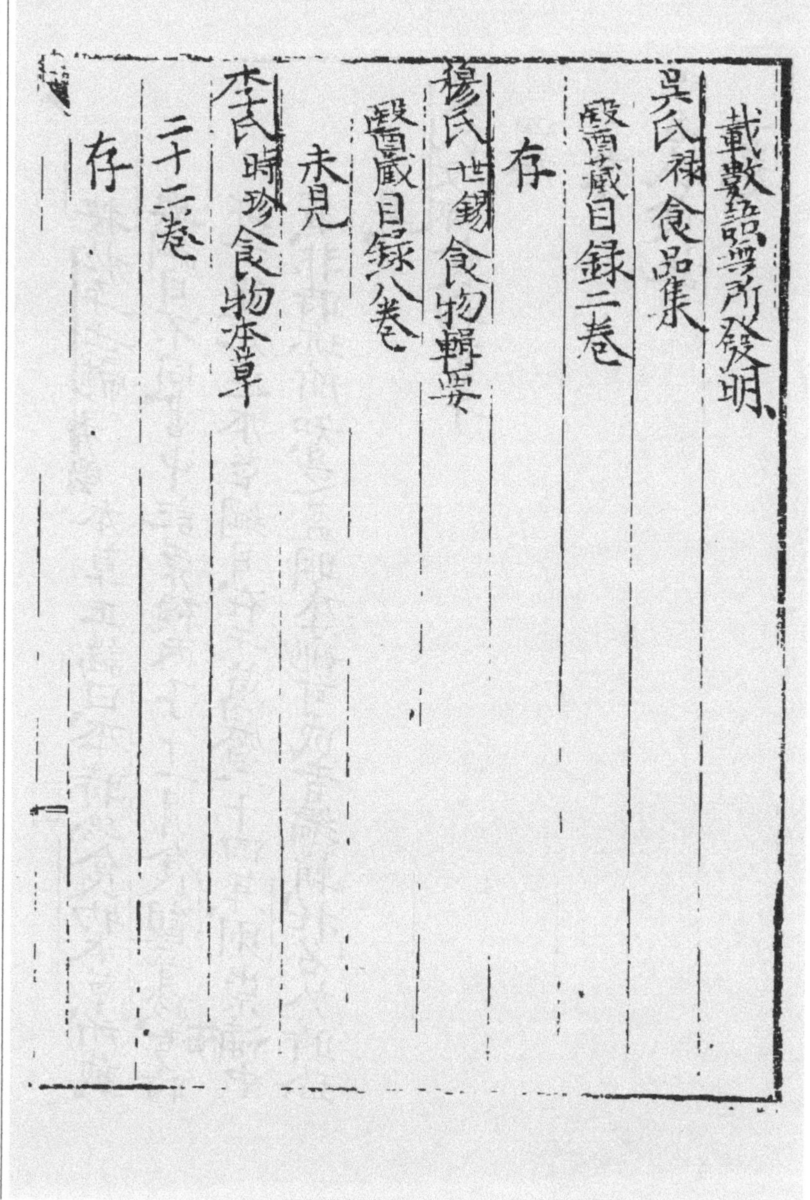

載數語學所發明、

吳氏祿食品集

醫藏目錄二卷

存

穆氏世錫食物輯要

醫藏目錄八卷

未見

李氏時珍食物本草

二十二卷

存

按松年士龍旁虛本草正譌曰，李時珍食物本草所載與綱目不同，書中記崇禎丙子十一月食觀音影，考時珍子建元進本草綱目，在于萬曆二十四年，則崇禎中事，非時珍所知，是蓋明李姚可成者編輯，托名於時珍耳。

吳氏文炳食物本草

四卷

存

亡名氏食說

一卷

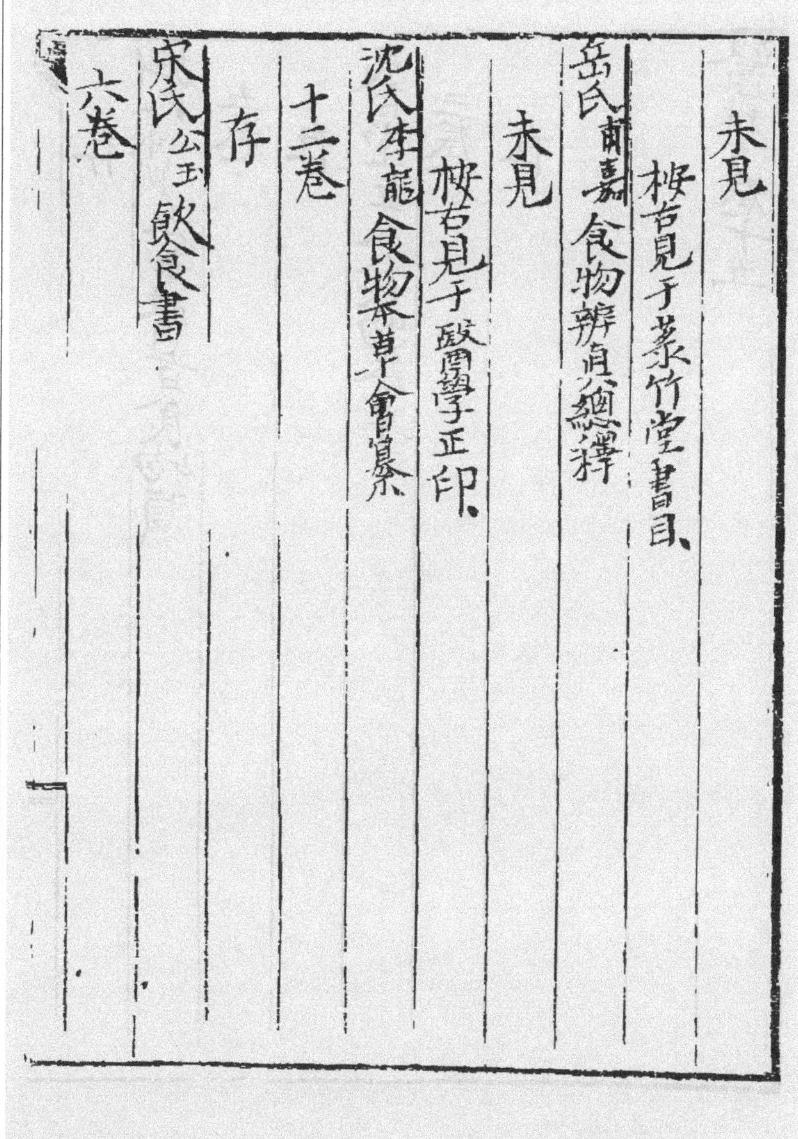

未見

按右見于菉竹堂書目。

岳氏甫嘉食物辨真總釋

未見

按右見于醫學正印。

沈氏李龍食物本草會纂

十二卷

存

宋氏公玉飲食書

六卷

存

施氏（永圖）本草醫旨食物類

五卷

存

東谷堂主人食物本草

二卷

存

醫籍考卷十五

醫籍考卷十六

東都　丹波元胤紹翁　編

藏象

神農五藏論

崇文總目一卷

佚

黄帝五藏論

崇文總目一卷

佚

岐伯精藏論

藝文畧一卷

佚

岐伯五藏論

未見

椒台見于菉竹堂書目

張仲景五藏論

崇文總目一卷

佚

五藏榮衛論　崇文總目，撰人闕

宋志一卷

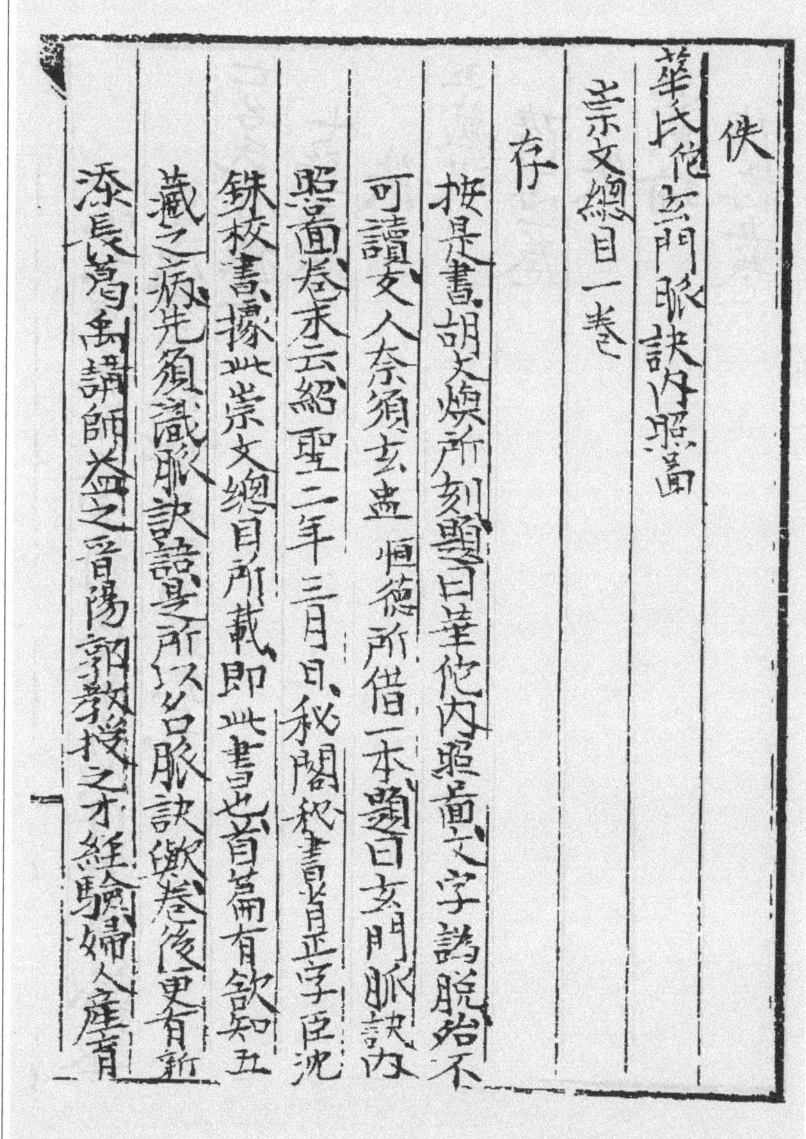

佚

華氏佗玄門脉訣内照圖

崇文總目一卷

存

按是書胡文煥所刻題曰華佗内照圖文字譌脱殆不可讀友人奈須玄盅恒德所借一本題曰玄門脉訣内照圖卷末云紹聖二年三月日秘閣秘書省正字臣沈銖校書據此崇文總目所載即此書也首篇有欲知五藏之病先須識脉訣語是所以名脉訣歟卷後更有新添長葛劉講師益之晉陽郭教授之才經驗婦人産育

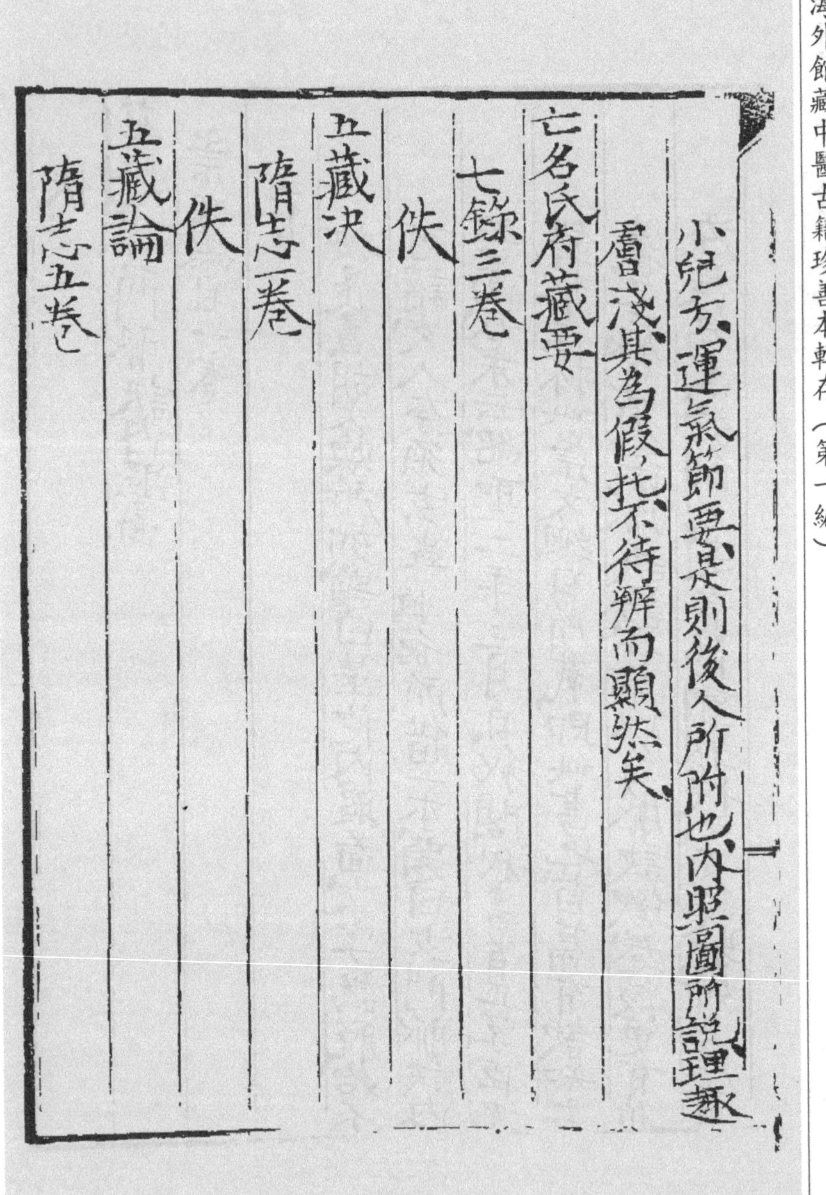
小兒方、運氣節要、是則後人所附也、內照圖所說理趣
膚淺、其為假托、不待辨而顯然矣、
亡名氏府藏要
七錄三卷
佚
五藏決
隋志一卷
佚
五藏論
隋志五卷

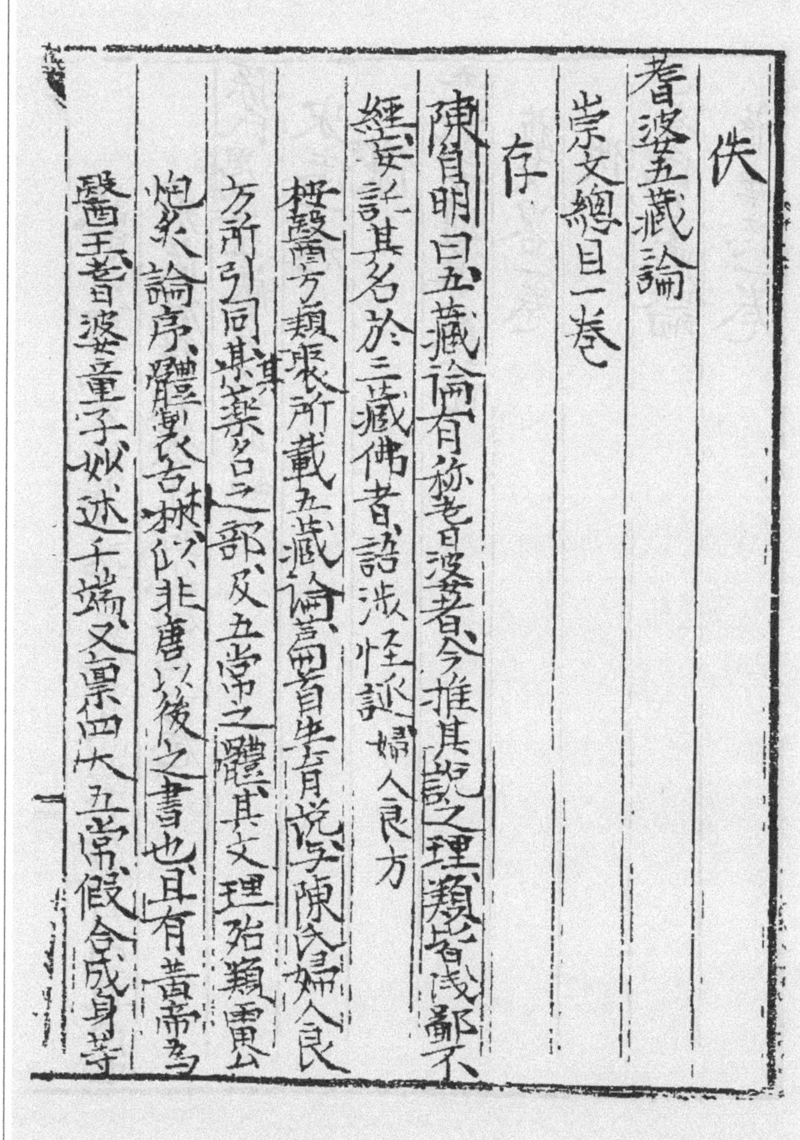

佚

耆婆五藏論

崇文總目一卷

存

陳自明曰：五藏論，有稱耆婆者。今推其說之理，類皆淺鄙，不經，妄託其名於三藏佛者，語涉怪誕。婦人良方

按醫方類聚所載五藏論，篇首有說，與陳氏婦人良方所引同。其藥名之部，及五常之體，其文理殆類雷公炮炙論序，體裁古樸，似非唐以後之書也。且有黃帝為醫王，耆婆童子妙述千端，又云稟四大五常假合成身等

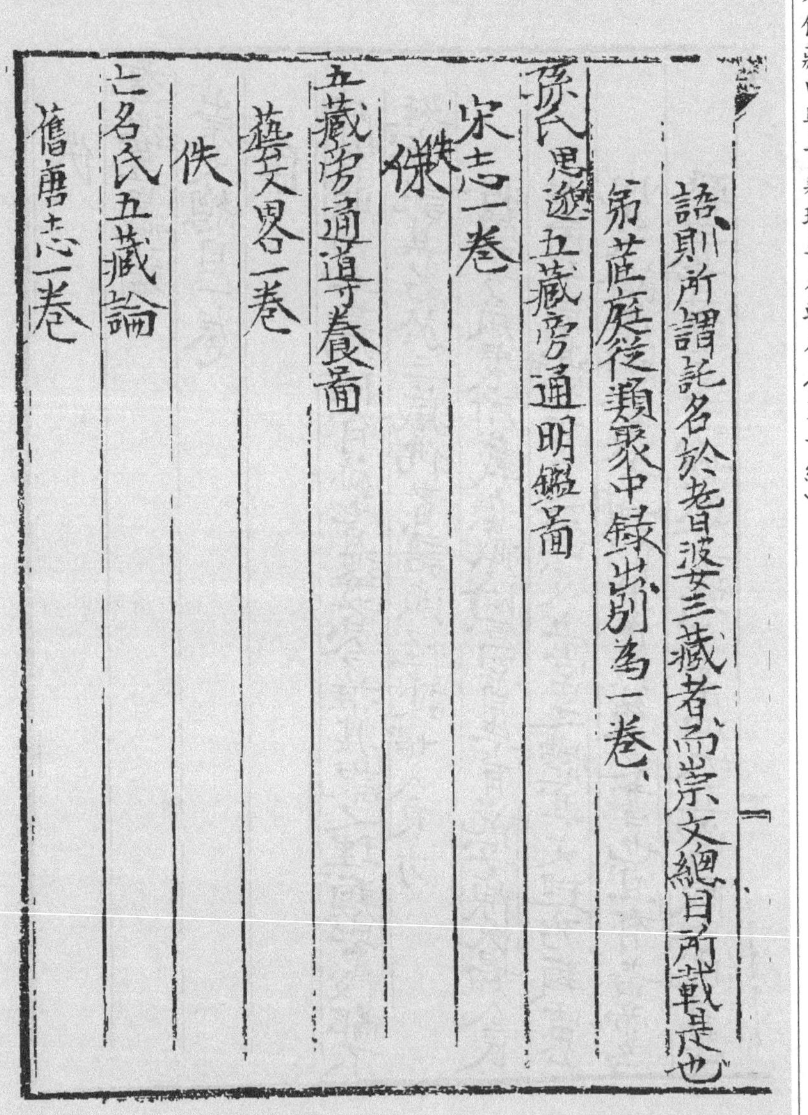

語則所謂託名於耆婆三藏者而崇文總目所載是也

弟莊庭從類聚中録出别為一卷

孫氏思邈五藏旁通明鑑圖

宋志一卷

佚

五藏旁通導養圖

藝文畧一卷

佚

亡名氏五藏論

舊唐志一卷

佚

吳氏兢五藏論應象

新唐志一卷

佚

舊唐書本傳畧曰吳兢汴州人勵志勤學博通經史直史館修國史累月拜右拾遺內供奉神龍中遷右補闕與　承慶崔融劉子玄撰則天實録成轉起居郎俄遷水部郎中丁憂還鄉里開元三年服闋拜諫議大夫依前修史俄兼修文館學士歷衛尉少卿右庶子居職殆三十年叙事簡要人用稱之末年修於大簡國史未成十七年出為荊州司馬制許以

史，兢自隨累遷台洪饒蘄四州刺史，加銀青光祿大夫，遷相州長史，封長垣縣子。天寶初，改官名，為鄴郡太守，入為恒王傅。嘗以梁陳齊周隋五代史繁雜，乃別撰梁齊周史各十卷，陳史五卷，隋史二十卷，又傷疏略。兢雖衰耄，猶希史職，而行步傴僂，李林甫以其年老不用。天寶八年，卒於家，時年八十餘。

裴氏珽五藏論

新唐志一卷

佚

劉氏清海五藏類合賦

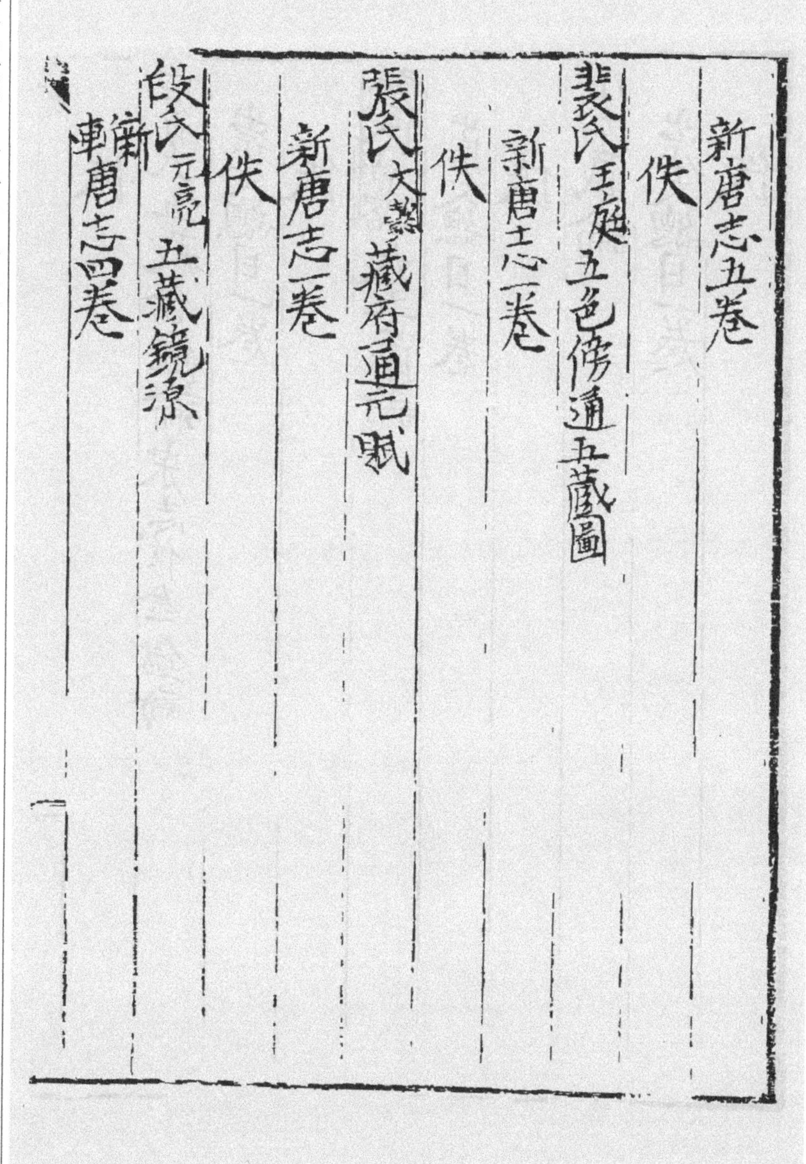

新唐志五卷

佚

裴氏王庭五色傍通五藏圖

新唐志一卷

佚

張氏文懿藏府通元賦

新唐志一卷

佚

段氏元亮五藏鏡源

新唐志四卷

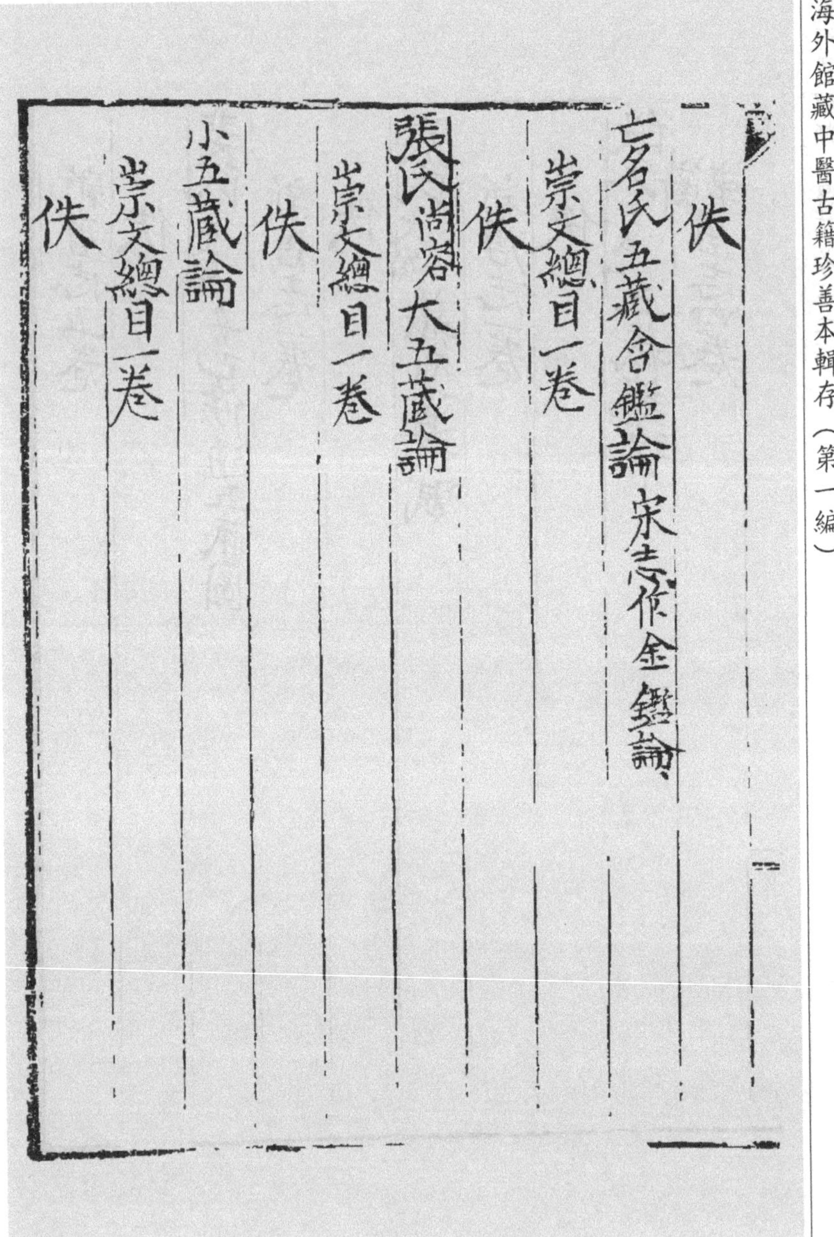

佚

亡名氏五藏含鑑論宋志作金鑑論

崇文總目一卷

佚

張氏尚容大五藏論

崇文總目一卷

佚

小五藏論

崇文總目一卷

佚

亡名氏連方五藏論

崇文總目一卷

佚

亡名氏五藏要訣

崇文總目一卷

佚

五鑑論

藝文畧五卷

佚

五藏類纂

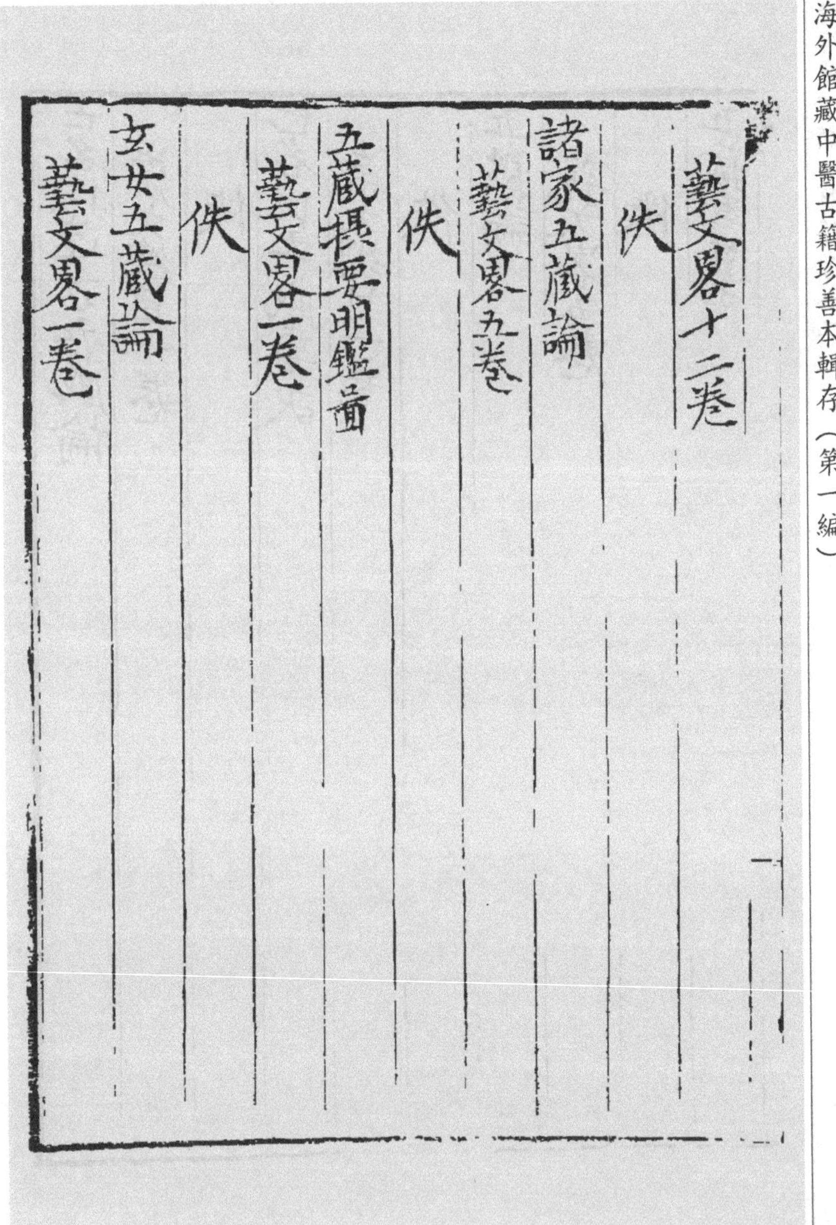

藝文畧十二卷
佚
諸家五藏論
藝文畧五卷
佚
五藏攝要明鑑圖
藝文畧一卷
佚
玄女五藏論
藝文畧一卷

佚

吳氏簡歐希範五藏圖

佚

趙與旹曰：慶曆間，廣西戮歐希範及其黨，凡二日剖五十有六腹，宜州推官靈簡皆詳視之，為圖以傳于世。王莽誅翟義之黨，使太醫尚方與巧屠共刳剝之，量度五藏，以竹筳導其脈，知所終始，云可以治病，然其說今不傳。（賓退録）

鄭景璧曰：世傳歐希範五藏圖，此慶曆間杜杞待制治廣南賊歐希範所作也。希範本書生，絜黠有智數，通曉文法，嘗為推官，乘元昊叛，西方有兵，時度王師必不能及，乃與蒙幹嘯聚數十人聲揺湖南朝廷遣楊畋討之不得乃以杞代杞入境即偽招降之說与之通好希範猖獗久亦幸苟免遂從之与幹挾其酋領數十人偕至杞大為燕犒醉之以酒已乃執於坐上翌日盡磔於市且使皆剖腹刳其腎腸因使醫与畫人一一探索繪以為圖未幾若有所覩一夕登圊忽卧于圊中家人急出之口鼻皆流血微言歐希範以拳擊我三日竟卒　劇談録

楊介曰宜賊歐希範被刑時州吏吳簡令畫工就圖之以記詳得其證吳簡云凡二日剖歐希範等五十有六腹皆詳視之喉中有竅三一食一水一氣互令人吹之各不相戾肺之

下則有心肝膽脾胃之下，有小腸，小腸下有大腸，小腸皇瑩潔無物，大腸則為滓穢，大腸之傍則有膀胱，若心有大者、小者、方者、長者、斜者、直者、有竅者、無竅者，了無相類，唯希範之心則紅而硾，如所繪焉。肝則有獨片者、有二片者、有三片者，腎則有一在肝之右微下，一在脾之左微上，脾則有在心之左，至若蒙幹多病嗽，則肺且膽黑，歐詮少得目疾，肝有白點，此又別內外之應，其中黃漫者脂也。（僧幻雲史記標註引存真圖）

楊氏介存真圖

讀書後志一卷

佚

楊介曰黃帝時醫有俞附一撥見病因能割皮解肌湔浣腸胃以袪百病蓋宜賊歐希範被刑時州吏吳簡令畫工就圖之記詳得其狀或以書考之則未完崇寧中泗賊於市郡守李夷行遣醫并畫工往觀決膜摘膏曲折圖之得盡纖悉介取以校之其自喉咽而下心肺肝脾膽胃之系屬小腸大腸腰腎膀胱之營疊其中經絡聯附水穀泌別精血運輸源委流達悉如古書無以異者僧幻雲史記標註引

政和三年洛陽賈偉節存真環中圖序曰楊君介吉老以所見五藏之真繪而為圖取煙蘿子所畫條析而釐正之又益之十二經以存真環中名之同上幻雲曰存真五藏六府圖也環中十二經圖也

趙希弁曰：存真圖一卷，右皇朝楊介編。崇寧間，泗州刑賊於市，郡守李夷行遣醫并畫工往，親決膜摘膏肓，曲折圖之，盡得纖悉。介校以古書，無少異者。比歐希範五藏圖過之遠矣，實有益於醫家也。王莽時，捕得翟義黨王孫慶，使太醫尚方與巧屠共刳剝之，量度五藏，以竹筳導其脉，知所終始，云可以治病，亦是此意。

王明清曰：楊介吉老者，泗州人，以醫術聞四方。揮塵餘話

亡名氏醫門王髓

書録解題一卷

佚

陳振孫曰，不知作者，皆為歌訣，論五藏六府相傳之理。

朱氏肱內外二景圖

讀書敏求記一卷

未見

錢曾曰，政和八年，朱肱取嘉祐中丁德用畫左右手足，并滎俞经合原，及石藏用畫任督二脈十二经疏註，楊介畫心肺肝膽脾胃之系屬，大小腸膀胱之營壘，較其訛舛，補以鍼法，名曰內外二景圖。此係舊鈔，復以朱界其次而標之。未知有刊本行世否。

亡名氏藏府證治圖說人鏡经

八卷

存

錢雷亭曰，余上世仲陽氏，仕宋以醫名世，神宗擢翰林醫學，賜金紫，家學傳今，父祖皆繼是業，源遠而緒分，痛余考蚤世，無所指授，乃從業宗泉王先生，先生光祿大夫上柱國毅齋先生後，毅齋事高廟，以內科全皇太后顛危，事文廟，以幼科甦皇太子風癱，立殊勳，徵進御院，加授太保謹身殿大學士，名震朝野，諸摽振，補偏拾遺，剔岐彰隱，先生出其後，學邁元倫，余傳其秘奧，道遂行，爰售知撫院藩臬郡邑諸公，歲辛未代巡虬峯孫公亦知公，改巡江右，徵往講醫論道，歷三時，以歸，則先生即世矣，不獲啓手足，心猶痛焉，人亡，書亦散亡矣。購其遺得一書，曰藏府證治圖說人鏡經，書據素、靈十二經、奇經八脈次第彙編，再經主之以藏，配之以腑，繼以圖說腧脈所在，五運有太過不及，平氣而先後之，下齊六氣有司天在泉，淫勝厥復之不一，氣運主客所臨，皆為民病，而又別是動所生之見證，脈診四時順逆，而推陰陽表裏寒熱、血氣虛實之所因，詳五邪十變，而斷不病死生之有定，各經投以藥餌，正逆從，別導，道其氣味厚薄，升降所宜，相虛實垂子毋補瀉之法，內景別喉咽，分氣食，揭七衝四海、八會，為知榮衛經脈之流行，外景列正背側圖，著頭面胸背腹腸腰脊足股骨節而總挈形體之統備手足雖分十二經而周流交接條貫互根至簡至妙譬之孫吳武庫張樂洞庭其義淵備挈要於領提綱於綱其要舉不必皓首窮研丹鉛輯錄而包括無遺也深得軒岐心法高出於諸賢之纂輯會而通之可以辨證可以處方可以拯疲癃可以壽國脈如運之掌矣然求其人惜無序引贊跋可稽考之醫鑑有徐仲融者得異人授以葫蘆隱秘乃扁鵲入鏡經史言長桑君飲以上池之水盡見臟府癥結是經豈扁鵲所遺耶何以又有後賢之緒論在也謂疑之心有豪傑之士神符心悟探賾鉤玄者為濟世之典用以指畫後人若從舟以適彼斯躡蹬以登岱華引之以入命

跗雷公之域而不止也余侍先生纂述協力著有脈經本旨藥性統宗病源綱目體仁救本靈素樞機非不微有發明未暇刻梓而汲汲是編不敢隱秘自私不特為吾輩筌蹄雖以呈縉紳鉅公一縱目焉必能知證療之緊衡不狙工所悞矣是書扶濟之功豈謗淺鮮而余之附驥豈不遠哉

施氏沭藏府指掌図書

一卷

存

凡例曰藏府之在胸腹猶匣匱之藏禁器非經神聖論列豈能洞見隔垣世有内照圖謂為漢華元化所作其論理人形

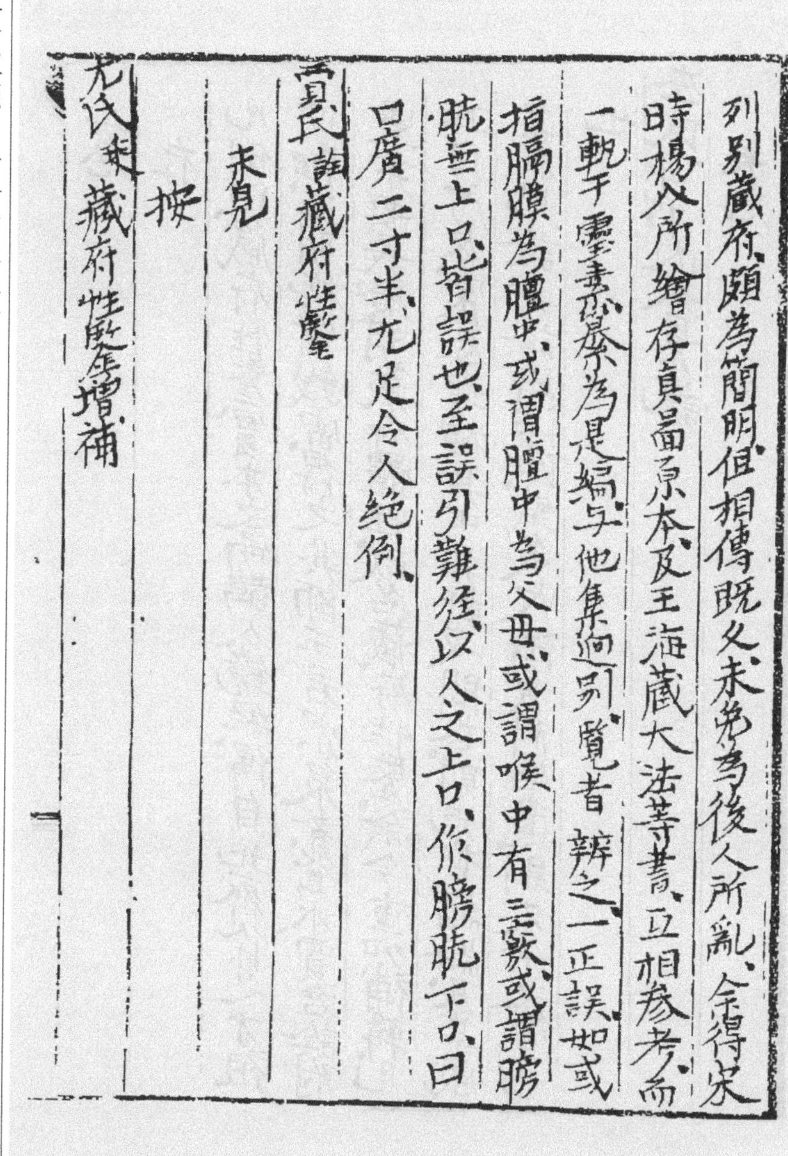

列別藏府，頗爲簡明，但相傳既久，未免爲後人所亂，余得宋時楊介所繪存真圖原本，及王海藏大法等書，互相參考，而一軌乎靈素，參纂爲是編，與他集迥別，覽者辨之。一正誤，如或指腸膜爲膻中，或謂膻中爲父母，或謂喉中有三竅，或謂膀胱無上口，皆誤也，至誤引難經，以人之上口，作膀胱下口，曰口廣二寸半，尤足令人絕倒。

賈氏詡藏府性鑑

未見

按

尤氏乘藏府性鑑增補

二卷

存

凡例曰藏府性鑑實本之扁鵲人鏡經傳自北齊徐之才祖仲融至明杭醫錢雷得之其師王君宗泉者鴛水賈君詮附靈素要義發明藏府體性改名藏府性鑑余今重加補輯凡耳目所及嘗采纂增補其中非軒岐問答則先哲緒論及某藏某府見證并診法治法鍼灸穴法彙附無遺則又余之管見也

李氏中梓內外景說

未見

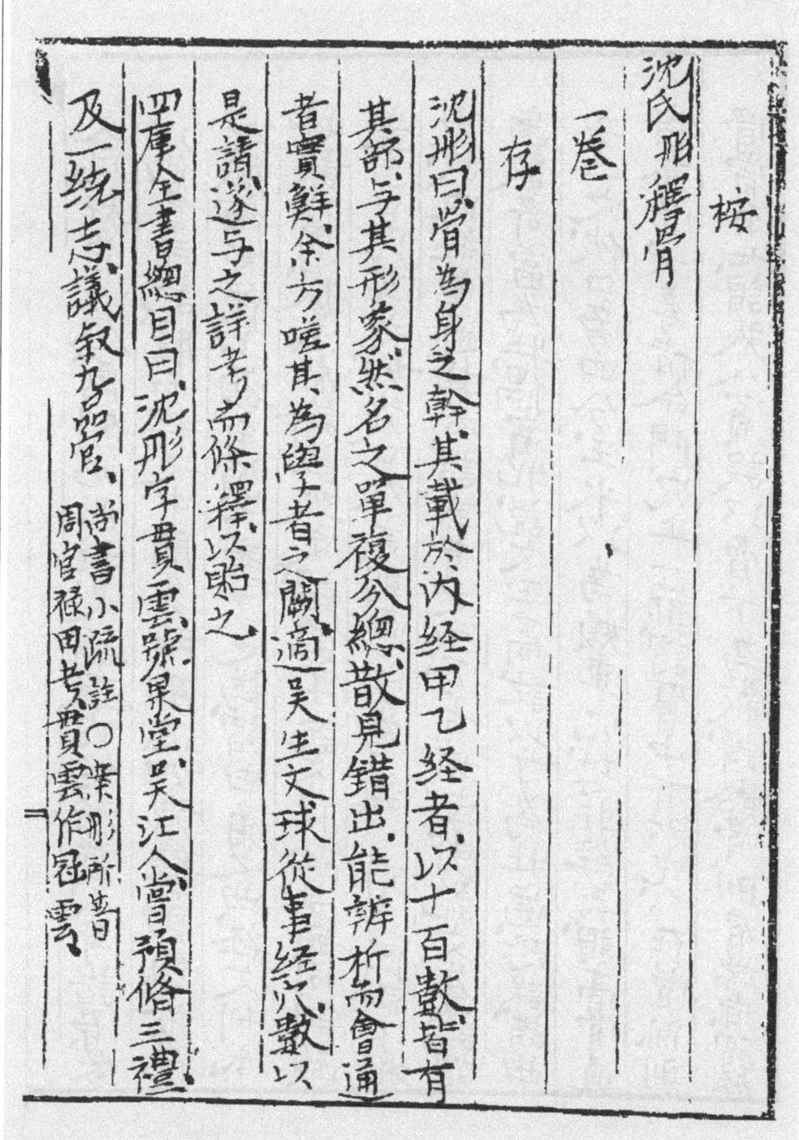

按

沈氏彤釋骨

一卷

存

沈彤曰，骨為身之幹，其載於内經甲乙經者，以十百數，皆有其部，與其形象然名之，單複分總，散見錯出，能辨析而會通者實鮮。余方嗟其為學者之闕，適吳生文球從事經穴，數以是請，遂與之詳考而條釋，以貽之。

四庫全書總目曰，沈彤字貫雲，號果堂，吳江人，嘗預修三禮及一統志，議叙九品官。尚書小疏註○案彤所著周官祿田考，貫雲作冠雲。

又曰釋骨一卷國朝沈彤撰是編取內經所載人身諸骨參以他書所說臚而釋之中間多所辨正如謂經筋篇足少陽之脈循耳後上額角額乃頭字之譌謂曲角之曲經文刊本皆誤作周據氣府論註改定謂頷字說文作顄與頤同訓頤蓋自口內言之如從口外言則兩旁為頷前為頤而不相假故內經無通稱者謂或骨之或乃古域字引說文為證謂齒數奇當為牡偶當為牝說文玉篇註以牙為壯齒恐誤謂曲牙二穴侠口旁四分王冰以為頰車穴殊非經義謂高骨通指脊骨不專指命門穴上一節謂膂骨中有六穴在骨間則骨當有七謂張介賓誤以脅下為眇謂髃骨即肩端骨謂經

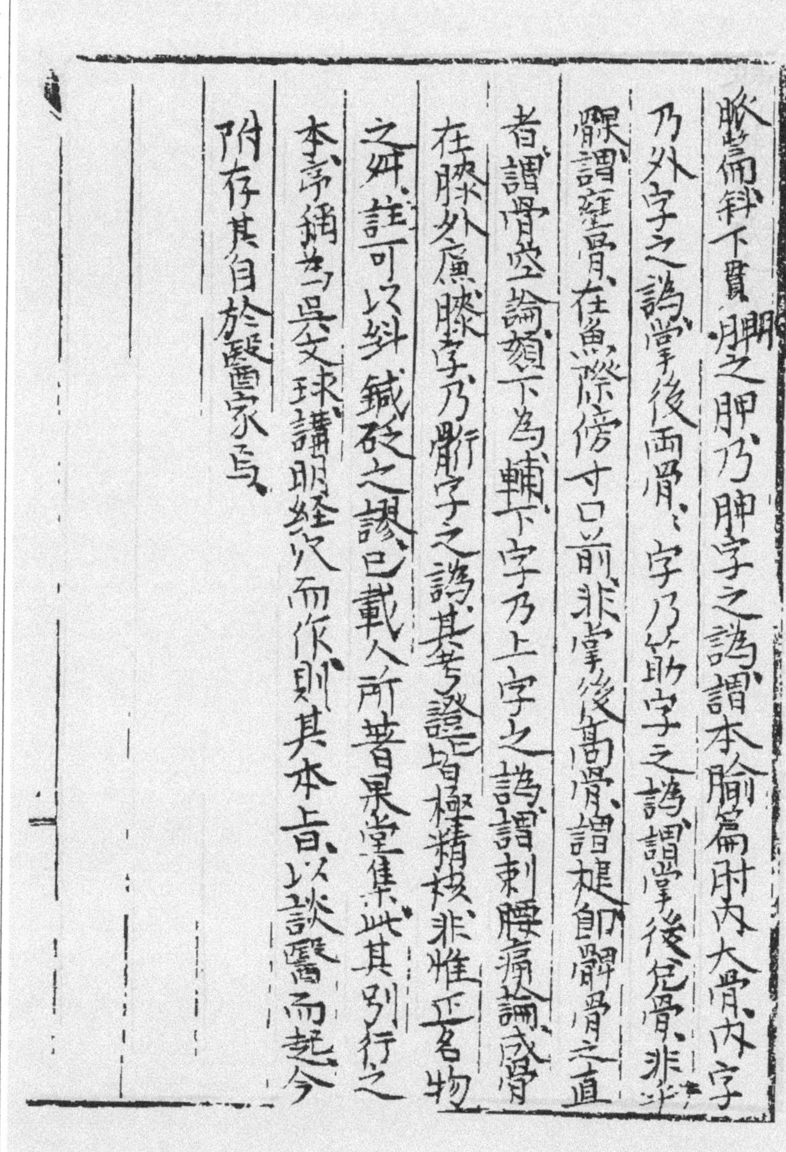

脈論所斜下貫腨之腨，乃腨字之譌，謂本輸篇所內大骨，內字乃外字之譌，掌後兩骨，骨字乃筋字之譌，謂掌後兌骨，非掌踝，謂踵骨，在魚際傍寸口前，非掌後高骨，謂楗即髀骨之直者，謂骨空論頞下為輔，下字乃上字之譌，謂刺腰痛論成骨在膝外廉，膝字乃骱字之譌，其考證皆極精核，非惟正名物之舛，註可以糾鍼砭之謬，已載入所著果堂集，此其別行之本，亭稱為吳文球講明經穴而作，則其本旨，以談醫而起，今附存其目於醫家焉。

醫籍考卷十六

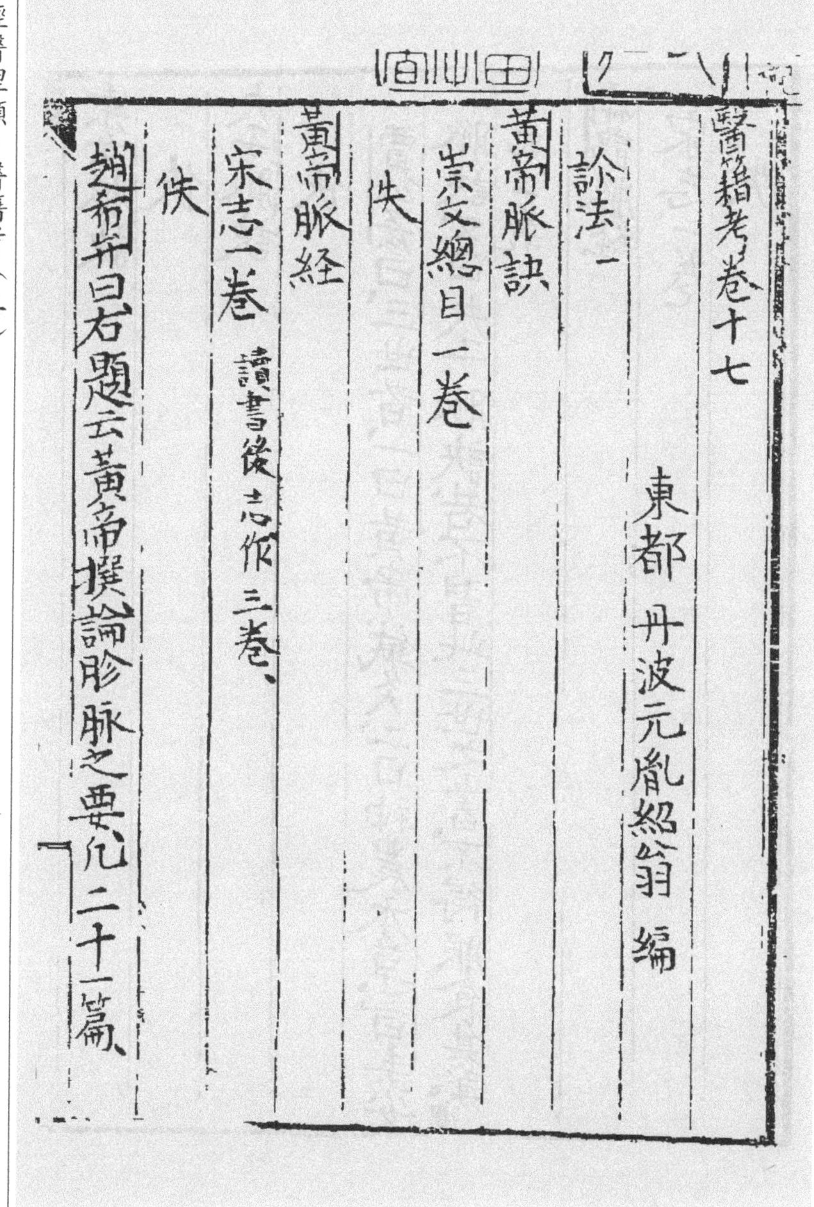

醫籍考卷十七

東都　丹波元胤紹翁　編

診法一

黄帝脉訣

崇文總目一卷

佚

黄帝脉経

宋志一卷　讀書後志作三卷、

佚

趙希弁曰右題云黄帝撰論脉之要凡二十一篇、

素女脉訣

佚

夫子脉訣

佚

賈公彦曰、三世者、一曰黄帝鍼灸、二曰神農本草、三曰素女脉訣、又曰夫子脉訣、若不習此三世之書、不得服食其藥。禮記正義

扁鵲脉経

宋志一卷

佚

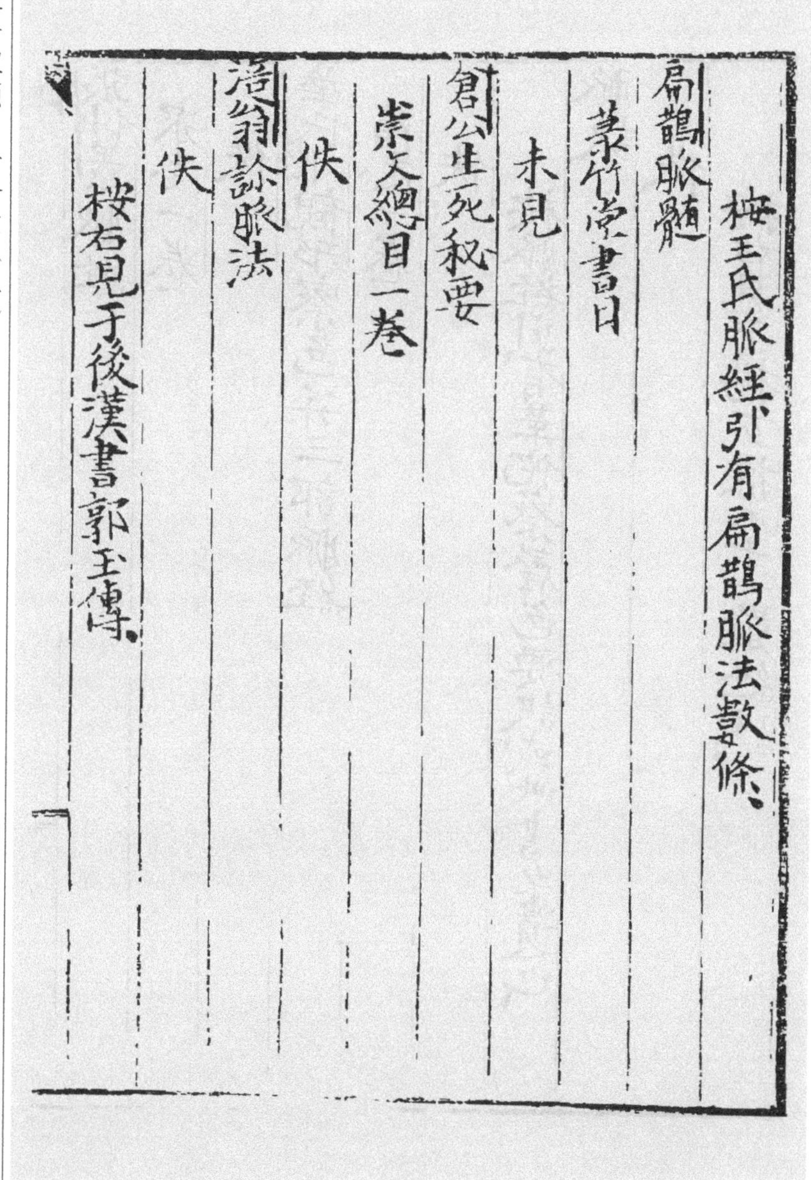

按王氏脈經引有扁鵲脈法數條。

扁鵲脈髓

蒙竹堂書目

未見

倉公生死秘要

崇文總目一卷

佚

涪翁診脈法

佚

按右見于後漢書郭玉傳。

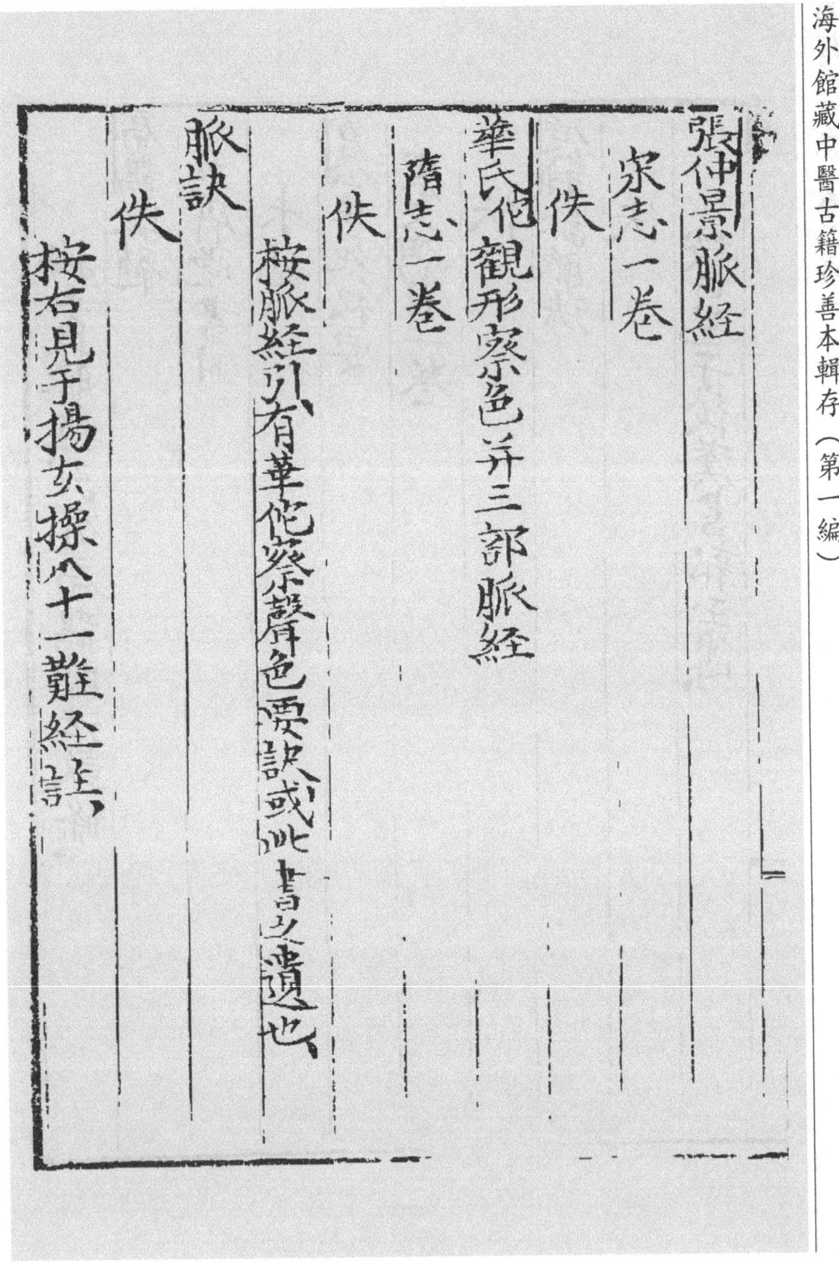

張仲景脉經
宋志一卷
佚
華氏佗觀形察色并三部脉經
隋志一卷
佚
按脉經引有華佗察聲色要訣或此書之遺也
脉訣
佚
按右見于揚玄操八十一難經註

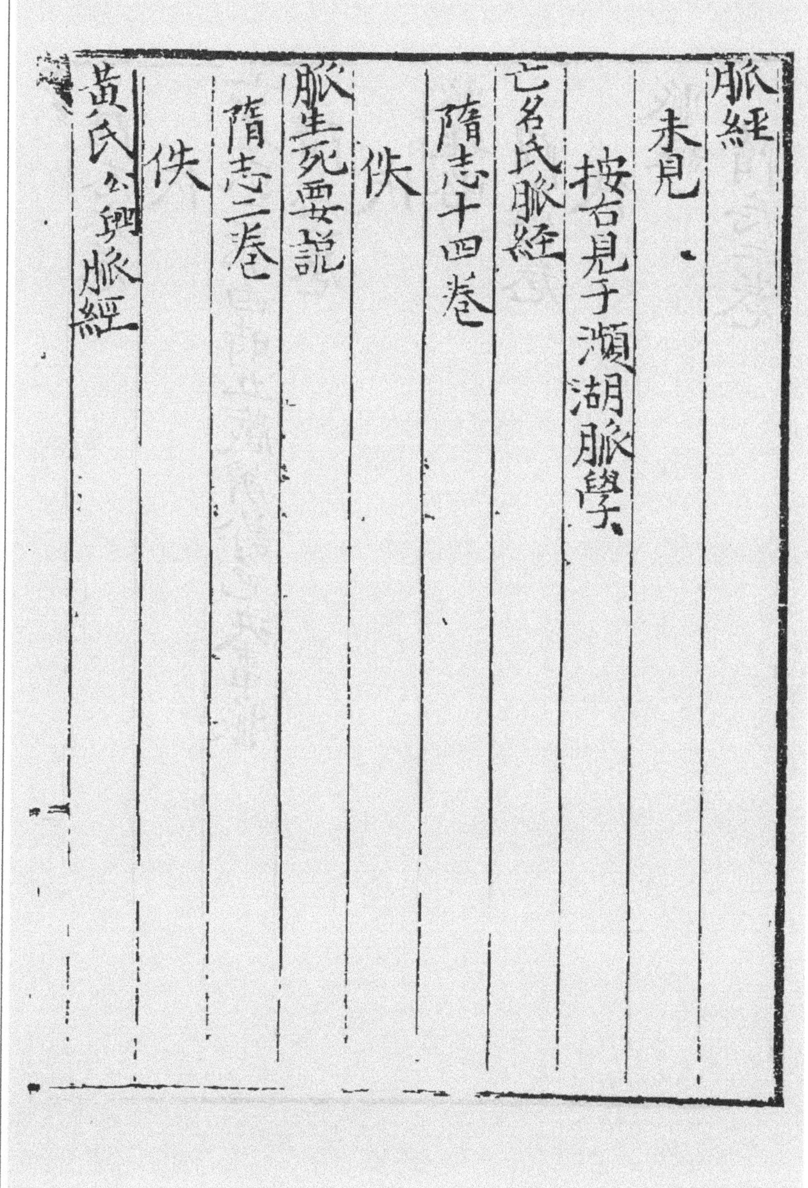

脈經

未見

按右見于瀕湖脈學

亡名氏脈經

隋志十四卷

佚

脈生死要訣

隋志二卷

佚

黄氏公興脈經

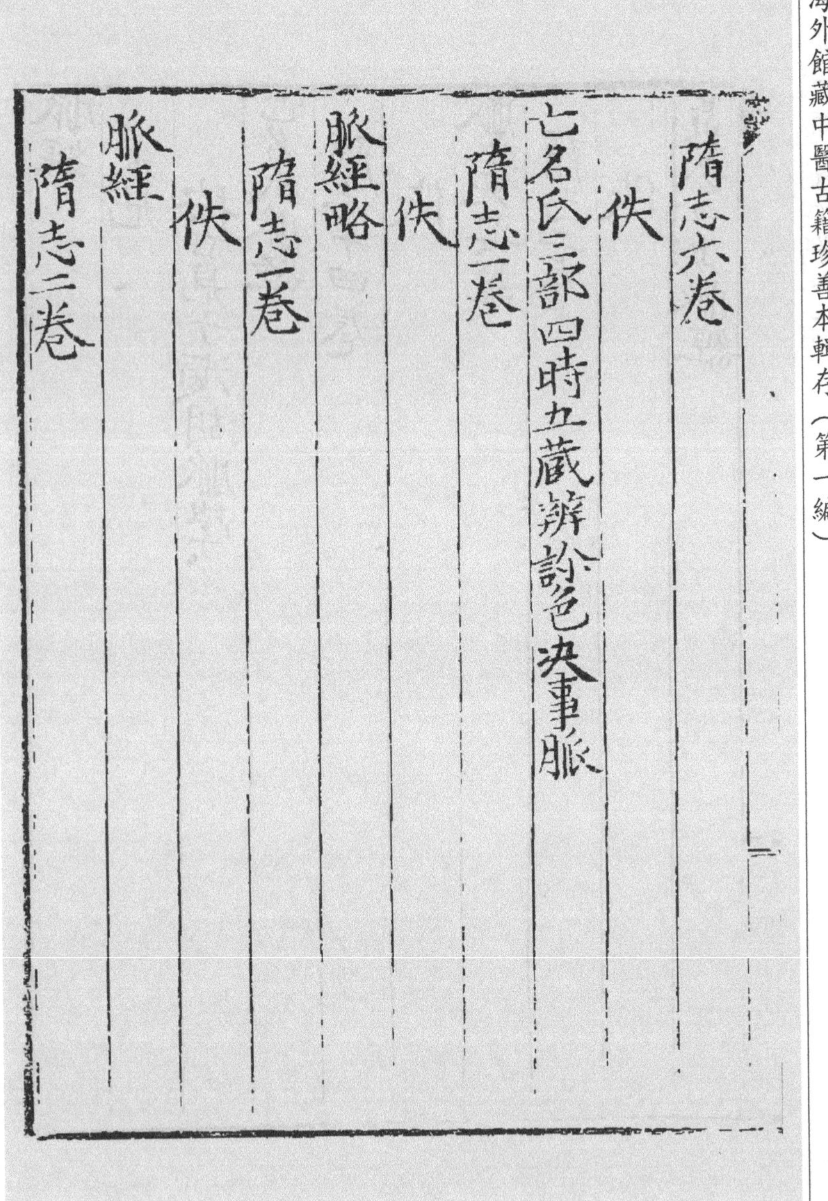

隋志六卷
佚
亡名氏三部四時五藏辨診色决事脉
隋志一卷
佚
脉經略
隋志一卷
佚
脉經
隋志二卷

佚

王氏叔和脈經

隋志十卷

存

自序曰脈理精微其體難辨弦緊浮芤展轉相類在心易了指下難明謂沉爲伏則方治永乖以緩爲遲則危殆立至況有數候俱見異病同脈者乎夫醫藥爲用性命所繫和鵲至妙猶或加思仲景明審亦候形證一毫有疑則考校以求驗故傷寒有承氣之戒嘔噦發下焦之問而遺文遠旨代寡能用舊經秘述奥而不售遂令末學昧於原本斥兹偏見各逞

已能致微，病成膏肓之變，滯固絶振起之望，良有以也。今撰集岐伯以來，逮于華佗經論要訣，合為十卷。百病根原，各以類例相從，聲色證候，靡不該備。其王、阮、傳、戴、吳、葛、呂、張所傳異同，咸悉載録。誠能留心研窮，究其微賾，則可以比蹤古賢，代無夭横矣。

高湛《養生論》曰：王叔和，高平人也，博好經方，洞識攝生之道。

又曰：王叔和性沈靜，好著述，考覈遺文，採摭群論，撰成《脉經》十卷，編次張仲景方論，編為三十六卷，大行於世。太平御覽

林億等進呈劄子曰：臣等承詔典校古醫經方書，所校讎中《脉經》一部，乃王叔和之所撰集也。叔和，西晉高平人，性度沈

靖尤好著述、博通經方、精意診處、洞識修養之道、其行事具
唐甘伯宗名醫傳中、臣等觀其書、叙陰陽表裡、辨三部九候、
分人迎氣口神門條、十二經、二十四氣、奇經八脉、以舉五藏
六腑三焦四時之病、若網若綱、有條而不紊、使人占外以知
内、視死而別生、為至詳悉、咸可按用、其文約、其事詳者、獨何
哉、蓋其為書、一本黄帝内經、間有踈略未盡處、而又輔以扁
鵲、仲景、元化之法、自餘奇怪異端不經之説、一切不取、不如
是、何以歷數千百年、而傳用無毫髮之失乎、又其大較、以為
脉理精微、其體難辨、兼有數候俱見、異病同脉之惑、專之指
下、不可以盡隱伏、而乃廣述形證虛實、詳明聲色王相、以此

參伍決死生之分故得十全無一失之謬為果不疑然而自晉室東渡南北限隔天下多事於養生之書實未皇暇雖好事之家僅有傳者而承疑習非將丧道真非夫聖人曷為釐發惟主上體大舜好生之德玩神禹叙極之文推錫福之良心鑒慎疾之深意出是古書俾從新定臣等分殫所學博求衆本據經為斷去取非私大抵世之傳授不一其別有三有以隋巢元方時行病源為第十卷者考其時而謬自破有以第五分上下卷而撮諸篇之文別增篇目者推其本文而義無取稽是二者均之未覩厥真各秘其所藏爾今則考以素問九墟靈樞太素難經甲乙仲景之書并千金方及翼說

脉之篇，以校之。除去重複，補其脫漏。其篇第亦頗為改易，使以類相從，仍舊為一十卷，總九十七篇。施之於人，俾按脉者足以治外，以知內。視死而別生，無待飲上池之水矣。國子博士臣高保衡、尚書屯田郎中臣孫奇、光祿卿直秘閣臣林億等謹上。

陳孔碩序曰：予少時，母多疾，課醫藥不效，因自誓學為之，求古今醫書而窮其原，得所謂王叔和脉訣者，怪其詞俚而指淺，更訪老醫，得脉經十卷。蓋祖黃帝岐伯扁鵲經，以及於張氏傷寒論，條貫甚明，真王氏書也。驗之乃建本，自是求之建陽書坊，絕無鬻者，校亦不存。嘉定己巳歲，京城疫，朝旨會孔碩董諸醫、若方藥以拯民病、因從醫學、求得脈經、復傳閣本校之、與予前後所見者、同一建本也、乃知脈訣出而脈經隱、醫者不讀、鬻者不售、板遂亦不存、今之俗醫、問以王氏書、則皆誦脈訣以對、蜀人史堪以儒生名能醫、其所著方書、脾胃條引脈訣中語、而議之曰、此叔和知之而未盡也、予每嘆曰、寃哉叔和、如史載之之尚引訣而罪經、餘又何怪焉、因思今世俗醫、知有朱氏傷寒百問、而不知有傷寒論、俗儒知誦時文、而不知誦經史、其過一律也、因取所録建本脈經、略改誤文、寫以大字刊之、廣西漕司、庶幾學者知有本原、云然、恨無他本可校、以俟後之仁者、長樂陳孔碩、

二

何大任後序曰：醫之學以七經為本，猶儒家之六藝也。然七經中其論脈理精微，莫詳於王氏脈經，綱舉目分，言近旨遠，是以自西晉至於今日，與黃帝、盧扁之書並傳，學者咸宗師之。南渡以來，此經罕得善本，凡所刊行，類多訛舛，大任每切病之。有家藏紹聖小字監本，歷歲既深，陳故漫滅，字畫不能無謬。然昔賢參攷，必不失真，父欲校正傳之，未暇。茲再承乏醫學，偶一時教官，如毛君升、李君邦彥、王君邦佐、高君宗卿，皆洽聞者，知大任有志於斯，乃同博驗群書，孜孜凡累月，正其誤千有餘字，遂鳩工創刊于本局，與知者共之。其中舊有闕文、意義疑似者，亦不敢妄加補注，尚賴後之賢者。嘉定丁丑

仲景書，湯液何大任後序，

趙希弁曰：脈經十卷，右晉王叔和撰，纂岐伯華佗等論脈要訣，

呂復曰：脈經十卷，西晉太醫令王叔和本諸内經素問九靈，及扁鵲仲景元化之説，裒次而成，實醫門之龜鑑，診切之指的，但與近代假託鈴訣者不同，歷歲既深，傳授不一，各秘所藏，互有得失，至宋秘閣林億等始考證謬妄，頗加改易，意其新録四時經之類，皆林氏所增入，陳孔碩何大任毛升王宗卿輩皆嘗審訂刊傳，今不多見，近人謝堅白以其所藏舊本，刻于豫章，傳者始廣，

敘表曰西晉大醫令王叔和作脉經十篇凡十萬一千餘言其首篇論著人脉有三部曰寸曰関曰尺持脉之法大都二十有四種曰浮曰芤曰洪曰滑曰數曰促曰弦曰緊曰沈曰伏曰革曰實曰微曰濇曰細曰軟曰弱曰虛曰散曰緩曰遲曰結曰代曰動次本其所生五藏六府陰陽榮衛虛實逆順輕重從横伏匿遲疾短長射人疾病所起与其將差難已之候其第二第三第七六篇著人脉本五藏六腑十二經絡五藏曰肝為厥陰心為手少陰脾為足太陰肺為手太陰腎為足少陰六腑曰膽為足少陽小腸為手太陽胃為足陽明大腸為手陽明膀胱為足太陽三焦為手少陽十二經之外又一

有奇經八脉曰陽維曰陰維曰陽蹻曰陰蹻曰衝曰督曰任
曰帶因以各舉其陰陽之虛實形證之同異用為施治補瀉
之方其第七篇論著治病之法大都有八曰汗曰吐曰下曰
溫曰灸曰刺曰火曰水察人陰陽交并虛實生死損至以合
治法可否之宜第四第五篇決四時百病生死之分本仲景
扁鵲華佗所察聲色消息死生之理第八篇論著雜病醫宜
第九篇至婦人童子其末篇有手檢圖二十一部今觀其文
則皆覆論十二經脉與奇經八脉三部二十四種形證所屬
無圖可見豈叔和所著故有圖久不復傳歟乃宋臣林億劉
中則稱世之傳授其別有三有以隨巢元方時行病源為學

十篇，有以第五篇分上下，而撮全經之文，别增篇目者，億曾據素問、九墟、靈樞、太素、難經、甲乙、仲景諸書，校其脫漏，仍為古篇以傳，則知末篇傳疑已久，億但補其文，而所謂手撿篇二十二部云者，直存舊目，無從攷證耳。

徐靈胎曰：王叔和著脉經，分門別類，條分縷晰，其原亦本內經，而漢以後之說，一無所遺，其中旨趣，亦不能盡一，使人有所執持，然其滙集群言，使後世有所考見，亦不可少之作也。

愚按脉之為道，不過驗其血氣之盛衰寒熱，及邪氣之流在何經何藏，與所現之證參觀互考，以究其生剋順逆之理，而後吉凶可憑，所以內經、難經，以及仲景之論脉，其立論反若甚咏而確驗如神若執脈經之説以為某病當見某脈某脈當得某病雖内經亦間有之不如是之拘泥繫瑣也試而不驗于是或咎脈之不準或咎病之非真或咎方藥之不對證而不知皆非也蓋病有与脈相合者有与脈不相合者兼有与脈相反者全一脈也見于此證為宜見于彼證為不宜全一證也見某脈為宜見某脈為不宜一病可見數十脈一脈可現數百症變動不拘若泥定一説則從脈而證不合從證而脈又不合反令人彷徨無所適從所以古今論脈之家彼此互異是非各別人持一論得失相半總出不知變通之精義所以愈密而愈踈也讀脈經者知古來談脈之詳密如此因

以考其異同，辨其得失，審其真偽，窮其變通，則自有心得。若欲泥脈以治病，必至全無把握。學者必當先參于內經、難經及仲景之説，而貫通之，則胸中先有定見，見後人之論，皆足以廣我之見聞，而識力愈真。此讀脈經之法也。（醫學源流論）

按丹洲公醫心方引養生要集，有高平王熙曰語叔和，高平人，而熙和義相從，則熙是一人，叔和名熙，以字行者也。先友山本恭庭（名世孺）嘗謂之，似有理。

又按此書凡三卷，稱新撰，皆叔和以素問諸經之文有雜而難了者，乃新加事要者。四時經，並見隋志，所載三部四時五藏辨診色決事脈一卷是也。呂復以此二件為宋臣所撓誤矣。先子曰：脈経以第十卷首標曰手撿圖三十部，明袁表校本及沈際飛本作二十一部。今閱之，以氣合一脈，以分為九道，以論三陰三陽奇経之脈，其義未太明，且不及手三陽任督衝之六脈，知是不止其貫，文亦殘闕，不可復尋繹焉。吳山甫云：手檢圖脈法，惟通融之士能知能行，亦未知者圖手経文既亡且缺也。

脈訣

宋志一卷

佚

趙希弁曰：右題曰王叔和，皆歌訣鄙淺之言，後人依託者，然

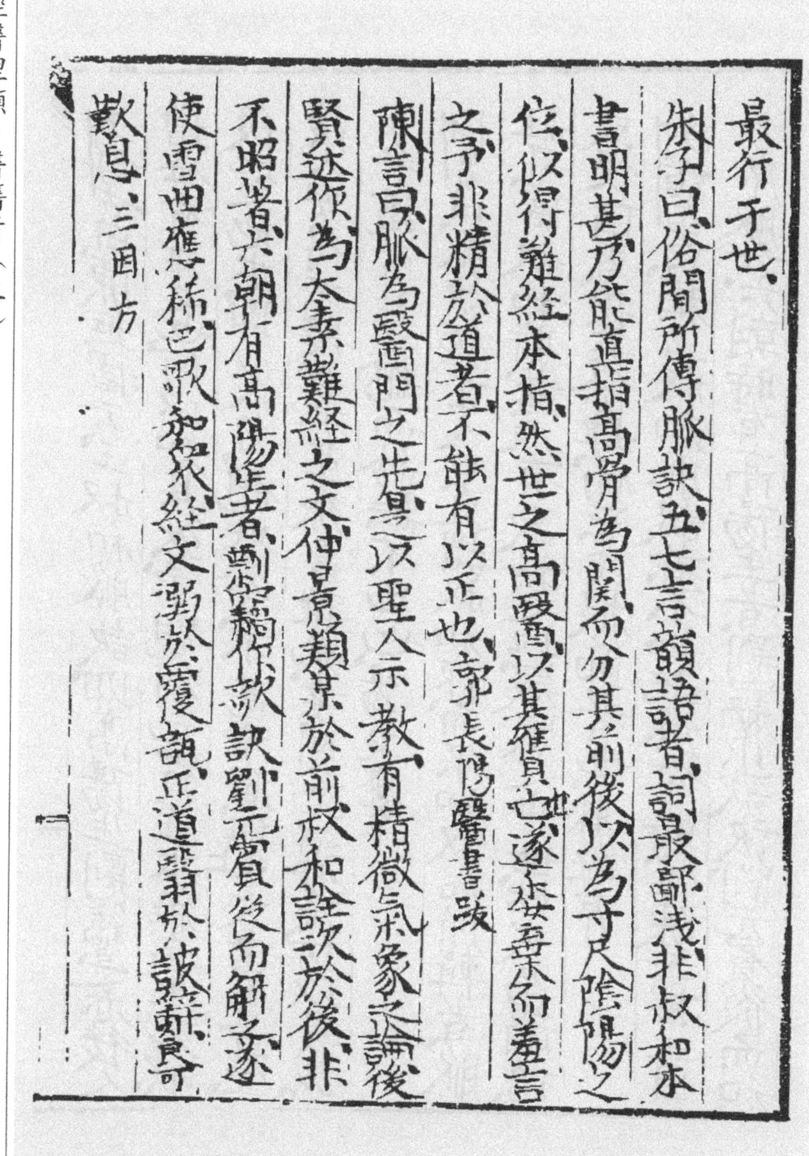

最行于世。

朱子曰：俗間所傳脉訣五七言韻語者，詞最鄙淺，非叔和本書明甚，乃能直指高骨為関，而分其前後以為尺寸陰陽之位，似得難經本指。然世之高醫以其贗也，遂委棄而羞言之。予非精於道者，不能有以正也。 郭長陽醫書跋

陳言曰：脉為醫門之先具，以聖人示教，有精微氣象之論，後賢述作，為太素難經之文，仲景類集於前，叔和詮次於後，非不昭著。六朝有高陽生者，剽竊作歌訣，劉元賓從而解之，遂使雪曲應悉稀，巴歌和衆，經文溺於覆瓿，正道翳於詖辭，良可歎息。 三因方

王好古曰：陳無擇云，王叔和脈訣即高陽生剽竊，豈亦後人增益者雜之也？何以知其然？予觀劉元賓註本雜病生死歌，後比之他本即少八句，觀此八句，不甚滑溜，與上文書意疊，後人安得不疑？与本草孫書雜亂妻附之亡昌涉清，何以異哉！宜乎識者非之，繼而紛紜不已也。湯液本草

柳貫曰：脈訣熟在人口，直謂叔和作，而不知叔和所輯者脈經耳。當叔和時，蓋未有歌括之比，泉宋之中世始次為韻語，取便講習，故其徐肆，而忘其根節者也。脉經序

謝縉翁曰：稱王叔和脈訣者，不知起於何時，惟陳無擇三因方序脈云，六朝時有高陽生者，剽竊作歌訣，劉元賓從而和

之其說似深知脉経者而於篇後又自著七表八裡九道之名則無擇蓋亦未嘗詳讀脈経者也按脈經論脈形狀秘訣二十四種初無表裡九道之目其言芤脈云中央空兩邊實又云減則為寒芤則為虛寒虛相搏婦人則半產漏下男子則亡血失精又云脈浮而芤浮則為陽芤則為陰脈訣乃以芤為七表之陽脈仲景辨脈法云脈浮大數動滑陽也脈沉濇弱弦微陰也而脈訣九道以動為陰七表以弦為陽似此之誤頗多脈経則與仲景合而經中第十卷分上下中央為九道者的然非歌訣九道之謂也宋熙寧初林億校正脈經序中於脈訣未嘗見稱康孔碩序始云脈訣出而脈經隱愚

疑脈訣或醫學以後人所作是不可得知也 脈經序

呂復曰脈訣一卷乃六朝高陽生所撰託以叔和之名謬立七表八裏九道之目以惑學者通直子劉元賓為之註且作歌括附其後辭既鄙俚意亦滋晦今代王尭國刪其舊辭而益以新語既不出其畦逕安能得乎本原 醫史蒼洲翁傳

王世相曰診候之法不易精也軒岐微蘊越人叔和撰難經脈經猶未盡泄其閟五代高陽生者脈訣假叔和之名語多牴牾辭語鄙俚又被俗學妄註世醫家傳戶誦茫然無所下手文過籍此求食而已於診視何益哉 瀕湖脈學引藝醫閒

錢溥曰晋太醫令王叔和著脈經其言可守而不可變及托

叔和脈訣行，而醫經之理遂微，蓋叔和為世所信重，故假其名，而得行耳，然醫道之晦，日淺，未必不由此而誤之也。瀕湖脈學

按高陽生不審何代人，劉元賓熙寧元祐間註此書，則知為宋以前人，而此書隋唐志並不著于錄，且其辭理鄙俗，決非成于六朝時者，其稱五代高陽生，近是，然亦未見何據，揚玄操八十一難經註，載王叔和脈訣云三部之位，輒相去一寸，合為三寸，今本無此語，則其所引別自一書，趙繼宗儒醫精要，論診脈專主叔和脈訣，分各藏与左右手歌括之誤，其言亦有理。

劉氏元賓脈訣機要

宋志三卷

未見

自序曰：余竊窺百氏，蓋有九流，乃至醫家，尤甚屬意。嘗讀黃帝難經，粗究玄理，八十一難之內，除候者二十四首。詳夫聖人用意，豈徒然哉？蓋後之學者，淺識難量，豈得精粹。今輒於前代名流脈訣中，揀擇當用者，述成機要一部，雖言辭鄙陋，所貴從俗，使學人先曉往路，然後究難徑之妙旨，是不難矣。

趙希弁曰：脈訣機要三卷，晉太醫令高平王叔和撰，通真子註并序，不著名氏，熙寧以後人也。

劉昭曰：劉元賓，字子儀，號通真子，主邵州邵陽縣簿。如之新書王珪曰：蜀人通真子註叔和脈經，已行于世，而其道未行，遂歷湖廣江浙，亦未有目之者。及至淮之邵伯鎮，旅于僧舍，亦然無聞於人，又將顧而之他。主僧聞之曰：子若不設肆，人誰之知？市有寺屋，吾給子器具，請試爲之。既而醫道大行，妻子具而家產豐。一日主僧將化，召其來前，密語曰：子前生在此鋪街甃井，今享此報，更宜積德，他生後世，又非今日之比也。言訖而化。（泰定養生論）

安福縣志曰：劉元賓連魁鄉舉，歷任潭州司理，通陰陽醫藥術數，徽宗試之，賜名通直子，所著有集正曆、横天卦畫、神功萬全方、註解叔和脈訣、傷寒論、洞天鍼灸經。

按劉元賓自序、舊附于補註脈訣卷首、署曰西晉王叔和序、蓋後人所妄改也、

又按弟堅曰、劉元賓里貫、或為安福人、或為蜀人、然脈要秘括序題云廬陵通真子、則二說俱非、或以其嘗寓安福、而修縣志者、誤為土人也、其仕履、劉方明曰、主邵州邵陽縣簿、又神巧萬全方諸痢門云、熙寧四年予親老在邵陽、益子儀初為邵陽主簿、而後任潭州司理矣、王中陽曰、至淮之邵伯鎮、旅于僧舍、淮無邵伯鎮、殊可疑爾、真宗試之賜名、是也、史書所未歷見、醫學源流稱自称通真子、似得其實、而子儀實非真宗時人、則縣志所

言亦不免差誤也。

通真子續註脉賦

宋志一卷

未見

補註王叔和脉訣

三卷

存

自序曰：夫醫之道，元自於黄帝，流於盧人扁鵲、太倉、華佗之徒，而派於皇甫士安、張仲景、王叔和之輩，爲未也。習末而不求其源，使之療疾，未見其生，惟見其死。經曰：實實虚虚，損不足益有餘如此死者、醫殺之若然妄為之醫、是不可也予昔因母氏多病、積有年矣學古之外、元慕此術凡百家方書罔不究覽晩得王叔和脉訣覩其詞語亦甚鄙俗、今之醫者、多所誦習、然問之旨趣則十有十、百有百求有以知之元者、鮮不知叔和之意皆出於黃帝之書矣小子不敏、輙因暇日、為之註解大約多本八十一難經及素問為詞焉故注或称經者、即難經爾或曰某論某篇者、即素問之篇目爾二經之中或無所證則引他書、以釋其義若衆民病源之類是也其叔和之語、有不是穩者、亦畧加改正蓋欲淺於醫者、識究其源、而無虛々實々之所使人々用心醫而無差爾維時宋元祐

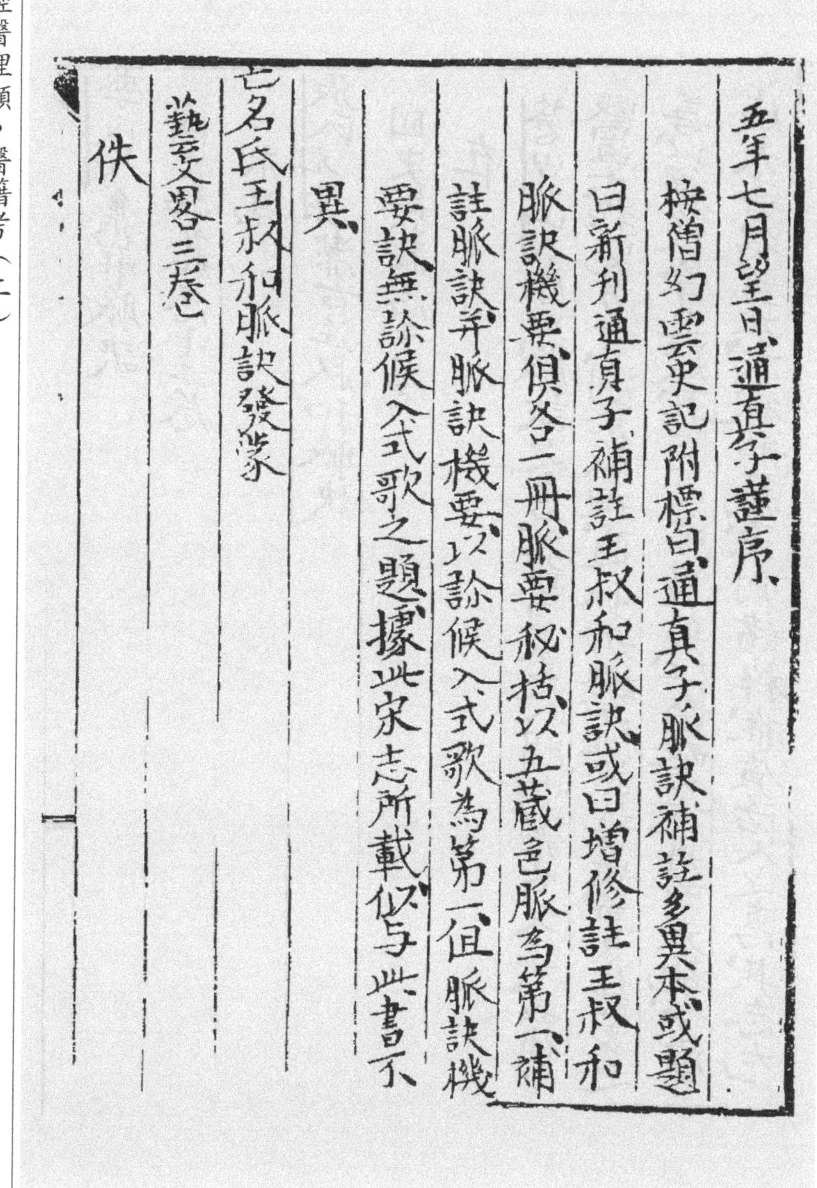

五年七月望日，通真子謹序。

按：僧幻雲《史記附標》曰：《通真子脈訣補註》，多異本，或題曰《新刊通真子補註王叔和脈訣》，或曰《增修註王叔和脈訣機要》，俱各一冊。《脈要秘括》以五藏色脈為第一，《補註脈訣》并《脈訣機要》以診候入式歌為第一，但《脈訣機要》無診候入式歌之題。據此，宋志所載似與此書不異。

亡名氏《王叔和脈訣發蒙》

《藝文略》三卷

佚

李氏駉集解脉訣

國史經籍志十二卷

未見

張氏元素潔古注叔和脉訣

國史經籍志十卷

存

蒼崖山人序曰：脉訣之書，其醫家之入門也。潔古父子，世傳醫學，熟究方書，洞察脉理，隨脉辨證，隨證註藥，兼集諸家之善，以釋後學之疑，其用心亦良矣。江南醫士冉所未觀，今虞成夫喜得茲本，不欲私藏，巫刻諸梓，推廣活人之惠，其志尤

可嘉以其見絜古之有功於叔和而虞又有功於絜古也豈小補哉

戴氏起宗脈訣刊誤集解

二卷

存

題詞曰六朝高陽生剽竊晉太醫令王叔和脈經撮其切要撰為脈訣蔡西山辨之詳矣世相因人相授咸曰王叔和脈訣既不能正其名又安能辨其文之非訛承惑固是以罔覺今刊其誤題曰脈訣不以王叔和加其首者先正其名也竊取靈素內經秦越人張仲景華佗王叔和乃歷代名醫之書

以證又述諸家所解集長短知我者其惟脉訣乎罪我者其惟脉訣乎

吳瀏亭曰醫流鮮讀王氏脉經而偏熟於脉訣蓋庸下人所撰其訛謬也矣怪為戴同父儒者也而究心於醫書刊脉訣之謬又集古醫經及諸家書為之解予謂此兒童之謡俚俗之語何足以辱通人點竄之筆况解書為其高深玄奥不得不借易曉之辭以明難明之義也今歌訣淺近夫人能知之而復援引高深玄奥者為證則是以所難明解所易曉得無類奏九韶三夏之音以聰折揚皇華之耳乎同父曰此歌誠淺近然醫流僅知習此而已竊慮因其書之誤而遂以誤

人也行而見迷途之人其能已於一呼哉予蔡同父之言蓋仁人之用心如是而著書其可也臨川吳澄序

朱升曰愚久見此序而未見其書歲乙巳秋得之於金陵郝安常伯即借而傳抄之客子光陰有限故不及全而節其要云

徐春甫曰戴同父名起宗建業人任儒學教授受學以依聖為己功謂醫爲性命之學遂潛心以究内經之秘撰五運六氣之旨刊脈訣之誤辟邪説正本源誠有功於醫者也

脈訣刊誤附録

一卷

存

四庫全書提要曰：脈訣刊誤二卷，附録一卷，元戴啓宗撰。啓宗字同父，金陵人，官龍興路儒學教授。考隋書經籍志載王叔和脈經十卷，唐志亦同，而無所謂脈訣者。呂復群經古方論曰：脈訣一卷，乃六朝高陽生所撰，託以叔和之名，謬立七表八裏九道之目，以惑學者。通真子劉元賓爲之註，且續歌括附其後，詞既鄙俚，意亦滋晦。其說良是。然以高陽生爲六朝人，則不應隋志、唐志皆不著録，是亦考之未審。文獻通考以爲熙寧以前人僞託，得其實矣。其書自宋以來，屢爲諸家所攻駁，然泛言大略，未及一一核正其失，且淺俚易誦，故俗醫仍相傳習爲宗是書乃考證舊文句句爲識原書僞妄殆抉摘無遺於脉學殊爲有裨明嘉靖間祁門汪機刊之又以諸家脉書要語類爲一卷及所撰矯世惑脉論一卷並附録於後以其說足相發明仍並載之資參考焉

汪氏擬補訂脉訣刋誤

二卷

存

自序曰昔朱文公跋郭長陽醫書謂俗間所傳脉訣辭最鄙淺非叔和本書殊不知叔和所輯者脉經也當叔和時未有歌括此蓋後人特假其名以取重于世耳據爲韻語最便誦

習，故人皆口熟脈訣以為能，而不復究其經之為理也。元季同父戴君深以為病，因集諸書之論正于歌括之下，名曰脈訣刊誤。鄉先正楓林朱先生為節抄之。予始聞是書于歙之舊家，彼視為秘典，不輕以示人，予備重貲，不遠數百里往拜其門，手録以歸。然而傳寫既久，未免脱誤，予于是補其缺而正其訛，又取諸家脈書要語及予所撰矯世惑脈論附録于後，以擴刊誤未盡之旨，誠診家之至要也。用刻之以惠久遠，且使是書不至于湮没也。自今而後，學者得見是書而用其心，則歌括之謬一覽可見矣。噫！使天下後世舉得以由于正道而不惑於曲學，寧不由是書之刻哉！嘉靖癸未春三月

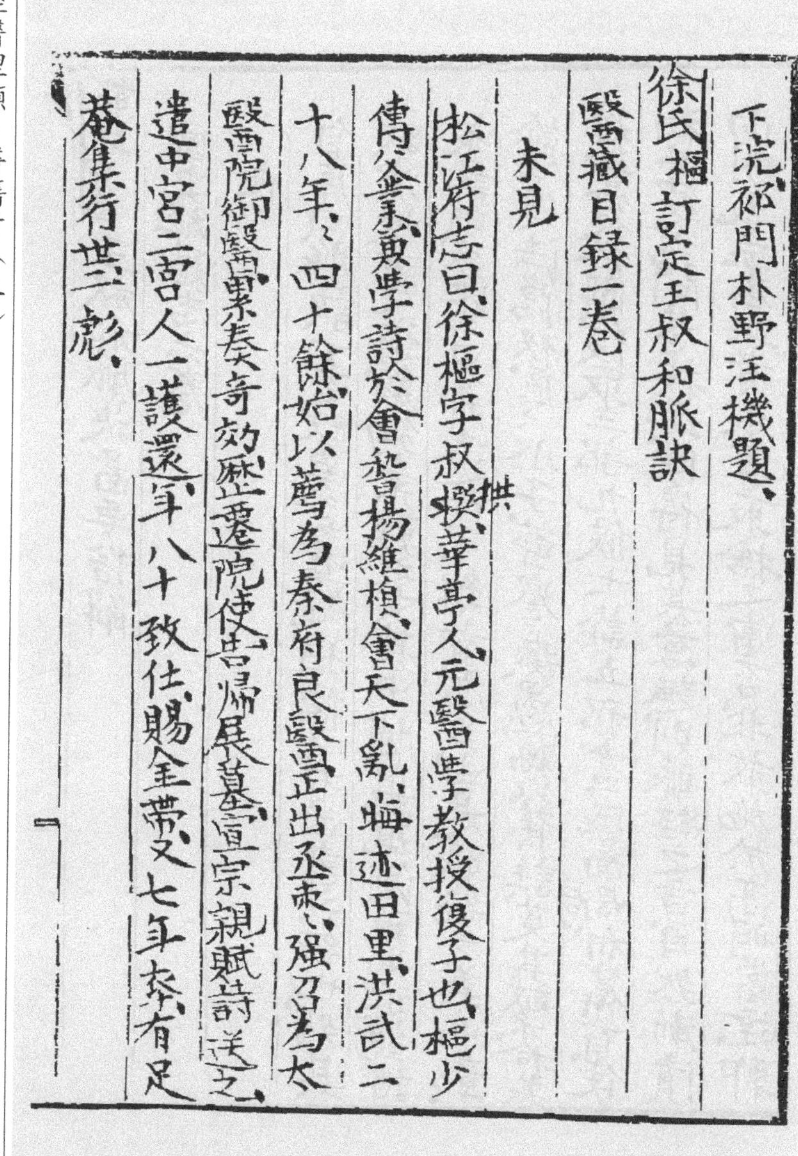

下浣祁門朴野汪機題、

徐氏樞訂定王叔和脈訣

醫藏目錄一卷

未見

松江府志曰、徐樞字叔拱、華亭人、元醫學教授復子也、樞少傳父業、兼學詩於會稽楊維楨、會天下亂、晦迹田里、洪武二十八年、以四十餘始以薦為秦府良醫正、出丞赤、強召為太醫院御醫、累奏奇效、歷遷院使、告歸展墓、宣宗親賦詩送之、遣中宮二宮人一護還、年八十致仕、賜金帶、又七年卒、有足菴集行世、彭、

熊氏宗立　王叔和脉訣圖要俗解

國史經籍志六卷

存

自序曰脉訣一書醫家之凖繩，猶儒之有四書六經也。然其歌演岐黄之道，辭鈎素難之玄，其中閫奥，窺測難知。近觀諸家註解，或泛或畧，所遺而不解者，亦多由是脉經之義弗彰，診治之法隱秘，區區小子，聾瞽癡愚，竊以舊註芟其繁冗，合其粹意，從俗解，復取三部九候七診五邪，盡成圖局，布篇首，使初學之士開卷披玩，便得見其意趣，則脉經之旨，自然漸漬而明矣。蓋為此者，未審取捨之當否，非敢施於高明當達耶

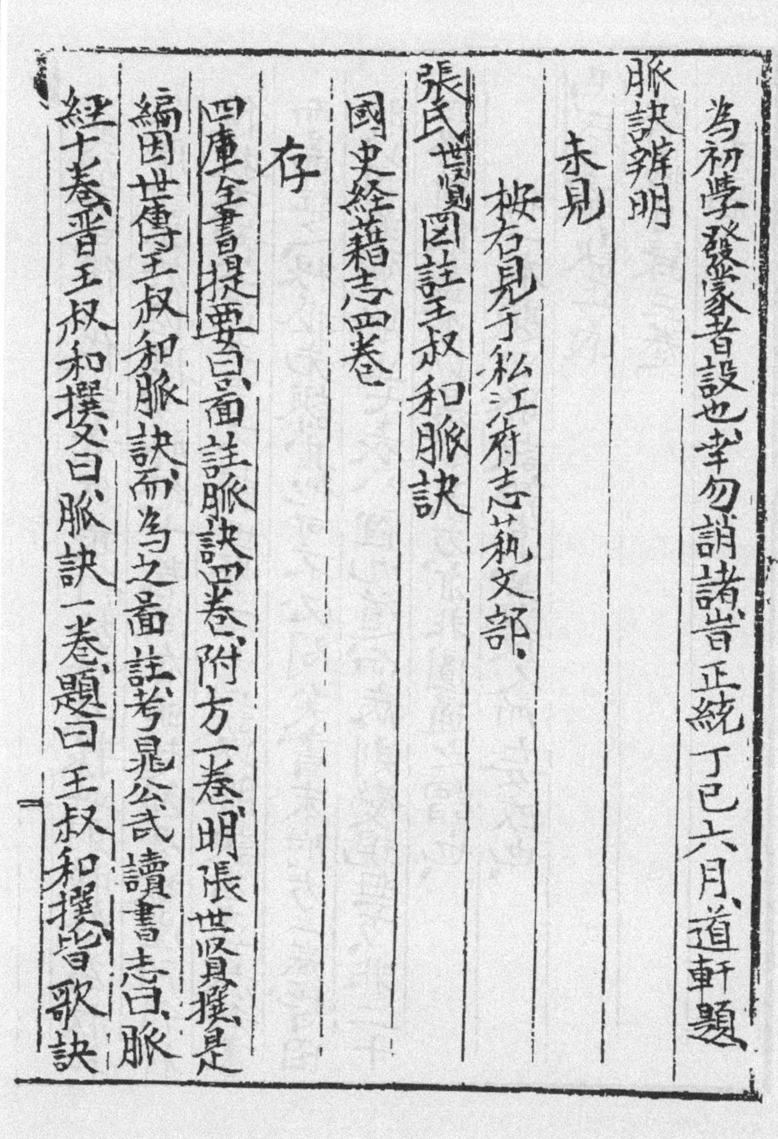

為初學發蒙者設也幸勿誚諸旹正統丁巳六月道軒題

脈訣辨明

未見

按右見于松江府志藝文部

張氏世賢圖註王叔和脈訣

國史經籍志四卷

存

四庫全書提要曰圖註脈訣四卷附方一卷明張世賢撰是編因世傳王叔和脈訣而為之圖註考晁公武讀書志曰脈經十卷晉王叔和撰又曰脈訣一卷題曰王叔和撰皆歌訣

鄙淺之言、後人依託者、然最行於世、云據此則脈經為叔和作、脈訣出於偽撰、今脈經十卷、尚有明趙邸居敬堂所刊林億校本、知公武之言不誣、世賢不考、誤以脈訣為真叔和書、而面註之、根抵先謬、其他可不必問矣、書末附方一卷、皆因脈以用藥、然脈止七表八裡九道、而病則變現無方、非二十四格所能盡、限以某脈某方、亦非圓通之謂也、

按一本題曰脈訣辨真、蓋後人所妄改也、

馬氏蒔脈訣正義

醫藏目録三卷、

未見

王氏文潔圖註釋義脉訣評林捷徑統宗

八卷

存

邢氏增捷脉訣刪補

未見

按右見于新昌縣志

翟氏良脉訣彙

未見

按右見于益都縣志

陳氏士鐸脉訣闡微

未見

按右見于陳鳳輝洞天奥旨序、

馮氏兆張脉訣纂要

未見

按右見于錦囊秘録、

李氏延昰脉訣彙粹

未見

按右見于曝書亭集高士李君塔銘、

醫籍考卷十八

東都　丹波元胤紹翁　編

診法二

王氏叔和小兒脈訣

佚

曾世榮曰：宣和御醫戴克臣侍翰林日，得叔和小兒脈訣印本二集，一本曰「呼吸須將六至看」，一本云「呼吸須將八至看」，遂與內臺高識參詳字義，審察至數，尤訝五歲兒常脈一息六至者是，八至者非。蓋始因鏤板之際，誤去六字上一點一畫，下與八字相類，致此訛傳。迨與卒以學易，依五十以學易之誤是也。嘗考默菴張氏脈訣亦云，小兒常脈，一息只多大人二至爲平，即六至也。然一呼一吸之間，六至明矣。不然，姑俟來者考之。活幼心書

皇甫氏謐脈訣

佚

按右見于楊玄操八十一難經註。

秦氏承祖脈經

隋志六卷

佚

康氏普思脈經

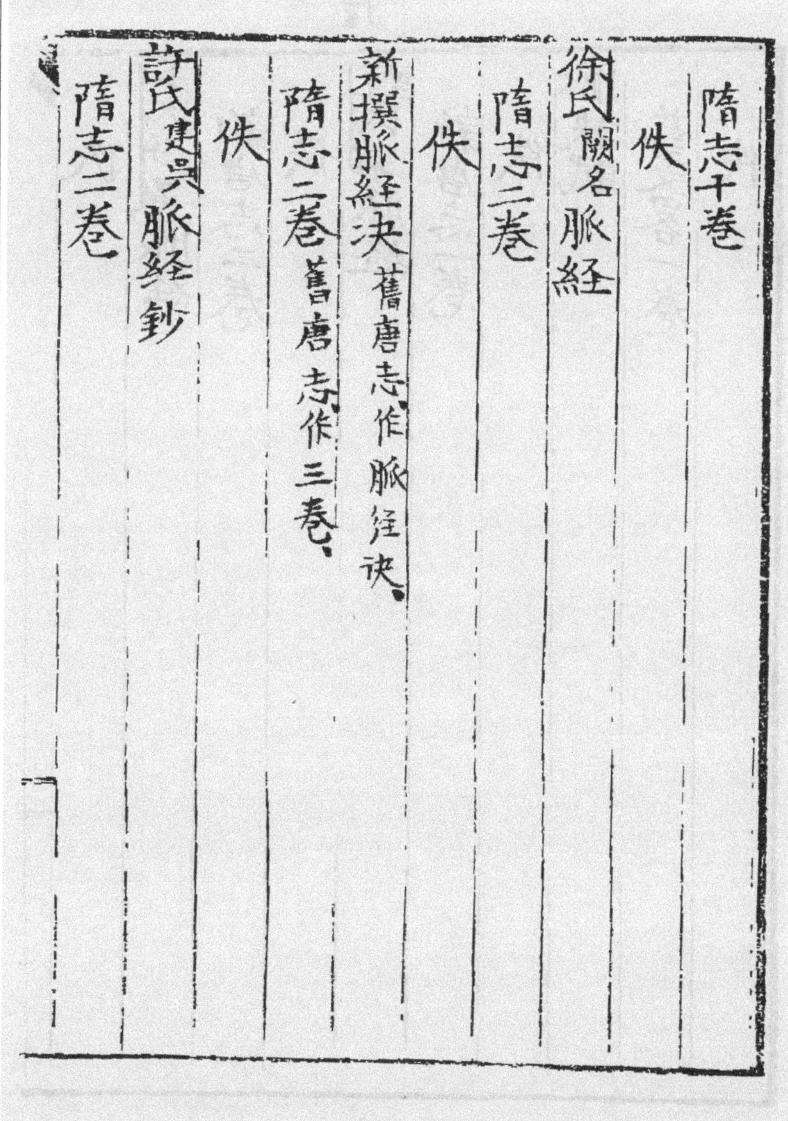

隋志十卷

佚

徐氏闕名脈経

隋志二卷

佚

新撰脈經决舊唐志作脈経决

隋志二卷舊唐志作三卷

佚

許氏建吳脈経鈔

隋志二卷

權

佚

王氏子顯脈經

新唐志二卷

佚

甄氏權脈經

新唐志一卷

佚

脈訣賦

藝文畧一卷

佚

亡名氏脉經十卷

崇文總目十卷

佚

脉經

崇文總目一卷

佚

崇文總目曰無名氏雜論脉訣

李氏勳脉經

崇文總目一卷

佚

亡名氏脉經訣録
崇文總目一卷
佚
錢侗曰通志略有脉經秘録一卷不著撰人疑即此書
黄氏闕名脉訣
崇文總目一卷
佚
亡名氏金鑑集歌
崇文總目一卷
佚

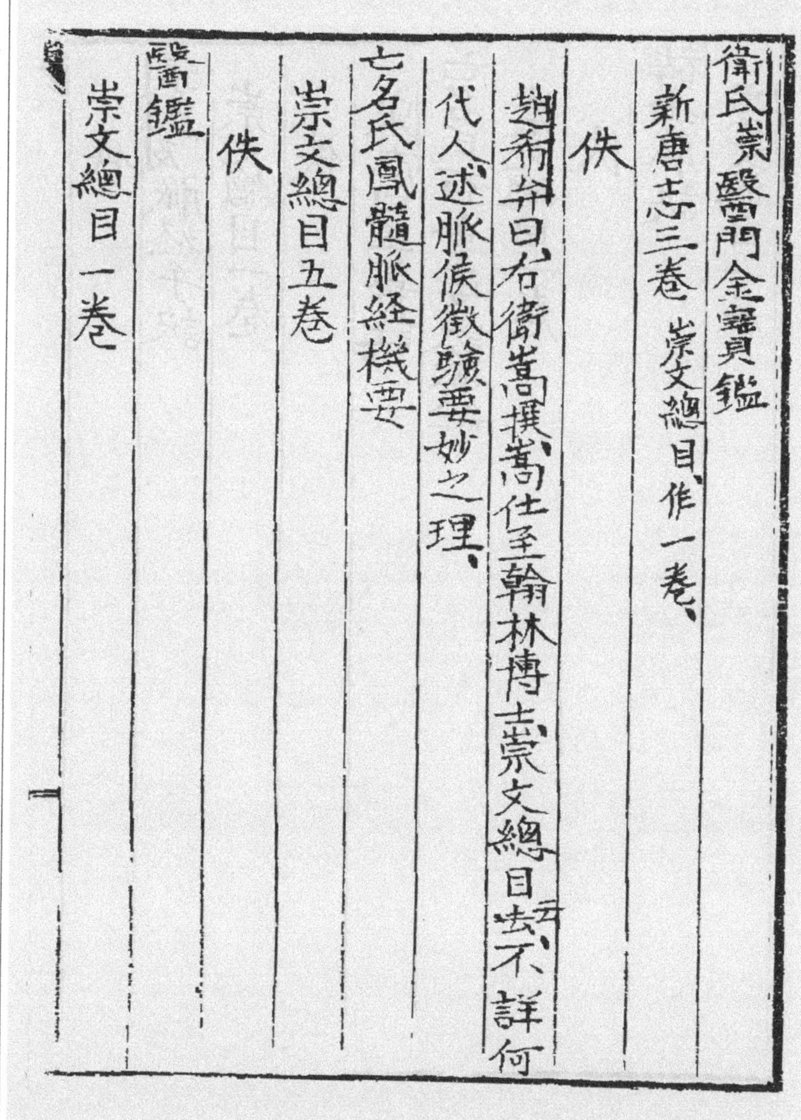

衛氏崇醫門金寶鑑

新唐志三卷　崇文總目作一卷。

佚

趙希弁曰：右衛嵩撰。嵩仕至翰林博士。崇文總目云：不詳何代人。述脈候徵驗要妙之理。

亡名氏鳳髓脈經機要

崇文總目五卷

佚

醫鑑

崇文總目一卷

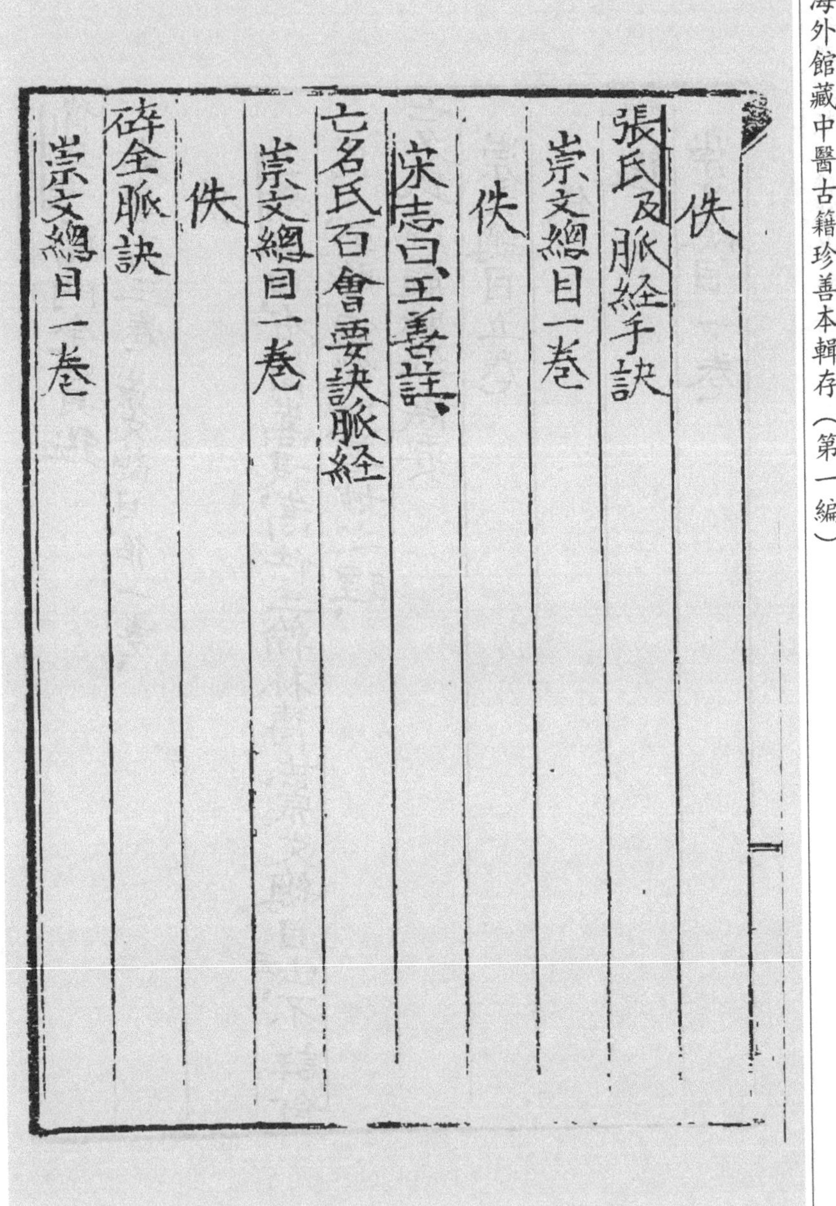

佚
張氏及脈経手訣
崇文總目一卷
佚
宋志曰王善註
亡名氏百會要訣脈経
崇文總目一卷
佚
碎金脈訣
崇文總目一卷

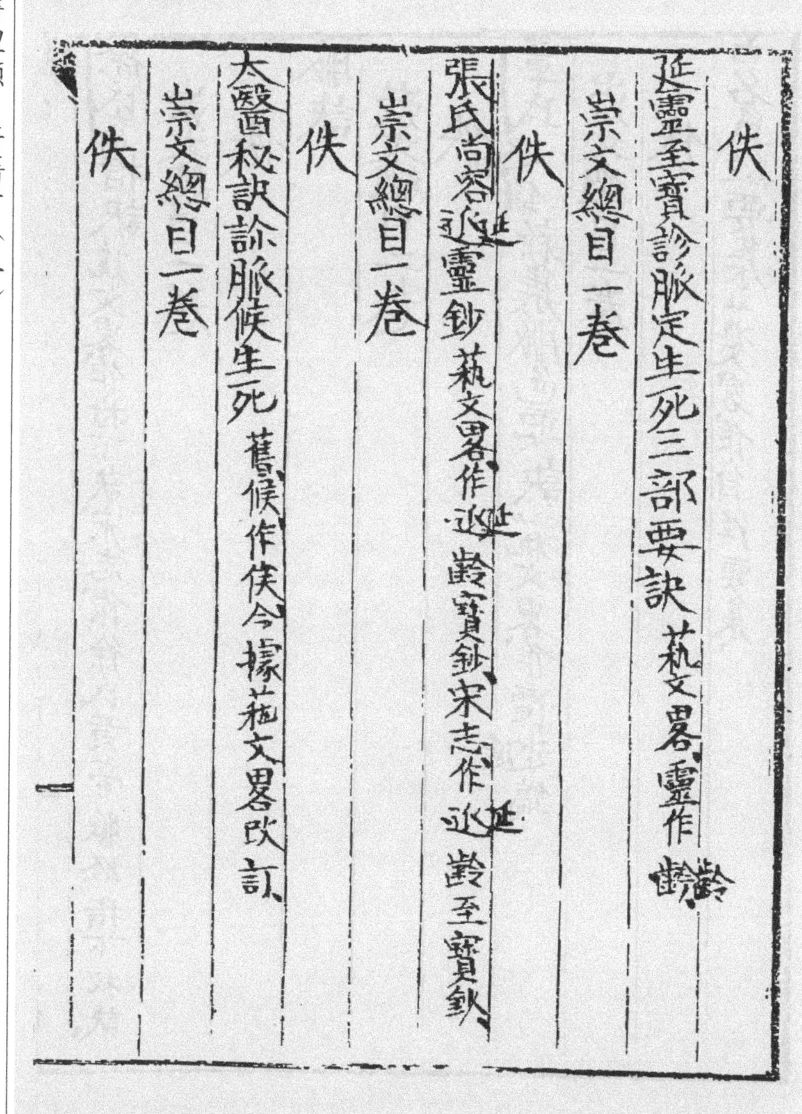

佚

延靈至寶診脈定生死三部要訣　藝文畧、靈作齡、

崇文總目一卷

佚

張氏尚容延靈鈔　藝文畧作延齡寶鈔、宋志作延齡至寶鈔、

崇文總目一卷

佚

太醫祕訣診脈候生死　舊候作侯、今據藝文畧改訂、

崇文總目一卷

佚

徐氏脉指訣藝文略作指下訣宋志作徐氏黄帝脉經指下秘訣

崇文總目一卷

佚

脉訣

崇文總目二卷

佚

覃氏延鎬新集脉色要訣藝文略作覃延鎬

崇文總目一卷

佚

亡名氏經要集藝文略作自經要集

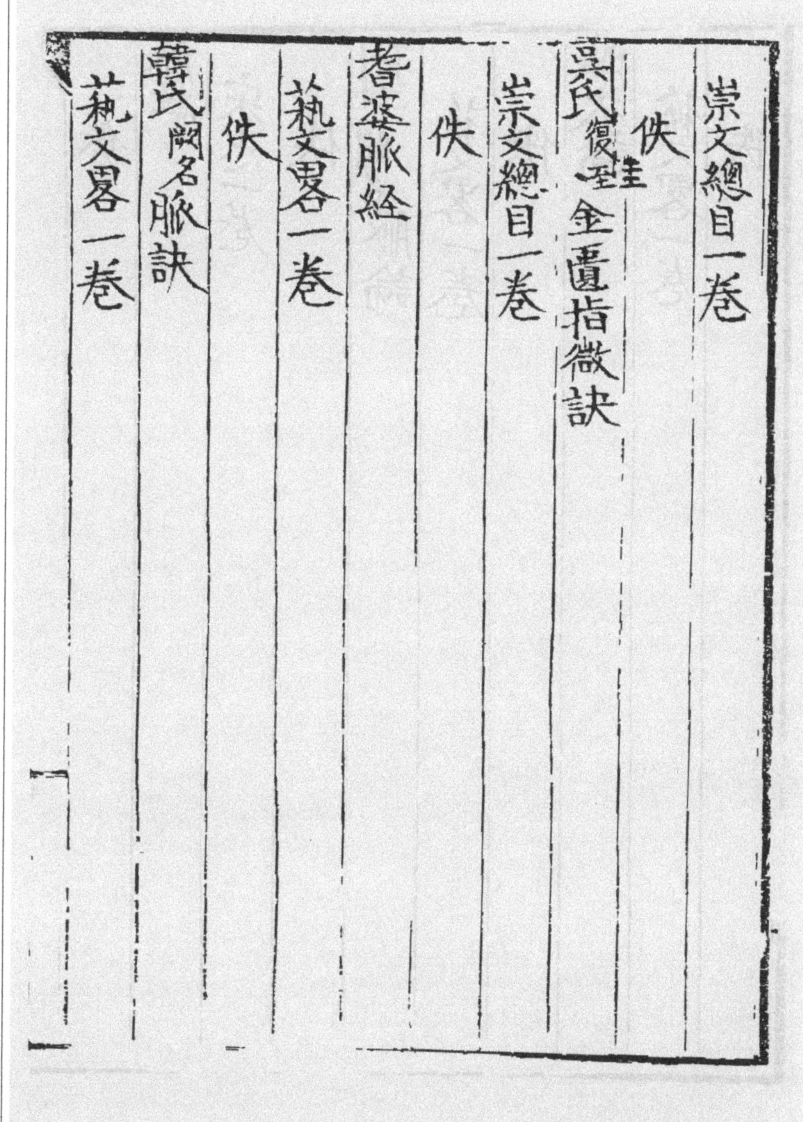

崇文總目一卷

佚

吳氏（復珪）金匱指微訣

崇文總目一卷

佚

耆婆脈經

蓺文畧一卷

佚

韓氏（闕名）脈訣

蓺文畧一卷

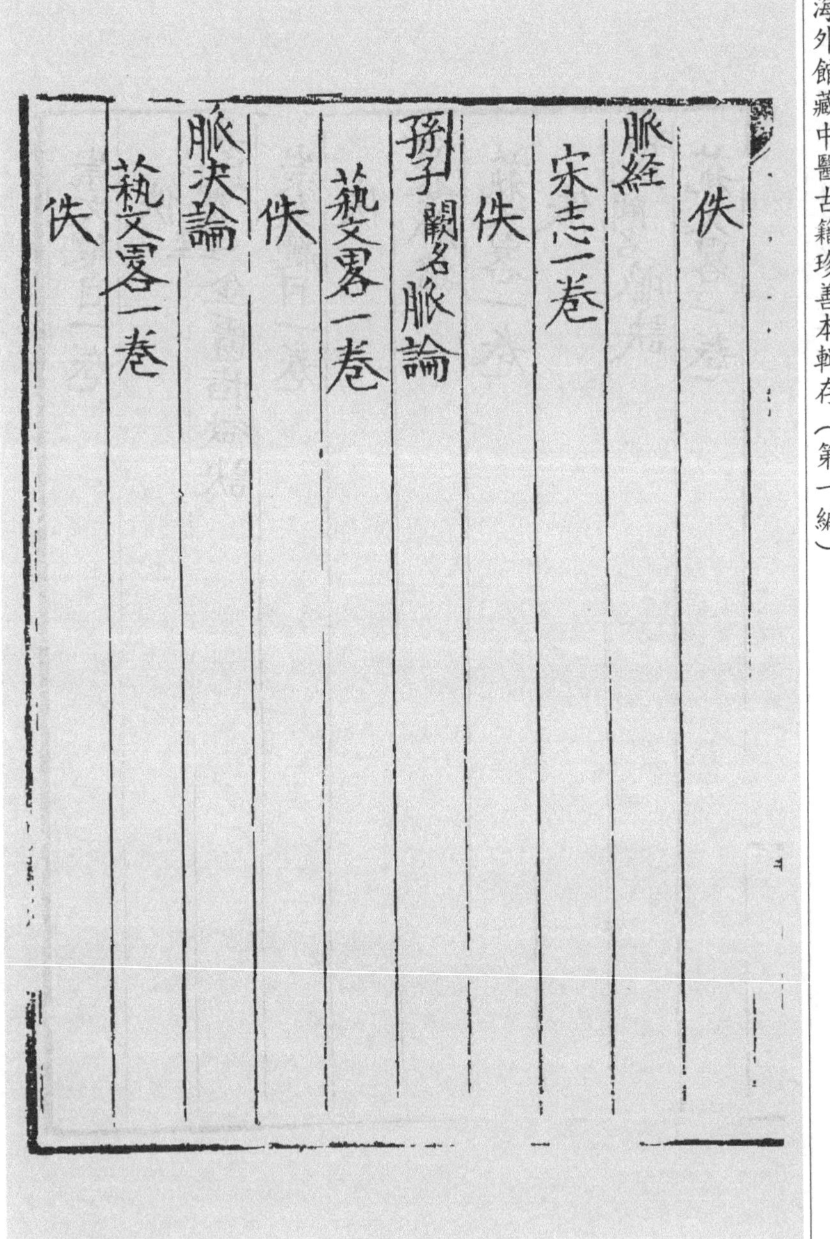

佚

脉經

宋志一卷

佚

孫子䦨名脉論

藝文畧一卷

佚

脉決論

藝文畧一卷

佚

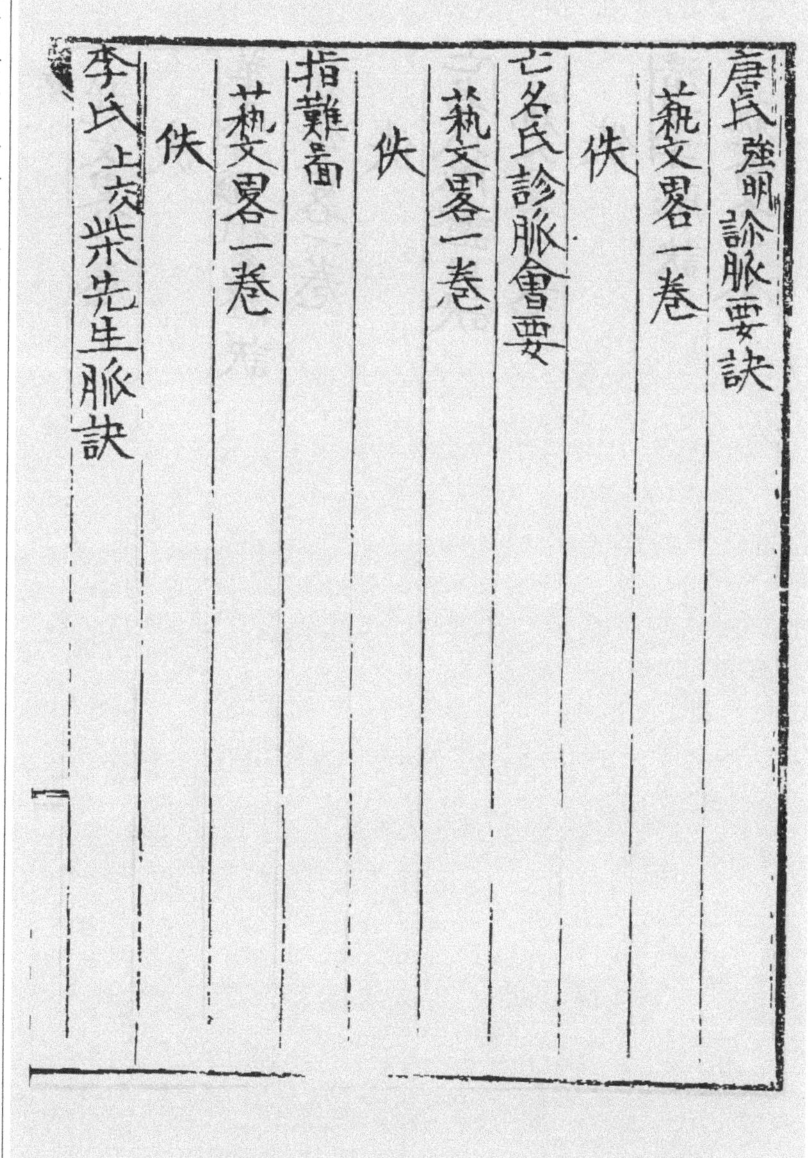

唐氏強明診脈要訣

藝文略一卷

佚

亡名氏診脈會要

藝文略一卷

佚

指難篇

藝文略一卷

佚

李氏上交紫先生脈訣

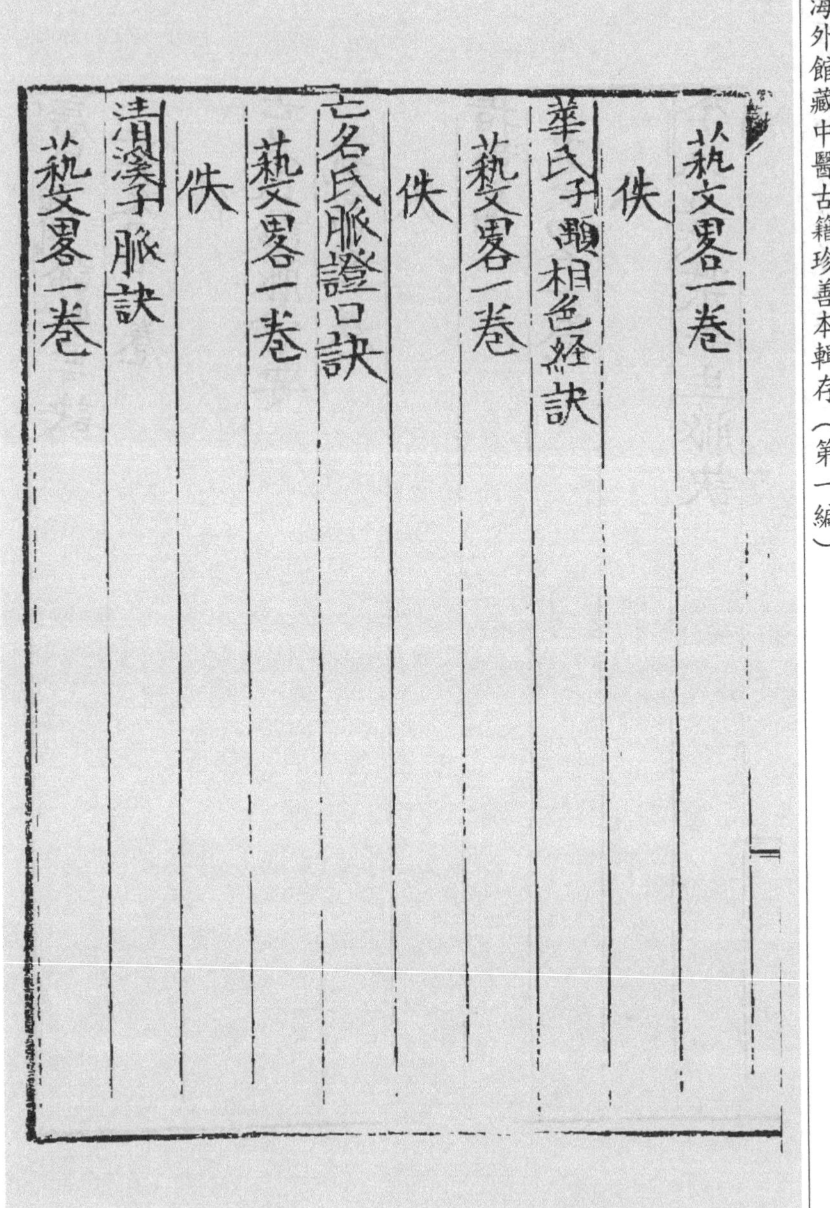

藝文畧一卷

佚

華氏子顯相色經訣

藝文畧一卷

佚

亡名氏脈證口訣

藝文畧一卷

佚

清溪子脈訣

藝文畧一卷

佚

杜氏光庭了證歌

一卷

未見

錢曾曰：光庭謹傍難經，各推了證，歌為之，以決生死。宋高氏為之注，東越伍起又為之補註。其于脈理，可謂研奧義于精微者矣。

四庫全書提要曰：杜天師了證歌一卷，舊本題唐杜光庭撰。光庭字聖賓，號東瀛子，括蒼人。應百篇舉不第，入天台山為道士。僖宗幸蜀，召見，賜紫衣，充麟德殿文章應制。王建據蜀賜號廣成先生除諫議大夫進户部侍郎後歸老於青城山此書題曰天師據陶岳五代史補亦王建時所稱也考光庭所著多神怪之談不聞以醫顯此書殆出僞託其詞亦不類唐末五代人錢曾讀書敏求記以為真出光庭殊失鑒别其註稱高氏伍氏所作而不題其名後附持脈備要論三十篇亦不知誰作多引王叔和脈訣而不知叔和有脈經則北宋以後人矣

崔氏嘉彦註廣成先生玉函經

三卷

存

黎氏民壽廣成先生玉函經解

三卷

存

直魯古脈訣

佚

按右見于遼史本傳

蕭氏世基脈粹

讀書後志一卷

佚

趙希弁曰右皇朝蕭世基撰世基嘗閱素問及歷代醫經要

其難知，因綴緝成一編，治平中，姚諠序之。

劉氏元賓脈要新括 國史經籍志作脈要秘括。

宋志二卷

存

自序曰：余嘗註王叔和脈訣，如其間五藏歌後文本歌曰等編，及入式語，數處詞語鄙俗，文理不通，疑非叔和之作，而後人增之。嘗欲削其不類者，補以己之所為，庶有以合乎岐黃內經、越人難經之本旨。因循未果。或者謂余曰：君為傷寒括要六十篇，傳於世，頗開醫者之耳目。盍更取醫書切用者，纂而述之，顧不美歟？余聞其言，而有契於心，因閒暇之餘，成百篇。

下為之注腳，辭語雖俚，理則該博，使學者讀之，如手舉大綱，衆目從而張矣，所謂兩得之也。名之曰補註脉要秘括，覽者或不我誚，試取叔和脉法，合而觀之，則損篤迭和，互相發明，其於醫學，豈小補哉。宋熙寧九年，盧陵通真子自序。

陳振孫曰：脉要新括一卷，通真子撰，以叔和脉訣有鄙俗處，疑非叔和作，以其不類故也，乃作歌百篇，案經為證，又自言嘗為傷寒括要六十篇，其書未之見。

脉書訓解

三卷

未見

澹生堂書目曰宋劉元賓撰明劉裕德解

許氏叔微仲景三十六種脈法圖

佚

許叔微曰大抵仲景脈法論傷寒與雜病脈法異故予嘗撰

仲景三十六種脈法百證歌注

又曰予嘗撰仲景三十六種脈法圖故知治傷寒當以仲景

脈法為本發微論

莊氏綽脈法要略

佚

按右見于幼幼新書

崔氏嘉彦脈訣

國史經籍志一卷

存

崔嘉彦曰，夫脈者，天真要和之氣也，晉王叔和以浮芤滑實弦緊洪爲七表，微沉緩濇遲伏濡弱爲八裏，以定人之陰陽，以決人之死生，然文理甚嚴，後學未能解，大抵持脈之道，非言可傳，非圖可狀，其樞要但以浮沉遲數爲宗，風氣冷熱主病，是始終，浮而有力者爲風，浮而無力者爲虚，沉而有力者爲積，沉而無力者爲氣，遲而有力者爲痛，遲而無力者爲冷，數而有力者爲熱，數而無力者爲瘡，更看三部，在何部得之，且如寸部屬上焦、頭面胸膈之疾、関部屬中焦、腹肚腸胃之疾、尺部屬下焦、小腹腰足之疾、更看五臟、何藏得之、六府亦然、學者當以意會而精別之、庶無按寸推尺之誚、

錢曾曰、紫虛脉訣一卷、句如蒙求、蓋欲初學醫者易習耳、

四庫全書提要曰、崔真人脉訣一卷、舊本題紫虛真人撰、東垣老人李杲校評、考紫虛真人為宋道士崔嘉彥、陶宗儀輟耕録稱宋淳熙中、南康崔紫虛隱君嘉彥以難経於六難專言浮沉、九難專言遲數、故用為宗、以統七表八裏、而總萬病、即此書也、宋以來諸家書目不著録、焦竑國史経籍志始載之、東垣十書、取以冠首、李時珍已附入瀕湖脉學中、至其旁

諸之評語，眞出李杲與否，則無可徵信矣。

按此書，東垣十書、醫統正脈中所收，其歌括耳，若全文，世蓋不知之。秘府所藏明鈔新書，附録脈書五種，首編則崔氏原書，題曰紫虛真人脈訣秘旨，今記題詞于此，以訂正焉。

劉氏開脈訣

國史經籍志一卷

佚

南康府志曰：劉開，字立之，習釋老學，常遊廬山，遇異人，授以太素脈，行世。元帝召赴闕，賜號復真先生。卒，葬於西古山。著

有方脈舉要

按劉開南宋人，不知府志何以為元人，而赴闕賜號之說，亦未見所據。

脈訣理玄秘要

國史經籍志一卷

存

殹曰，開廬山野人，蹤伏山林，無用於世，淺識寡聞，言辭鄙拙，豈堪人師。因承師訓，剖露肺肝，以為脈訣，誨諸門人弟子，為入道之蹊徑。若夫深造淵源，博究妙旨，則先生長者，不無望焉。嘉熙五年上巳日，後學劉開識。

王氏元標紫虛脉訣啓微

未見

江寧府志曰，王元標字赤霞，元人，宋文安公堯臣後。少業儒，兼精素難諸書，遂以醫名。崇禎己卯大疫，標携藥囊過貧乏之家，診視周給，全活多人。甲申之季，大宗伯薦為大醫丞，標不應，逃赤山，尋葛稚川舊居，卜築焉。著有紫虛脉訣啓微，又著醫藥正言，未及就而卒。

蔡氏元定脉經

一卷

存

跋曰元定放遂舂陵地近西廣條（候）寒忽熱日備四時素疾多病遂爾日增因取内經難經張仲景王叔和及孫真人諸家脈書讀之若其亂雜無倫因為之部分次第則為一書以便觀覽近世所傳叔和脈訣昔年見其乖謬鄙俗疑非叔和所作近見三因方具言乃高陽生所作頗自信以為知言今之醫者自脈訣之外無所聞見欲以意見決死生亦何怪其悖謬也同書于此使學者知脈訣之偽

施氏發察病指南

三卷 病

存

自序曰：醫之爲學，自神聖工巧之外無餘說，今人徒遺其三而主其一，一者何，切而知之謂之巧也，然亦曷嘗真見其所謂巧者，特竊是名以欺世耳，間有以活人自任者，又弊於醫者之套，厭惑於議論之紛紜，無所折衷，每得其粗而不得其精，余自弱冠，有志於此，常即此與舉業並攻，迨夫年將知命，謝絕場屋，盡屏科目之累，專心醫道，取靈樞素問太素甲乙難經及諸家方書脈書，參考互觀，求其言之明白易曉，余嘗用之而驗者，分門纂類，裒爲一集，名曰察病指南，其間如定四季六藏平脈，與夫七表八裏之主病，分見於兩手三部者亦本於聖賢之遺論特推而廣之觸類而補之其他言之未甚昭著者附以己意發明之蓋將以貽諸子孫非敢求人之知也年來疫癘盛行病者不幸而招醫多見以陽病服丹附者遂殞於非命豈惟不知脈併於證而不知吁何憐哉或者不察乃曰吾取醫之運耳奚暇問其學之精否殊不知特運以言醫雖幸而或中而所喪亦多求其萬舉萬全者難矣此余所以不敢自私欲鋟梓以廣其傳庶幾與同志者共云

淳祐改元九月立冬後四日永嘉施發政卿序

趙崇賀序曰能醫人多矣能使人皆能醫人不多也蓋以醫醫人有限以醫教人無窮施桂堂察病證有書曰指南考本

二

草有書曰辨異而續易簡又有方有論桂堂之心使人々知有此書此方此論也不特自能醫人且欲人莫不能醫晰录董曰秘方曰家藏方小智自私靳不示人心之蓄狭蓋可見淳祐丙午正月中澣澹齋趙崇賀書

楊氏士瀛脈訣

一卷

未見

閩書曰楊士瀛字登父懷安故縣人精醫學著洛人總括醫學真經直指方論行於世

按右見于世是園書目

察脈總括

一卷

存

黎氏民壽決脈精要

一卷

存

李氏駉脈歌

未見

按右見絳雲樓書目

脈髓

未見

按右見于瀕湖脈學

李氏杲脈訣指掌病式圖說

一卷

存

按此書收在于醫統正脈中題曰丹溪先生朱震亨彥修父著然其六氣全圖說稱予自壬辰首亂已來民中燥熱者多發熱痰結欬嗽重以醫者不識時變復以半夏南星以益其燥熱遂至嗽血涎逆湧咯吐不已肌肉乾枯而死者多矣平人則兩寸脈不見兩尺脈長

至平賾，予於內外傷辨言之備矣。余因疑此書似非朱震亨所著，輒閱李明之內外傷辨序，稱其書已成，陵谷變遷，忽成老境，東之高閣十六年矣，後為崑崙范尊師所焚（獎）更就成之。時丁未歲也。考丁未即元定宗三年，以長歷溯之十六年，當金哀宗天興元年，歲次壬辰，則其所言與書目中壬辰首亂以來之語相符。又內外傷辨曰：壬辰改元，京師戒嚴，迨三月下旬，受敵者凡半月，解圍之後，都人之不受病者，萬無一二，既病而死者，繼踵而不絕云云，則其言鑿鑿可證，乃知此書實出乎明之之手，其移甲付乙，蓋明時書估之所致矣。勉學遂刊于正

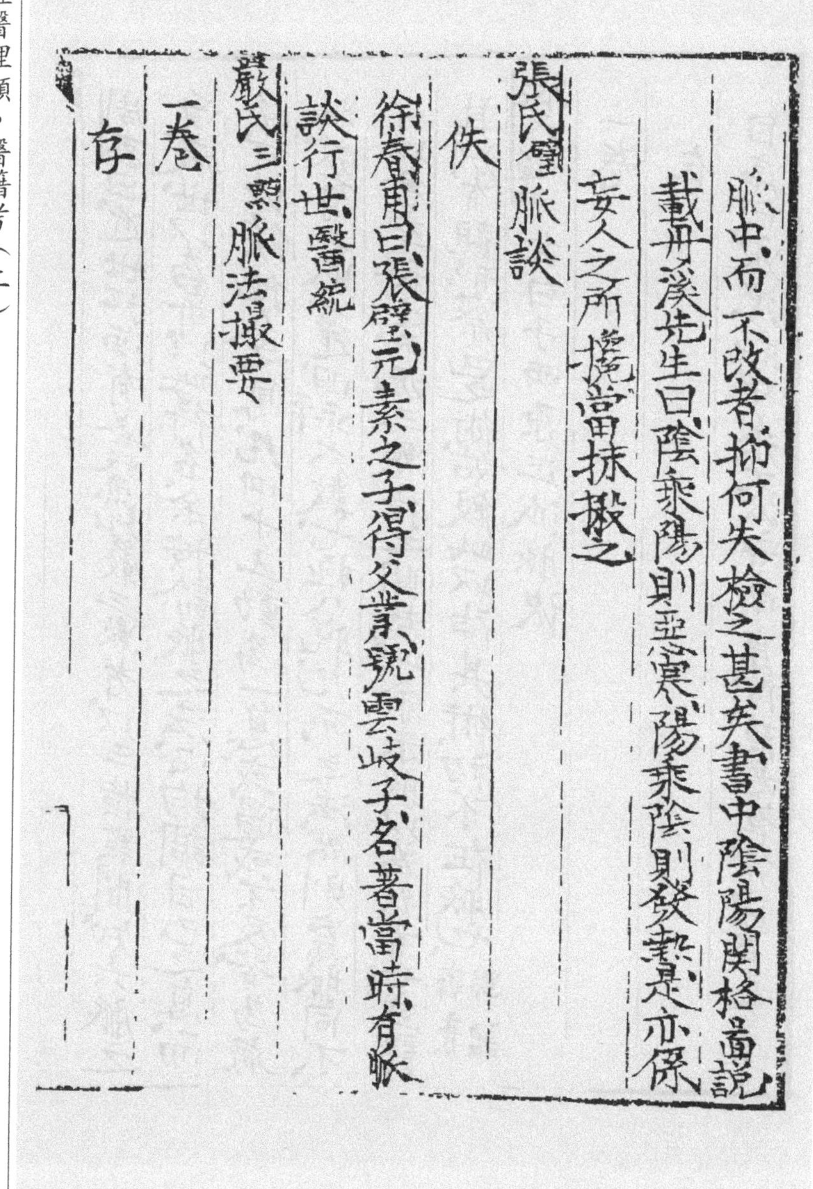

脈中而不改者抑何失檢之甚矣書中陰陽關格論説

載丹溪先生曰陰乘陽則惡寒陽乘陰則發熱是亦係

妄人之所攙當抹摋之

張氏璧脈談

佚

徐春甫曰張璧元素之子得父業號雲岐子名著當時有脈

談行世醫統

嚴氏三點脈法撮要

一卷

存

周密曰：近世江西有善醫號嚴三點者，以三指點間知六脈之受病，世以為奇，以此得名。余按診脈之法，必均調自己之息，而後可以候他人之息，凡四十五動為一息，或過或不及，皆為病脈，故有二敗、三遲、四平、六數、七極、八脫、九死之法。然則察脈固不可以倉卒得之，而況三點指之間哉？此余未敢以為然者也。或謂其別有觀形察色之術，姑假此以神其術，初不在脈也。齊東野語

張氏道中 玄白子西原正派脈訣

一卷

存

自序曰：宋淳熙中，朱文公守南康間，隱君崔紫虛名嘉彥著，

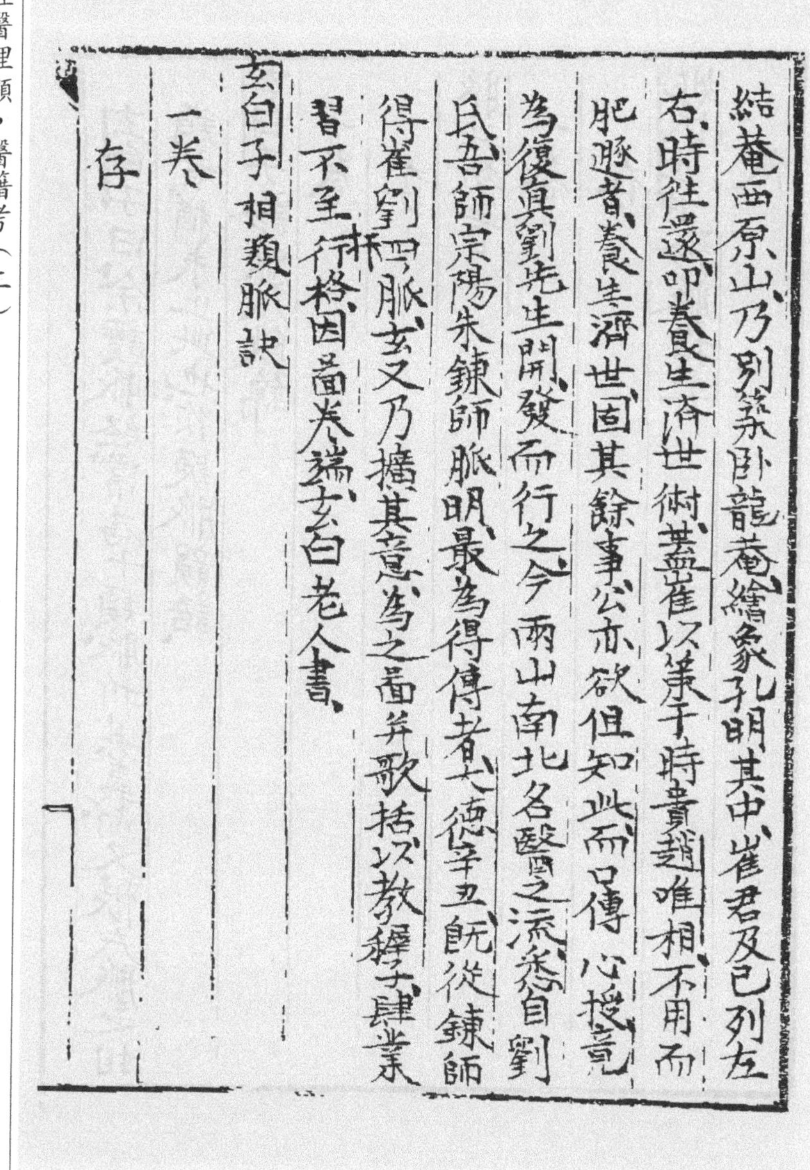

結菴西原山、乃別築卧龍菴、繪象孔明其中、崔君及已列左右、時往還、叩養生濟世術、蓋崔以策干時貴、趙唯相、不用而肥遯者、養生濟世、固其餘事、公亦欲但知此、而口傳心授、竟為復眞劉先生開發而行之、今兩山南北名醫之流、悉自劉氏、吾師宗陽朱鍊師脈明、最為得傳者、其德辛丑既從鍊師得崔劉四脈、玄又乃摘其意、為之圖并歌括、以教稺子、肆業習不至、行格因圖卷、端玄白老人書、

玄白子相類脈訣

一卷

存

玄白子曰：余讀脈經，常為十類脈，折其義，而又恨夫脈之相類者，猶未止此也，作疑脈韻語。

玄白子診脈八段錦

一卷

存

脈法微旨

一卷

存

嬰氏寧仲診脈指要

佚

吳澄序曰，俗間誤以脉訣機要為脉經，而王氏脉經，觀者或鮮，盱江姚宜仲三世醫，周秋陽周嘉會，儒流之最也，亟稱其善脉，其進於工巧可知，增補断病提綱，殆與錢聞禮傷寒百問歌同功，診脉一編，父經子訣者也，為醫而於醫之書，醫之理，博考精究如此，豈族醫可同日語哉，余不治醫，而好既其文，臟腑各六，三在手，三在足，醫所診一寸九分，乃手太陰肺経一脉爾，於肺之一脉，而并候五藏六府之氣，其部位也，脉要精微論言之，下部候兩腎，中部左肝右脾，上部左心右肺，心包與心同位，所謂在内以候膻中是也，而不寄諸右命門之部，陳無擇脉偶，蓋十得八九，而未之盡，可商也，脉書往往混牢革為一、有牢則無革、有革則無牢、夫牢者堅也、經云、緊牢為實、又云寒則牢堅、革者寒虛相搏之脈也、而可混乎、脈之名狀浮沉實虛緊緩數遲滑濇長短之相反也、弦弱猶弓之有張弛、牢濡猶物之有堅硬、匹配自不容易、抑有難辨者焉、洪散俱大、而洪有力、微細俱小、而微無力、芤類浮也、而邊有中無、促類沉也、而邊無中有、若豆粒而搖、不定者、動也、若鼓皮、而加、不動者、革也、洪微也、散細也、芤之與伏也、動之與革也、亦其對也、二十四者之外、促結代皆有止之脈、疾而時止曰促、徐而時止曰結、雖有止、非死脈也、代真其死脈矣、故促結為對、而代無對、總之凡二十七、宜仲有脈、位脈偶二條、

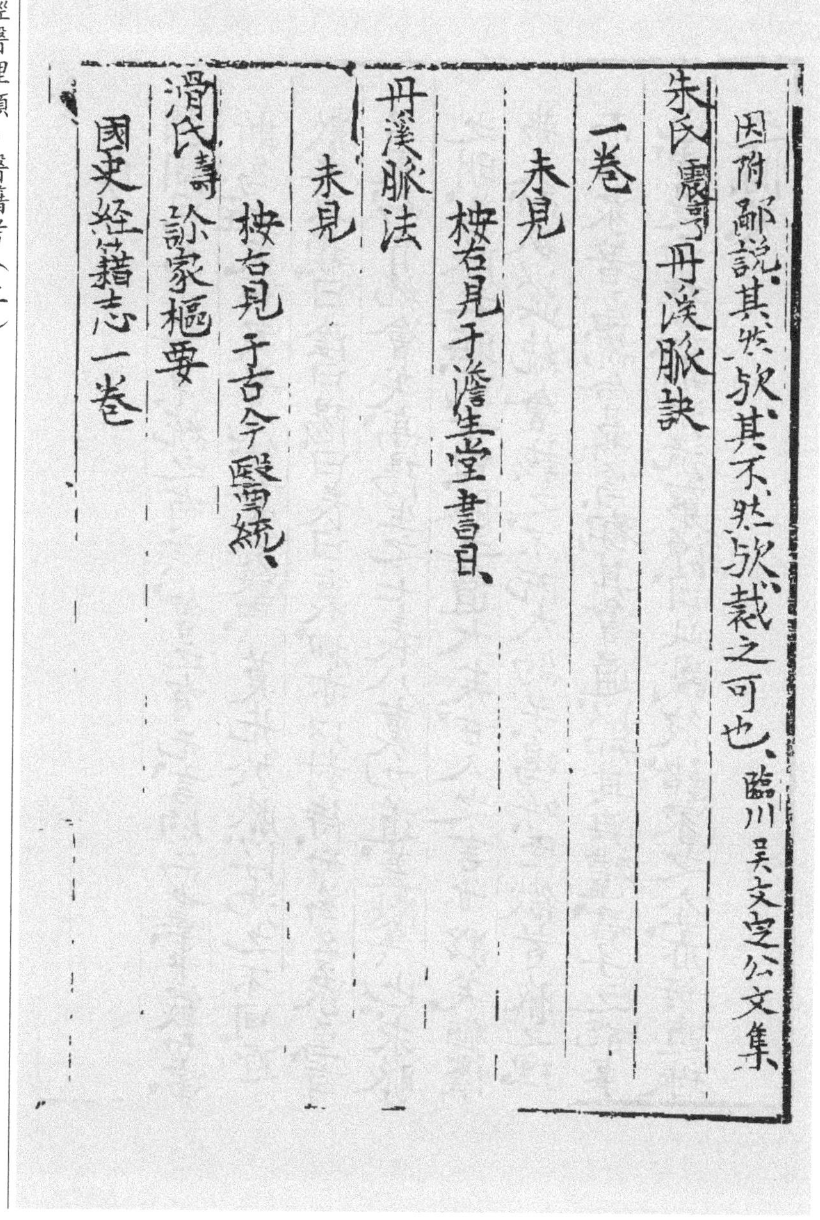

因附鄙說，其然歟，其不然歟，裁之可也。臨川吳文定公文集

朱氏震亨丹溪脉訣

一卷

未見

按右見于澹生堂書目。

丹溪脉法

未見

按右見于古今醫統。

滑氏壽診家樞要

國史經籍志一卷

序

題詞曰天下之事統之有宗會之有元言約而盡事繁而當斯為至矣百家者流莫大於醫醫莫先於脈浮沈之不同遲數之反類曰陰曰陽曰表曰裏抑亦以對待而為名象焉有名家而有統會矣高陽生之七表八裏九道蓋鑿鑿也求脈之明為脈之晦或者曰脈之道大矣古人之言亦夥矣猶懼弗及而欲以此統會該之不既太約乎嗚呼至微者脈之理而名象著焉統會寓焉觀其會通以知其典禮君子之能事也由是而推之則溯流窮源因此識彼諸家之全亦無遺珠之憾矣

曹氏懷靜診家補遺

未見

馮夢禎序曰:醫家祖素問,猶儒術祖易、論語,然不獨義理精深,而文章簡質,非庸學小儒所易測識。唐以來惟啓玄註,攖寧撮稍得其要領,丁氏點白,又為之補正,足稱二氏功臣矣。攖寧又有診家樞要一卷,附素問鈔之末,蓋得岐黃之精,而約取之用,其言以起死肉骨,不減九轉靈砂,而世莫之窺也。吾友曹懷靜先生,世業儒,而研精醫典,尤篤嗜診家樞要,有所見,輒次其語,以補攖寧生之缺,積數十年,而書大備,名曰診家補遺,將壽之梓,而問序于余,余雖不知醫,而甚知醫之難，且傷世醫之陋，大都不識丁，人為之趍，運善覔錢，世目之良醫，遂以性命付之，一有疾，醫六七輩紛集其門，百藥盡試，而徼倖不死，即死，醫故不專有所逃責，此何異衆國之用人哉。即曹君書出，誰爲觀之者，余曰不然，今儒術久衰，周孔之書，盡爲俚儒及科舉之學所壞亂，于此時，有能揭儒先精義示人，則孟氏所稱聖人之徒，而功不在禹下者也，余于曹君亦云。快雪堂集

滑氏壽脉訣

一卷

未見

按右見于浙江通志引黄氏書目。

呂氏復五色診奇眩

未見

切脈樞要

未見

脈緒

未見

脈系圖

未見

按右四種見于九靈山房集滄洲翁傳。

醫籍考卷十八

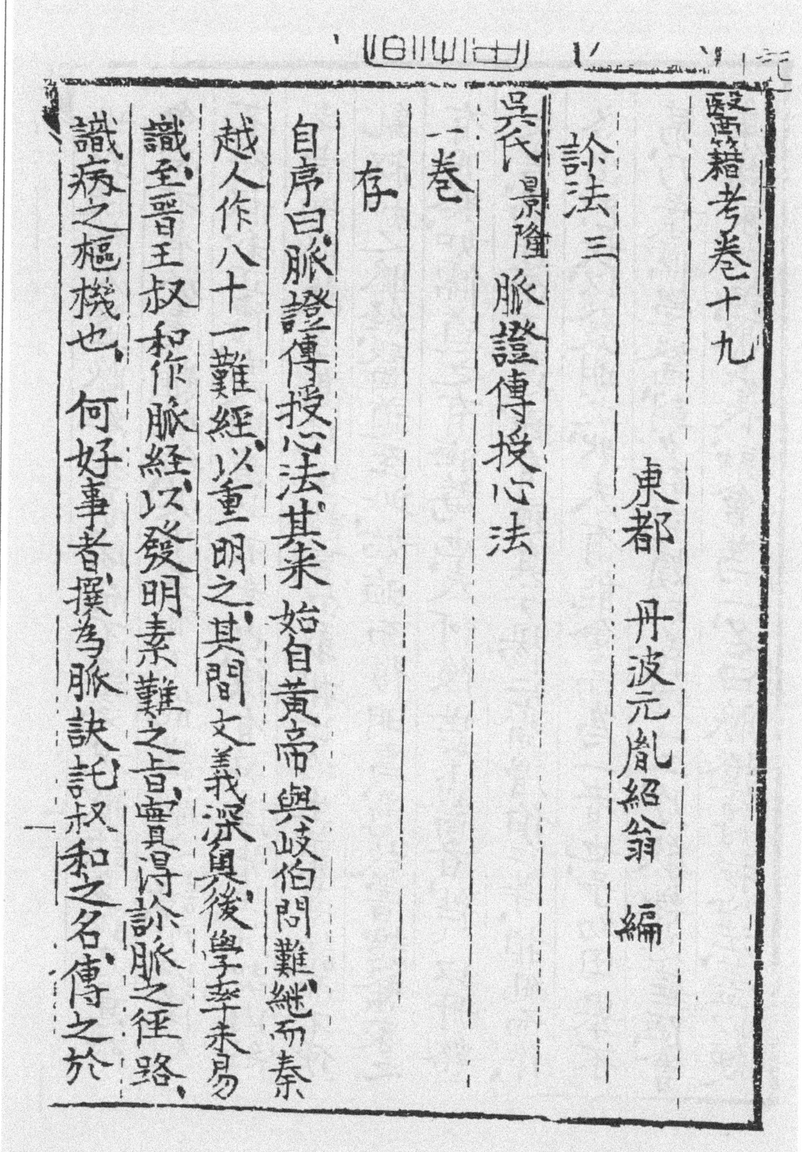

醫籍考卷十九

東都　丹波元胤紹翁　編

診法三

吳氏（景隆）脈證傳授心法

一卷

存

自序曰：脈證傳授心法，其來始自黃帝與岐伯問難，繼而秦越人作八十一難經以重明之，其間文義深奥，後學率未易識。至晉王叔和作脈經，以發明素難之旨，實得診脈之徑路，識病之樞機也。何好事者撰為脈訣，託叔和之名，傳之於世致使後人置脉経於高閣而不讀，又況歌訣多以己意附會，而不本於素難脉経，其中多有不能講解之語，所以後人不得叔和正傳，寔斯道之不幸也。後有丹溪先生，深契内経之旨，知脉訣為高陽生謬言，故敢排出冷生氣等語，而不使亂叔和之脉経。醫道至此，始晦而復明焉。愚故嘗謂醫家之有丹谿，如儒道之有晦菴也。夫何後世業醫者，往往以丹谿之言為迂而不遵，雖有通真子、楊仁齋、滑伯仁等相繼而作，各出所長以發明之，然未有能會而為一者也。予幼因舉不第，乃棄儒學醫，朝夕研究，頗知義理一二，乃敢輙忘蕪陋，會集諸家之説，取其長，融會為一，名曰脉證傳授心法，蓋以便

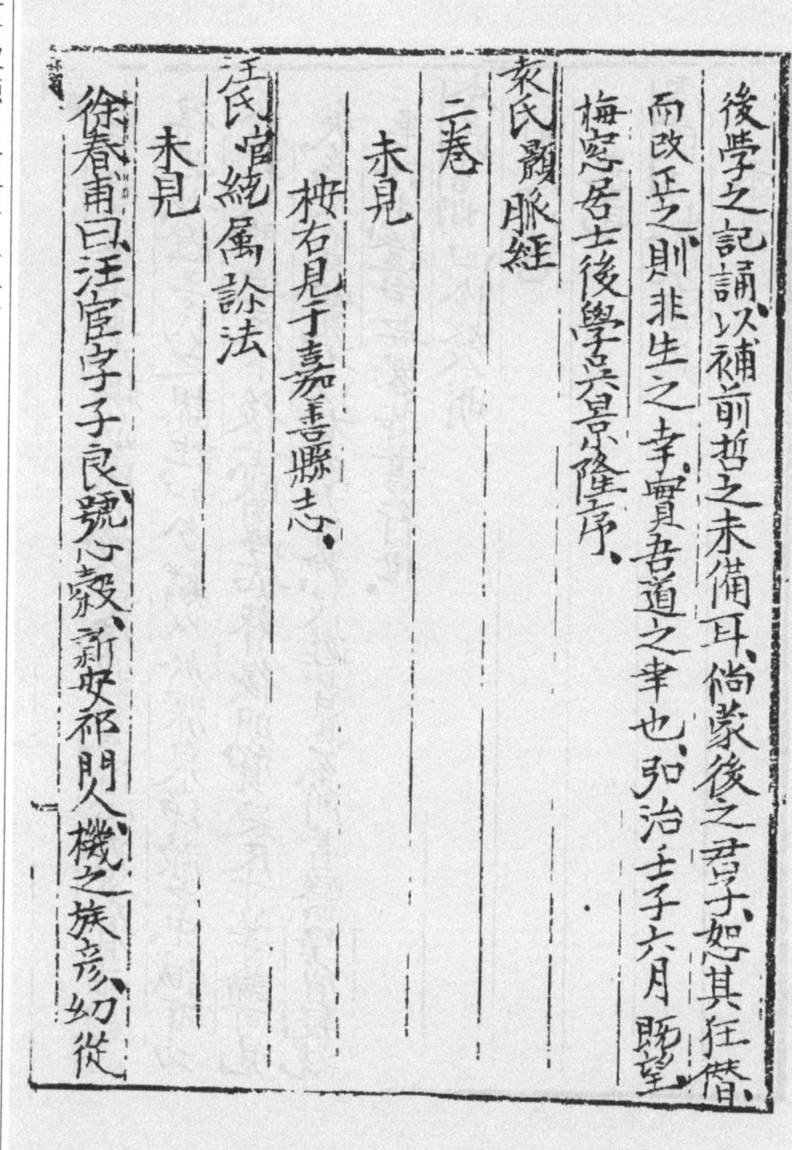

後學之記誦以補前哲之未備耳尚冀後之君子恕其狂僭而改正之則非生之幸實吾道之幸也弘治壬子六月既望

梅窓居士後學吳景隆序

袁氏觸脈經

二卷

未見

按右見于嘉善縣志

汪氏宦統屬診法

未見

徐春甫曰汪宦字子良號心齋新安祁門人機之族彥幼從

兄字習舉子業穎敏夙成後棄儒就醫潛心內素有神領悟得之妙證王氏之謬註如分鱗次於深泉淨淥之中誠有功於軒岐啓迪天下後世醫學者替復明質疑尺寸等論可見矣爲人質實不以旨學自矜後遊者甚多所著醫學質疑統屬診法證治要略等書行世

李氏言聞 四診發明

明志八卷

未見

盧氏志 脈家要典

未見

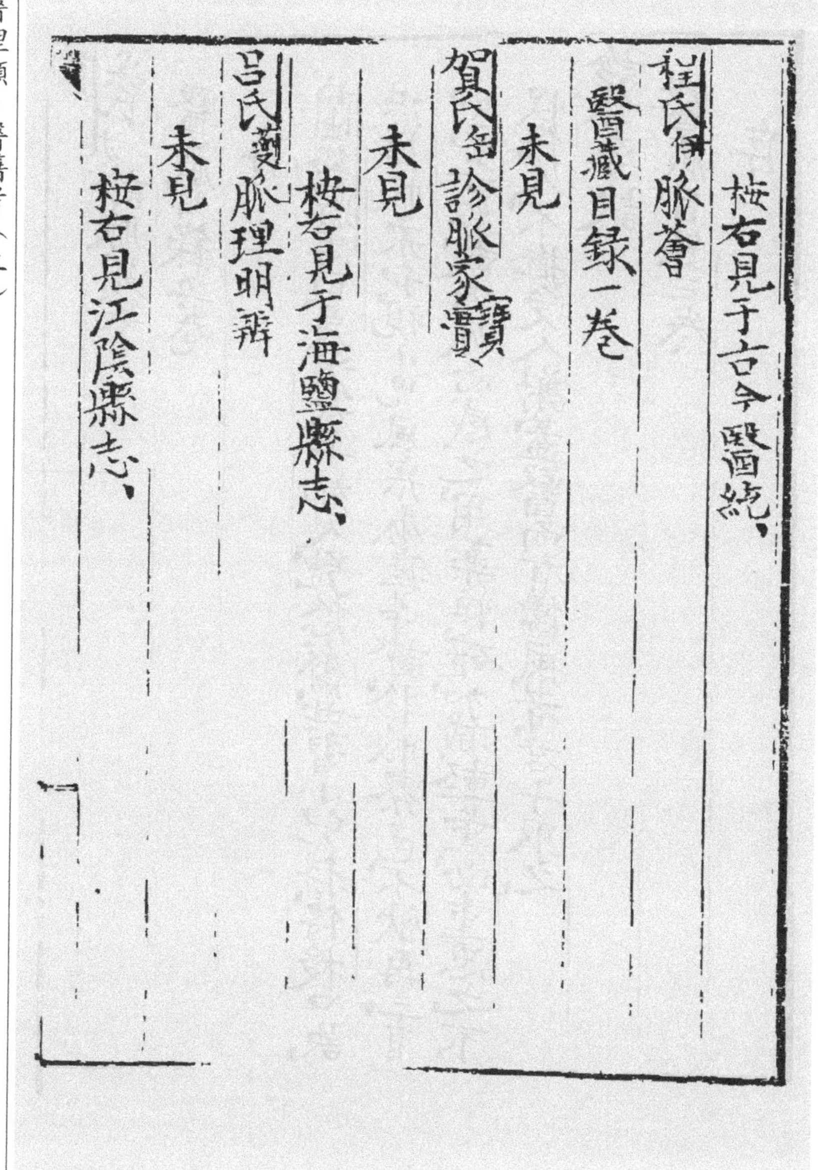
按右見于古今醫統

程氏（伊）脉薈

醫藏目録一卷

未見

賀氏（岳）診脉家寶

未見

按右見于海鹽縣志

吕氏（夔）脉理明辨

未見

按右見江陰縣志

吳氏洪診脈須知

醫藏目錄五卷

存

蘭谿縣志曰：吳洪，太平鄉人，號悠齋，世習小兒科，傳授口訣。洪愷悌柔和，視小兒風寒麻痘等證，診脈察色，不厭再三，有如己子然，故內外心感之。用藥慎確，加減輕重，必重思之，不悞傷人，不概受人謝，蓋醫而有儒風者，君子取之。

診脈要訣

醫藏目錄三卷

存

李氏時珍瀕湖脈學

明志一卷

存

題詞曰：宋有俗子，杜撰脈訣，鄙陋紕繆，醫學習誦，以爲權輿。逮臻頒白，脈理竟昧。戴同父常刊其誤，先考月池翁著四診發明八卷，皆精詣奧室，淺學未能窺造。珍因撮粹擷華，僭撰此書，以便習讀，爲脈指南。世之醫病兩家，咸以脈爲首務，不知脈乃四診之末，謂之巧者爾。上士欲會其全，非備四診不可。明嘉靖甲子上元日，謹書于瀕湖薖所。

四庫全書提要曰：瀕湖脈學一卷，明李時珍撰，宋人剽竊王叔和脈經，改爲脈訣，其書之鄙謬，人人知之。然未能一一駁正也。至元戴啓宗作刊誤，字剖句析，與之辨難，而後其僞妄始明。啓宗書之精核，亦人人知之。然但斥贋本之非，尚未能詳立一法，明其何以是也。時珍乃撮舉其父言聞四診發明，著爲此書，以正脈訣之失。其法分浮沉遲數滑濇虛實長短洪微緊緩芤弦革牢濡弱散細伏動促代二十七種，毫釐之別，精核無遺。又附載宋崔嘉彥四言詩一首，及諸家考脈訣之說，以互相發明。與所作奇經八脈考，皆附本草綱目之後。可謂既能博考，又能精研者矣。自是以來，脈訣遂廢，其廓清醫學之功，亦不在戴啓宗下也。

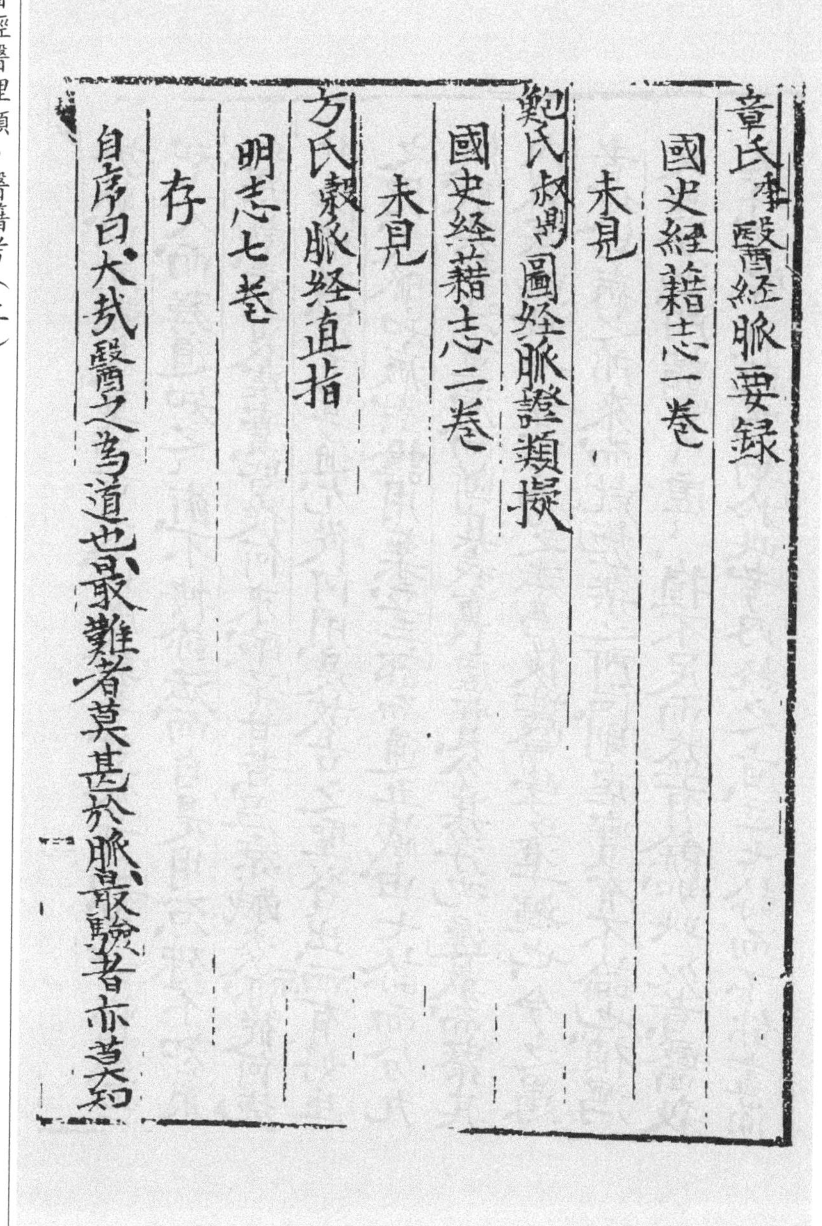

章氏季醫經脈要録

國史經籍志一卷

未見

鮑氏叔鼎圖經脈證類擬

國史經籍志二卷

未見

方氏穀脈經直指

明志七卷

存

自序曰：大哉醫之為道也，最難者莫甚於脈，最驗者亦莫知於脈、以所難者、莫知可求、以所驗者、莫不可知、豈可懵然無知之人、而强道、知之之術、不拘診法、而自是用治、殊不知氣血寒熱、表裏虛實、皆從何來、酸辛甘苦、温凉鹹淡、亦從何施、升降補瀉、汗下宣通、尤從何用、是故古之聖賢出、而有好生之德、設脈知病、對證用藥、立三部而通五藏、由七診而分九候、取其輕清重濁、而斷其表裏虛實、分其浮沉遲數、而察其內外寒熱、此千古不易之法、爲後世醫學之準繩也、今之愚者、徒知病之所來、而就施藥之所治、則虛實有不論也、補瀉又無法也、所謂實實、虛虛、損不足而益有餘、如此死者、醫殺之耳、吾嘗戰兢惕勵於此者、内經之旨、立七診而不能盡備其源學叔和多表裏九道，又難入於隱微之地，使後之學者，迷惑者多，何況於造道升堂入室之所也。或偶然僥倖，一時醫治幾人病痊，則曰我明此道也，我能治此也。又不知略少難處，用藥不靈，則舉手無措，或人問博，則汗顏無答，方知有弗能也。我之門人小子，不若用心於初學之際，而舒懷於臨症之時，使言談有論，治病有法，切脈有驗，而為高明之士，不狹於人下者矣。吾因診脈之甚難，固立一階梯之直捷，誘掖進以明後學之愚，以引精微之地也。是為序。萬曆甲戌仲夏一日，錢塘後學醫官方穀謹識。

亡名氏脈學秘傳

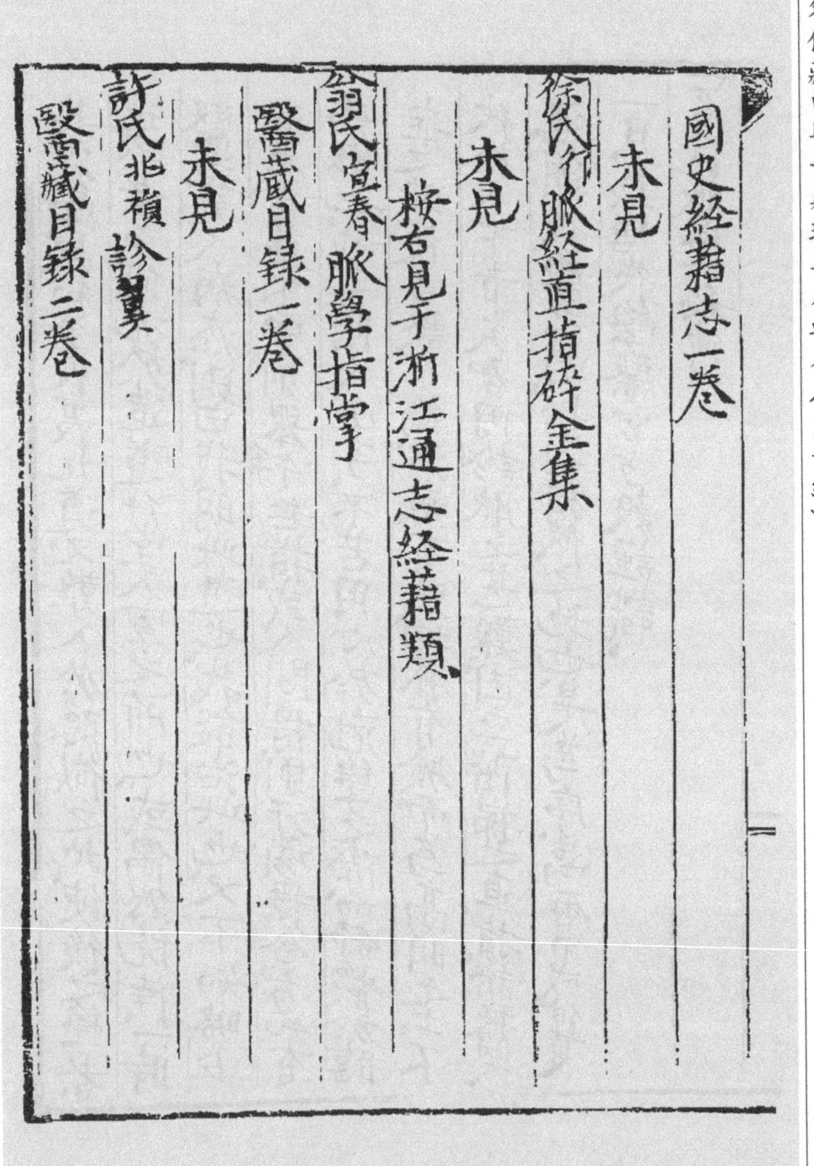
國史經籍志一卷
未見
徐氏行脉經直指碎金集
未見
按右見于浙江通志經籍類
翁氏宣春脉學指掌
醫藏目録一卷
未見
許氏兆禎診翼
醫藏目録二卷

序

許兆禎曰，甚哉醫之難言也，甚哉脉之尤難言也。粤自羲黃開其源，和緩濬其流，扁鵲倉公仲景華佗揚其波，而脉道如日中天。然猶各明一義，漫無統歸，晉王叔和羅其成，而次脉經九十七篇，囊括似為詳盡，第支千萬派，讀者苦之，迨六朝託叔脉訣一出，遂蠅然易其九十業，按二句難解，恐是訛文。而經寖沈掩不行，彼訣乃高陽生援經剽竊而不合經義者多，觀其所立七表八裏，即內外陰陽已大戾歟，昔賢他何論焉，自茲已還，作者鱗次而出，無不拾其牙後，以證己嗜者，獨王尚衣著闡微論，始議脉訣論長不及裏，其空谷足音哉，顧事雕刻太深，而坐謬露殊甚。夫既知七表八裡之陋，而猶然增長數一脈為九表，加短細二脈為十裏，意陰陽之數，極於九與十也。吁！脈之動靜，固陰陽所生，而其變化，豈名數可限哉？觀內經以來論脈，即義辨形，觸體成狀，至有不可名狀，果七表八裏能盡耶？況脈以表裏名者，浮沈耳，他因浮而見皆為表，因沈而見皆為裏，訛以傳訛，揔隣咲步，亦所貴正哉？降是家築一墻，人執一鑿，炫奇貫異者，又毋慮數千種，其說愈長，其故武愈失，猶之青出於藍，轉施丹雘，色滋絢而益背其祖矣。余因伏而思曰，天下同歸而殊途，一致而百慮，今聖經賢傳具在，仰而思之，夜以繼日，得毋可因流見流者耶？於是參互考訂，口誦心維

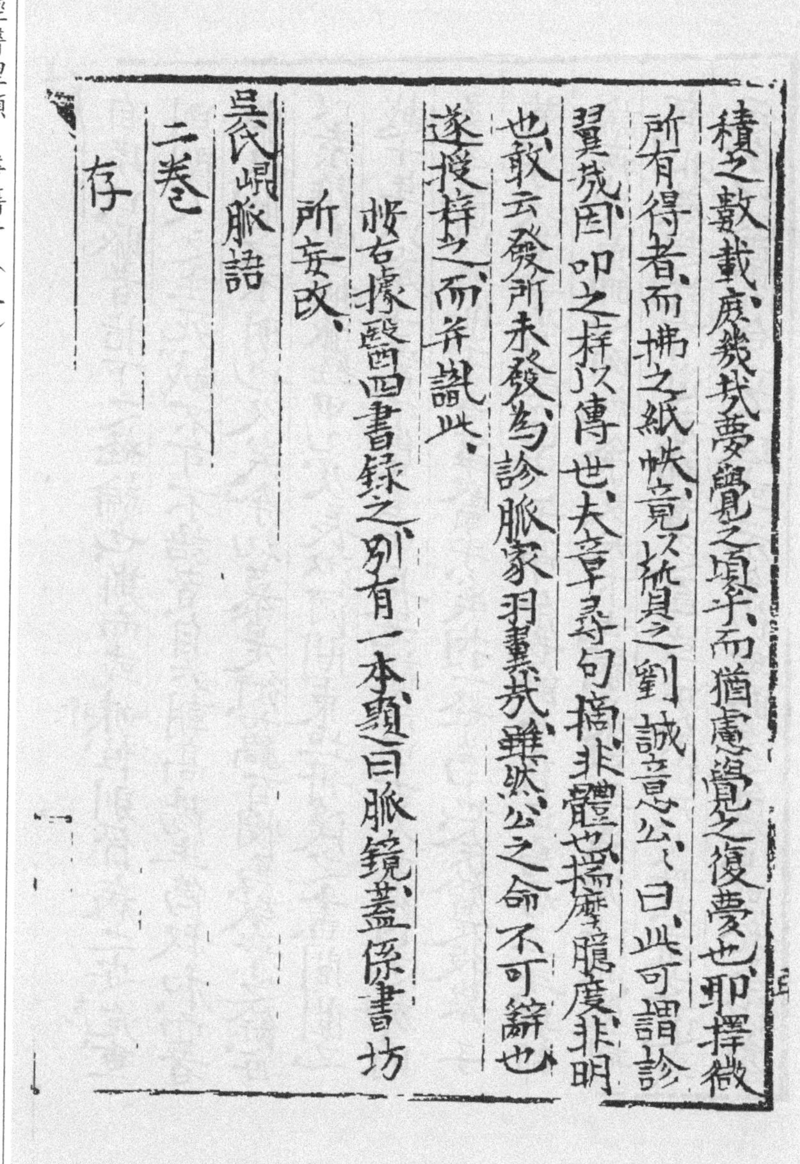

積之數載，庶幾我夢覺之頃乎，而猶慮覺之復夢也耶，擇徵所有得者，而拂之紙帙，竟以質之劉誠意公，公曰，此可謂診翼哉，因叩之，梓以傳世，夫章尋句摘，非體也，揣摩臆度，非明也歟，云發所未發，為診脈家羽翼哉，雖然，公之命不可辭也，遂授梓之，而弁識此，

按右據醫四書錄之，別有一本，題曰脈鏡，蓋係書坊所妄改，

吳氏崐脈語

二卷

存

自序曰脈者指下之經綸也斯而或味輕則係疾之安危重則関人之生死誠不可不語者自六朝高陽生偽叔和而著脈訣脈之不明也久矣余幼慕是術竊有慨焉敬業之餘每以素難靈樞脈經甲乙及長沙河間東垣丹溪之書間閲之越十年以舉子業不售里中長老謂余曰古人不得志於時多為醫以濟世子盍事醫乎奚拘一經為也余於是投舉子業尊岐黄業乃就邑中午亭余老師而養正焉居三年與師論疾咸當師心師勉余友天下士嗣是由三吳循江浙歴荆襄抵燕趙訪有道者師事之焉或示余以天人貫通之道或示余以醫儒合一之理或示余以聖賢之奥旨或秘余以家

世之心傳，其間講求脈理，出入岐黃者，未常之人，然童而習之，白首不達者，又不可以枚舉而數計矣。嗚呼，一指之下，千萬人命脈所關，醫家於此而懵焉，是以人為試耳。世之疲癃殘疾，將安賴之？於是以孤陋之聞，集成語錄二篇，以告同志，雖未敢以為可傳，然楊園之道，倚於畝旨，是亦行遠升高之一助云爾。

孫氏櫓脈經捷要

未見

浙江通志曰：孫櫓，號南屏，東陽人，性穎異，精岐黃，五都有單姓妻產死三日，心尚溫，櫓適過之，一劑而甦，竟產一男，又有

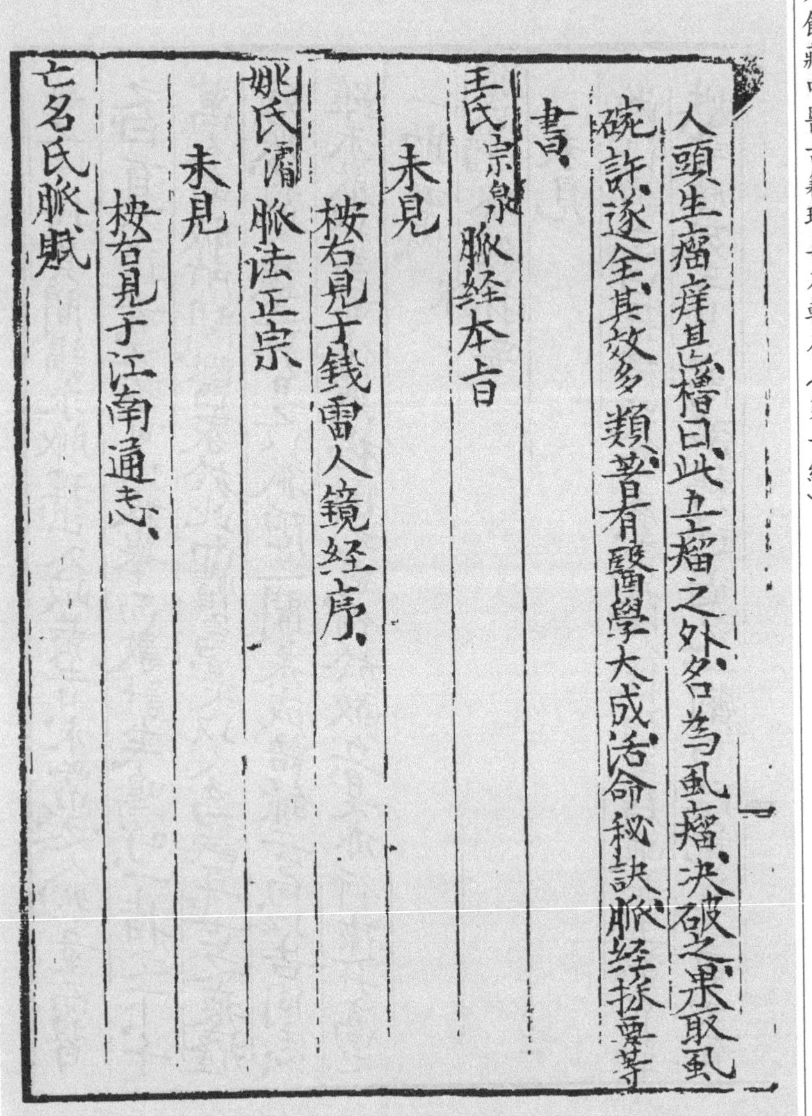

人頭生瘤痒甚搔曰此五瘤之外名爲虱瘤決破之果取虱

碗許遂全其效多類著有醫學大成活命秘訣脉經括要等

書

王氏宗泉脉經本旨

未見

按右見于錢雷人鏡經序

姚氏濬脉法正宗

未見

按右見于江南通志

亡名氏脉賦

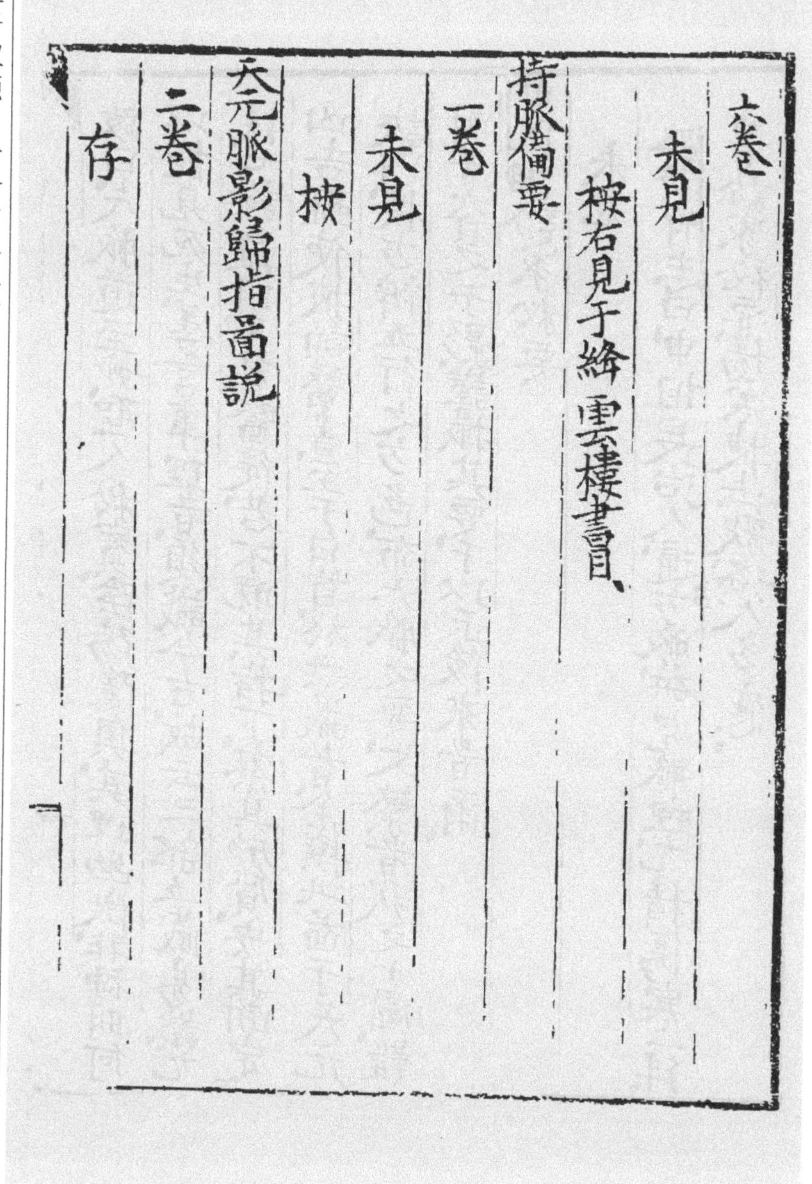

六卷

未見

按右見于絳雲樓書目、

持脈備要

一卷

未見

按

天元脈影歸指圖説

二卷

存

跋曰夫脈道至妙、聖人秘寶、陰陽隱奧、其理幽微、非神明何以能見死生、善言事理者、須識今古、故云三部五藏易識、七候七診難明、凡習醫徒、若不曉其指下、察其形質、安其斷定凶吉、雖使披誦醫書、至于白首、終無識者、余撰此篇于天元訣內、捜方辨五行之方色、布六脈之要文、繁者敘之于圖、難明者資之于影、謹撮其要、于以示後來者爾、

申氏相診家秘要

未見

潞安府志、申相長治人、通方脈、研究脈理、尤精傷寒一科、著診家秘要、傷寒捷法歌、潞人多德之、

黄氏武脉訣

未見

山陰縣志曰：黄武字惟思，少穎敏，有志康濟，尤善古詩文，業舉子業不就，遂精岐黄術，先是越人療傷寒，輒用麻黄、耗劑，武獨曰：南人質本弱，且風氣漸澆，情欲日溢，本實已撥，而攻其表，殺人多矣，乃投以參芪，輒取奇効，自是越之醫，咸祖述之，一時名醫，如陳，催，何，鑑，咸出其門，所著有醫學綱目數百卷，脉訣若干篇，行於世。

唐氏椹山脉訣

未見

會稽縣志曰唐繼山以字行萬曆年間人住安寧坊少喜讀書長而習醫尚以溫補為事多奇效尤能以脈理決生死於數年前人至今稱之有脈訣行世

鄒氏志夔脈辨正義

五卷

未見

請江縣志曰鄒志夔字鳴韶其先丹陽人以業儒一再試不售輒棄去盼情墳典於書無所不窺為人朴雅則古稱先嚴於取予一介不苟中年精醫術嘗羅遠古扁倉以及近代劉李諸家之書著脈辨正義五卷其言理要與素問靈難相發

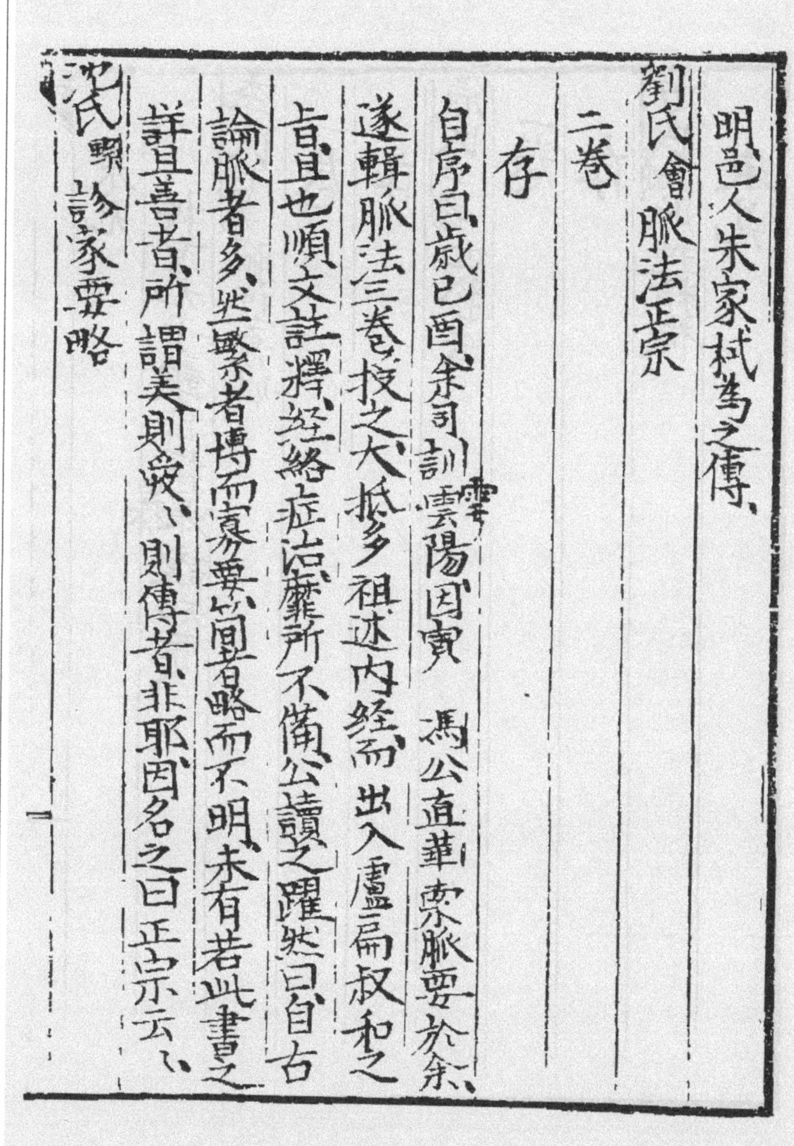

明邑人朱家栻爲之傳。

劉氏（會）脈法正宗

二卷

存

自序曰：歲己酉，余司訓雲陽，因寅　馮公直華索脈要於余，遂輯脈法三卷。按之大抵多祖述內經，而出入盧扁叔和之旨，且也順文註釋，經絡症治，靡所不備。公讀之，躍然曰：自古論脈者多，然繁者博而寡要，簡者略而不明，未有若此書之詳且善者。所謂美則愛，愛則傳者，非耶？因名之曰正宗云云。

沈氏（野）診家要略

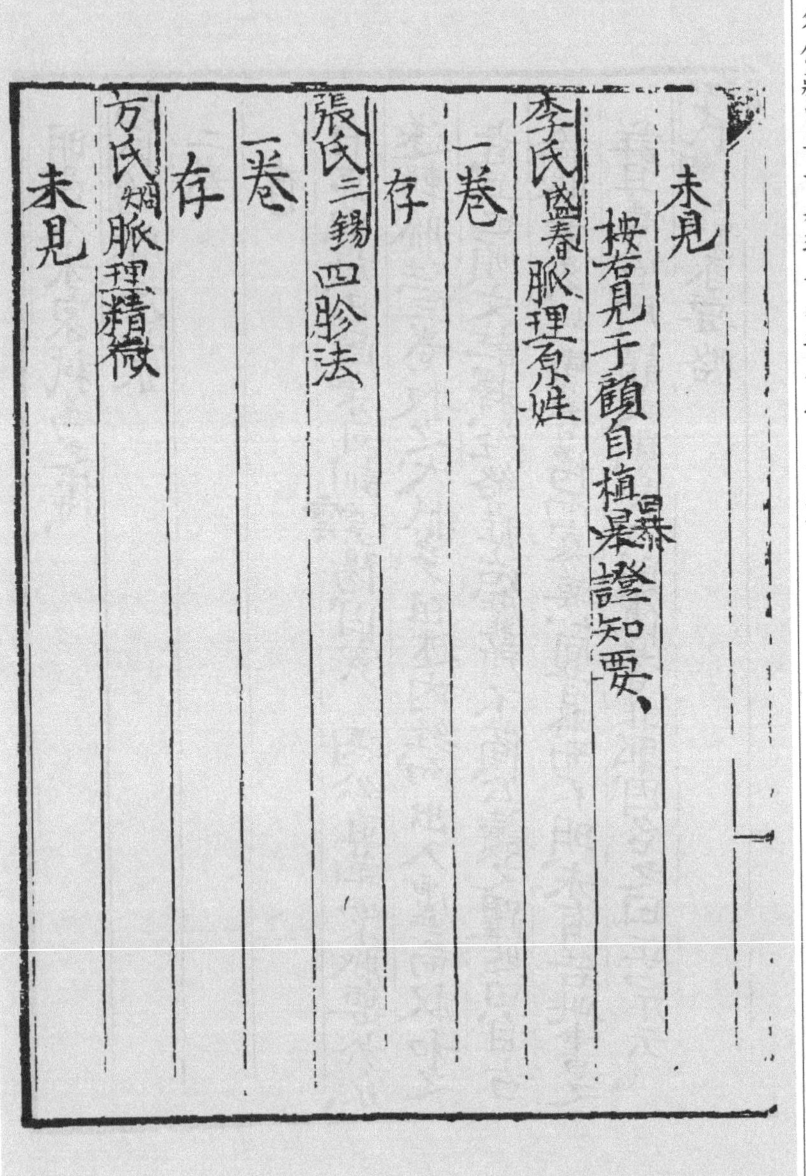

未見

按右見于顧自植《暴證知要》

李氏盛春《脈理原姓》

一卷

存

張氏三錫《四胗法》

一卷

存

方氏烱《脈理精微》

未見

福建通志曰：方炯，字用晦，莆田人。嘗與方時舉、諸人爲壺山文會，精醫術。時有一僧暴死，口已噤矣，炯獨以爲可治，乃以管吹藥納鼻中，良久吐痰數升而愈。前後活人甚多，有酬以貲者，貧則卻之，富則受之，以濟窮乏，自號杏翁，著杏村肘後方、傷寒書、脈理精微等書，傳世。

孫氏光裕大初脈譯

二卷

存

自叙曰：余髫年失怙，倚母爲天，從遺經而繼志，尊慈訓以闢家，不意事變迭興，憂危百出，隨且病魔戕侵，而家于屢受會卒求醫半為藥誤爰以攻苦之餘搜靈蘭秘典金匱玉尺等書深知古聖人之重民命若此第四診之法古來並重今特以按脉為尚故經生術士莫不精研脉理群以叔和脉訣為宗余初誦而莫知其解及細玩之始悟其不合内經者甚多猶不敢遽以為非恒遵衆所尊也及閱脉訣刊誤瀕湖脉學診家樞要脉訣圖說每知此書非晋太醫令王叔和之真詮乃六朝高陽生之誤訣也余雖不敏竊欲僭訂其訛因以先賢之折衷參錯膚見著為一書非敢為後學之指迷聊以明一己之無謬爾乃期年欲為刊布而未生相與協贊爲余念此書一人之管窺恐未足以公世適會吴興謝道實盤桓於

期生辭古居，丙越月日，促膝而談，言無不合，因出前所集全棲云：如其相晉明以祈攸當，乃始付梓人，復參訂于頤生微論之旨，列其病內經者十事於後，鮮不甚叛者，從拆幾本草等書續出，慾為校定，若夫知我罪我，茲姑聽也。雖然，世之醫病兩家，咸以此為首務，不知切乃四胗之末，所謂巧也，況脈理淵微，生死反掌，何可　視欲會其全，非四胗不可，是為識，明崇禎乙亥歲長至日，浮碧山人孫光裕撰。

石氏震脈學正傳

未見

武進縣志曰：石震字瑞章，得名醫周慎齋之傳，嘗云：治病必

先固其元氣而後伐其病根不可以欲速計功利刻有慎齋五書慎齋三書脈學正傳運氣化機及醫案諸書行世

趙氏獻可　正脈論

未見

按見于鄞縣志

施氏沛脈微

二卷

存

施沛曰沛反覆內經靈樞以迄倉扁仲景叔和諸書此參彼證沈酣四十餘年今識見頗定始敢祖述軒岐之旨纂成脈

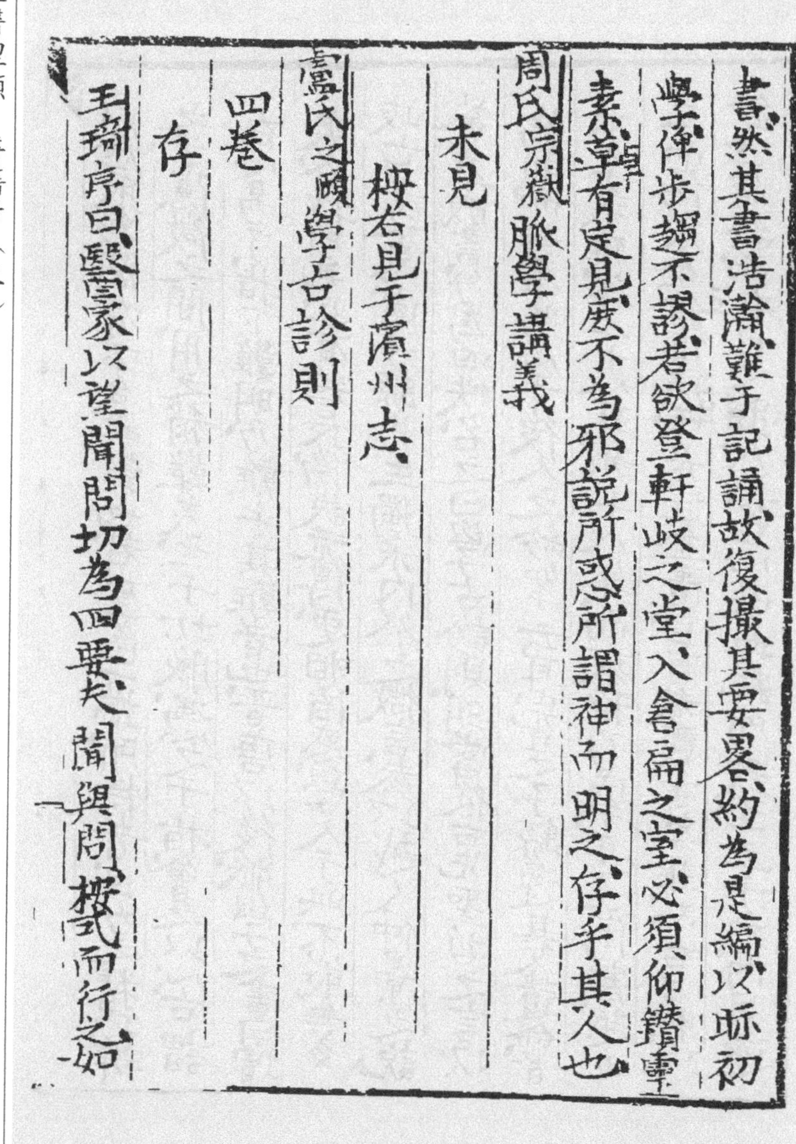
書。然其書浩瀚，難于記誦，故復撮其要畧，約爲是編，以啄初學，俾步趨不謬。若欲登軒岐之堂，入倉扁之室，必須仰鑽《素》《靈》，卓有定見，庶不爲邪說所惑。所謂神而明之，存乎其人也。

周氏宗嶽脈學講義

未見

按右見于《廣州志》。

盧氏之頤學古診則

四卷

存

王琦序曰：醫家以望聞問切爲四要。夫聞與問，按式而行之，如

猶燈取影固有不合無難也若望色一端所恃者目力之精巧辨
之乎隱微之間用之稍難矣至于切脈憑之乎指會之以心古謂
在心易了指下難明乃難乎其難者也晋唐以後脈學之書日增
矣各抒所見互有短長偽訣流傳更相淆惑學人于此不能無多
岐亡羊之患盧子繇先生獨求内經之微言參以越人仲景之説
薈萃成書分爲四帙名之曰學古診則明當從古先聖哲之言以
爲則而無事勞心于後人之紛紛云耳先是子繇遵其父遺命著
本草乘雅年二十八耳越十八年而乘雅乃成于是注傷寒越五
年而傷寒金鎞亦成于是注金匱日言參數本草畢而右目眯疏
鈔金鎞終而左目又瞎大抵由心勞血耗所致至五十六兩目遂

矇，于時論疏《金匱》甫及其半，不能復親書卷，時從冥目晏坐中摩索其義，有所得，即授子延埴、陳曾皇錄出之，遂以摩索名其書。年屆六十，始獲成編。此皆其書中自叙，有歲月可考者也。診則不知起手何時，小叙中并不紀歲月，大抵先已具稿，草創至摩索告成，始着意前義，亦及六年，子孫節世，臆揣此編殆未成之書耶？觀其前半，縱橫錯綜，但有條貫；然二帙之末，所謂六部、四時、寸口三條，祗列其目，其辭缺焉；若三四兩帙，則文字譌落，兼有錯亂，所引內經刪節字句，全失義理者有之，其叙次分起條目，與一帙之連章累牘，脈絡貫注者，迥乎不同。核以小序所云，一意既緒，恐難節會者，殊不相合。又云略闡闕訛，則破譌轉甚，扶疾命曾皇對讀，歷旬無漏者亦殊不然大抵由易稿時書人倦隨故遺落其字句予既抱西河之疾不能親自校勘節命子姪揩對讀一時未遑卒業遷延歲月而觀化之期已至故前後異同若此斷以為未成之書殆無疑矣世之讀是書者于前乎苦其段落之聯綴而起止難辨于後乎苦其文義之有重有缺而頭緒紛錯至援引靈樞素問之辭文與意深理精旨遠但無訓詁校會尤難往往讀未終帙倦而思棄者有矣余為此惜乃詳加考訂隨其文義區分而界隔之使披閱者易于尋索詮論者便于研求至于理旨深邃者博采名賢之論而折衷焉音釋未明者旁求字學之書而參考焉庶幾疑義可以氷釋誦讀得無舛錯乎若夫魚豕混淆文句遺漏或更字以正其

譌，或增字以昭其義，總斷完此書之眉目，而不使有殘缺失次之嫌，亦兼以啟後人之憤悱，而得以有辨惑釋疑之益，非敢于先哲妄起異同也。後之學人于此四帙，果誦而能解，解而能明，明而能會通以用之，又安有心中之未了，而指下之難明哉？雖然，診脈特四要之一耳。昔人謂醫有四要，猶人有四肢，一肢廢不成完人，一要缺不成上醫。余嘗聆先生之曾孫玉成，知其家藏固有未刊色診一編也，學人更能精究于是，而復益之以聞，參之以問，四要全而藏府陰陽虛實自能辨晰其精微矣，奚待飲長桑君藥而始有洞垣之視也夫。乾隆三十五年，歲次庚寅五月丁丑朔，足月山老人王琦述。

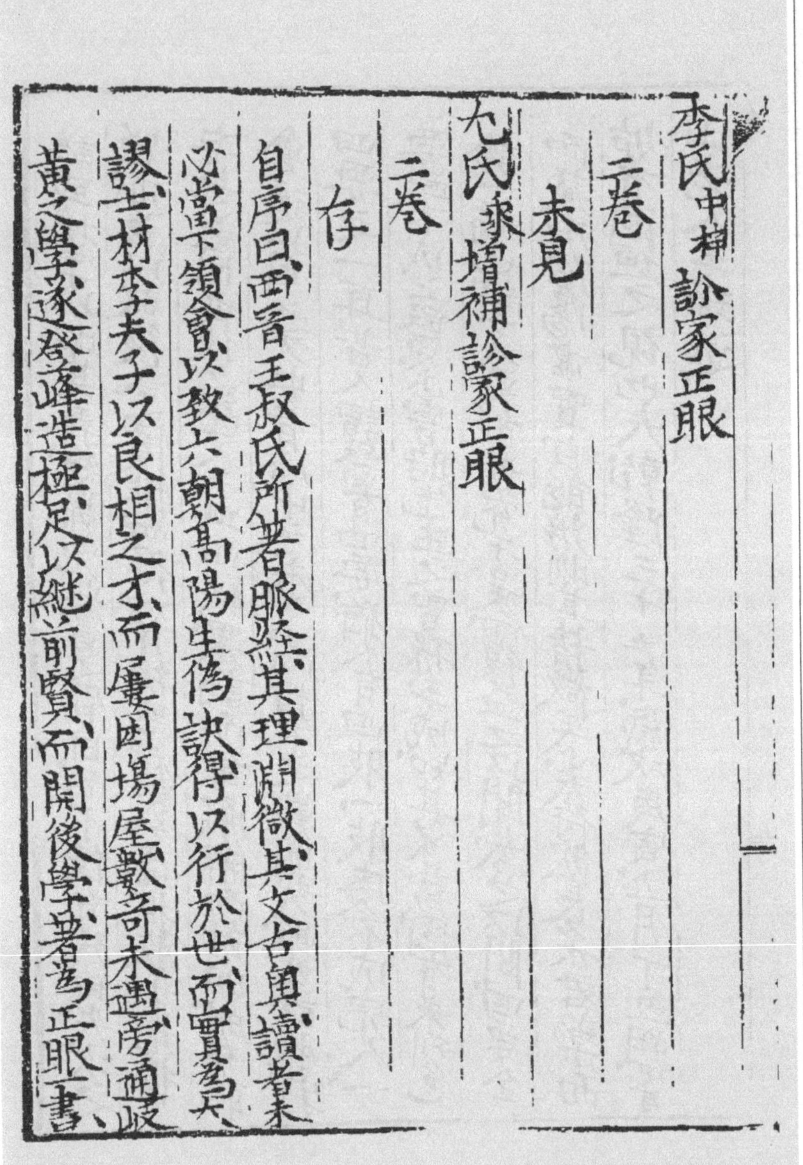

李氏中梓　診家正眼

二卷

未見

尤氏乘　增補診家正眼

二卷

存

自序曰：西晉王叔氏所著脈經，其理淵微，其文古奧，讀者未必當下領會，以致六朝高陽生偽訣得以行於世，而實爲大謬。士材李夫子以良相之才，而屢困場屋，數奇未遇，旁通岐黄之學，遂登峰造極，足以繼前賢而開後學，著爲正眼一書，

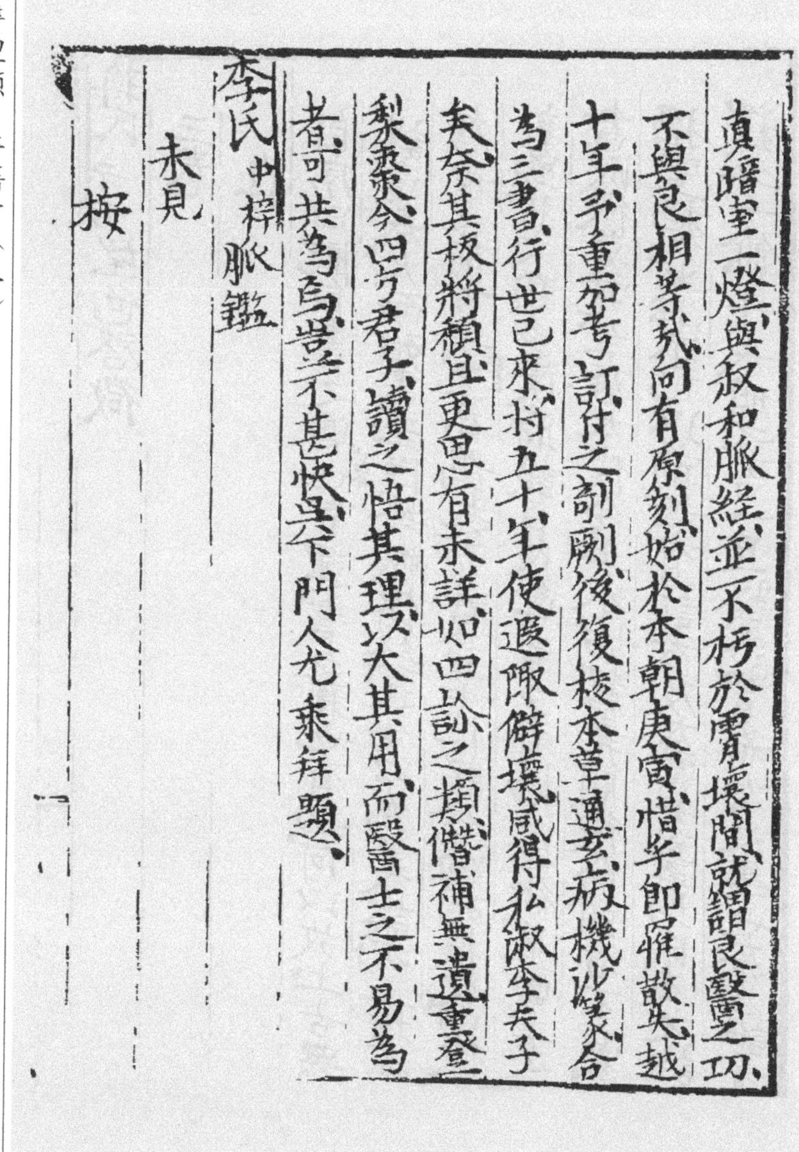

眞醫室一燈，與叔和脈經，並不朽於霄壤間，就謂良醫之功，不與良相等哉。向有原刻，始於本朝庚寅，惜乎即罹散失，越十年予重加考訂，付之剞劂，後復梓本草通玄、病機沙篆，合爲三書，行世已來將五十年，使遐陬僻壤，咸得私淑李夫子矣。奈其板將頽，且更思有未詳，如四診之類，僭補無遺，重登之梨棗，今四方君子讀之，悟其理以大其用，而醫士之不易爲者，可共爲烏乎，豈不甚快哉。門人尤乘拜題。

李氏中梓脈鑑

未見

按

蔣氏示吉望色啓微

三卷

存

自序曰：嘅自書之興也有運，書之衰也有刼。何以故？上古典謨遭秦火而殆盡，至漢絳帳傳經，迄今以爲美談，況三墳在唐虞之前者乎！至扁鵲起而倉公、華佗諸公遞相授受，而後彰顯。其文類多漢時語，自後學者多習湯液之術，置靈素二書深微莫究。至唐太僕令王冰始釋素問，後發明者不一家，獨靈樞九卷宋元以前無有註者，及太醫玄臺馬氏爲之註釋，五千餘年未明之書一旦豁然，實希有之事也。奈爲讀者珍藏未易得見甲申乙酉間際滄桑之變避兵于赤松子採藥處案頭惟有靈樞原文一部取而讀之至五色篇心入其奧忘飱廢寢胸中如有未了事狀若是者一年揣摹始成釋其文繪其圖猶恐千慮一失藏而不露後復取希夷威鑑諸書閱其部分較之靈樞若合符節即予喟然嘆曰書之宜明也亦有運乎更將靈素望色之旨反覆紬繹一句二句闡化一章日之月之積而成集其間增刪較改殆經七易欲商同志不克就梓置之匱中久矣辛亥秋吾友曰生柳子見而喜甚參酌盡善分為三册付之鐫者以公天下嗚呼此書之成也參之則虛空欲碎書之則鐵硯將穿非遇滄桑之刼寧有暇

至此乎劫乎亦運乎若因劫以為運者亦不知其為解矣

袁氏宏翰四診脈鑑

未見

按右見于吳縣志

張氏璐診宗三昧

一卷

存

四庫全書提要曰診宗三昧一卷國朝張璐撰是書專明脈理首宗旨次醫學次色脈次脈位次脈象次經絡次師傳次口問次逆順次異脈次婦人次嬰兒其醫學篇有云王氏脈

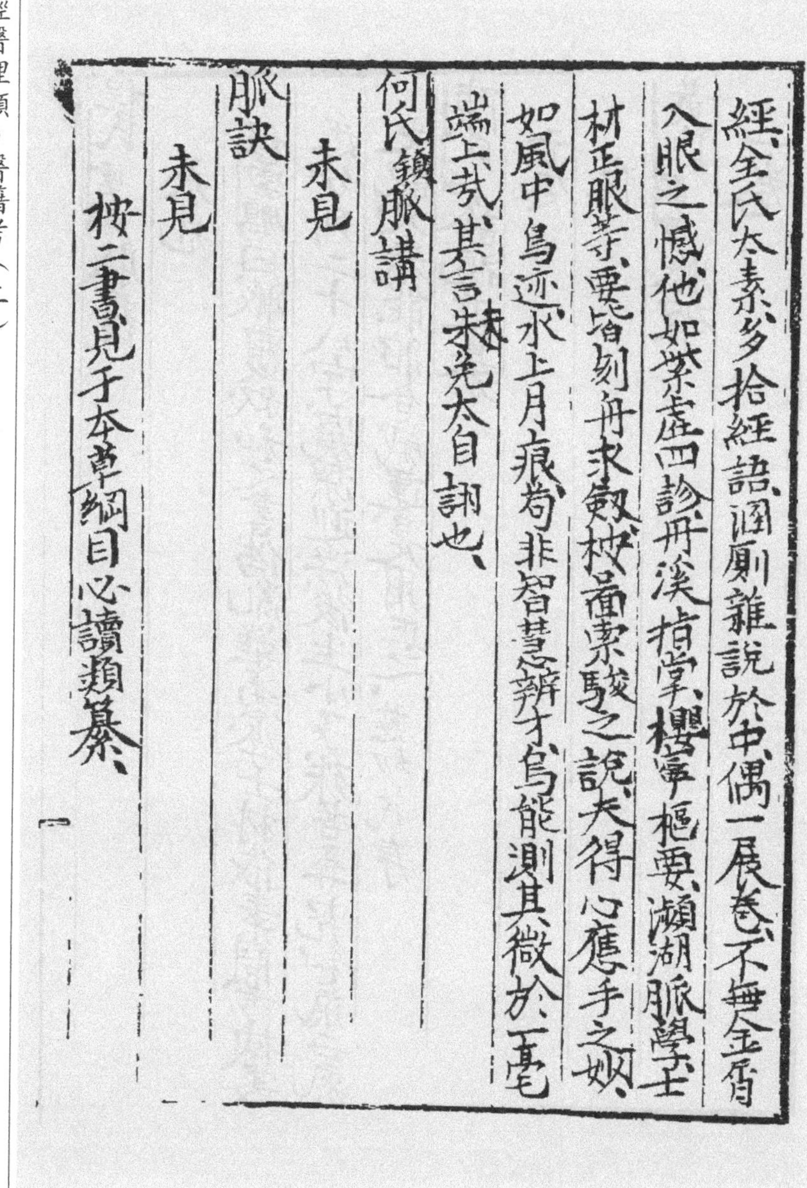

經。金氏太素多拾經語，溷廁雜說於中，偶一展卷，不無金屑入眼之憾。他如紫虛四診、丹溪指掌、撄寧樞要、瀕湖脈學、士材正眼等，要皆刻舟求劍，按圖索駿之說，未得心應手之妙，如風中鳥迹，水上月痕，苟非智慧辨才，烏能測其微於一毫端上哉？其言未免太自詡也。

何氏鑛脈講

未見

脈訣

未見

按二書見于本草綱目必讀類纂。

程氏雲鵬脈覆

未見

程雲鵬曰脈覆叔和之書僞亂難憑恐學士材依素問考據甚悉分列二十八字窺深迎浮後生小子殊苦尋究和氣二氣之說又未能胎合歲運是用正之　慈幼筏序

陳氏治診視近纂

二卷

存

黃氏鎰兮脈確

一卷

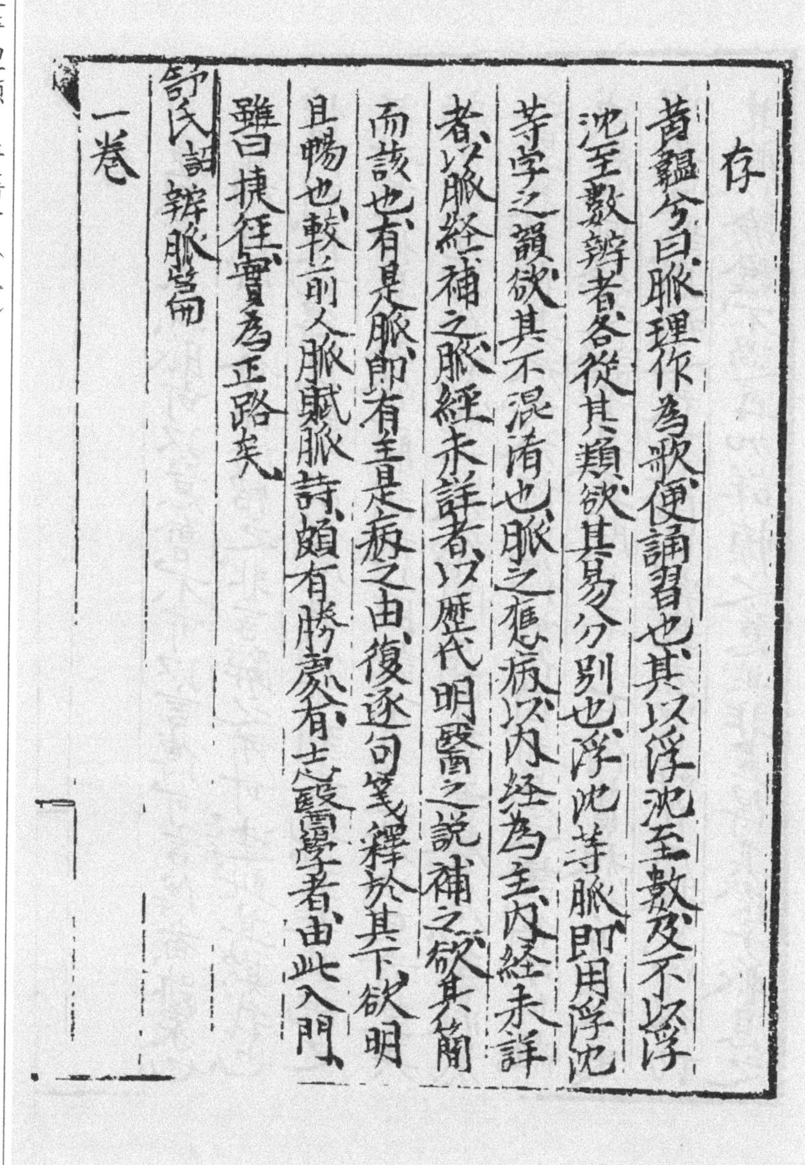

存

黄韞兮曰脉理作爲歌便誦習也其以浮沉至數及不以浮沉至數辨者各從其類欲其易分别也浮沉等脉即用浮沉等字之韻欲其不混淆也脉之應病以内經爲主内經未詳者以脉經補之脉經未詳者以歷代明醫之説補之欲其簡而該也有是脉即有主是病之由復逐句箋釋於其下欲明且暢也較之前人脉賦脉詩頗有勝處有志醫學者由此入門躋捷徑實爲正路矣

鄧氏詡辨脉篇

一卷

存

自序曰：昔人云脉可以意會，不可以言傳。可言傳者，跡象也；中有神理，必意會而心悟之，非言辭之所可達。此其欺我也。悟得到便說得出，說不出者，必其悟不到者也，豈非其說之誕乎。蓋仲景教人望聞問切以臨證，不易之法也。望者望其顏色氣色以察形體之榮瘁，聞者聞其語言聲息以審內氣之盛衰，復問其病起於何時，得於何因，所見之證屬乎何經，或兼見何經之證，于是再問其平日有何舊病與否，其本氣宜寒宜熱，則病之表裏陰陽寒熱虛實確有所據矣，而後切其脉以驗證，不過再加詳慎之意，並非盡得其證于脉息之中尚脈證不符猶必舍脈而從證可見重在證不重在脈故以切為獨後彼不諳仲景之法者藉脈理之說文其陋而欺于世也至于望聞問三字不得其傳而病之六經陰陽表裏懵然不識求其不殺人者幾希矣且即以二十七脈言之于中不無缺畧取義命名亦有外謬譬如芤脈中空謂其狀若芤葱畧若以離中虛狀之革脈浮大中候沉候皆不見謂其狀若鼓皮畧若以艮覆碗狀之牢脈浮大浮候中便皆不見謂其脈象牢堅畧若以震仰盂狀之凡此豈非其取義之不精命名之不當乎又常有中候獨見而浮沉皆不見狀若坎中滿者有浮候不見而中候沉候並見狀若兌上缺者有見

子中候、浮候而沈候不見，狀若亟下斷者。脈訣無此名詞，豈非缺畧乎。今皆不之較，第以人皆言脈，予亦毋庸不言，特不不易言者，不欲以玄渺而無據者悞人也。茲將二十七脈之體象遂一分疏，而復辨之以理，于中以浮沈遲數四者為綱，諸脈乃各從其類列于其下，俾學者了然于心，即可暢然達之于口也。併將奇經八脈、妊娠諸診，概為摘入，以備查考，至于主病，但以浮沈遲數有力無力，驗其表裏寒熱虛實而已，尚有不盡然者，而况其餘乎，茲皆不錄。大清乾隆四年己未，子月長至日進賢舒詔馳遠自識。

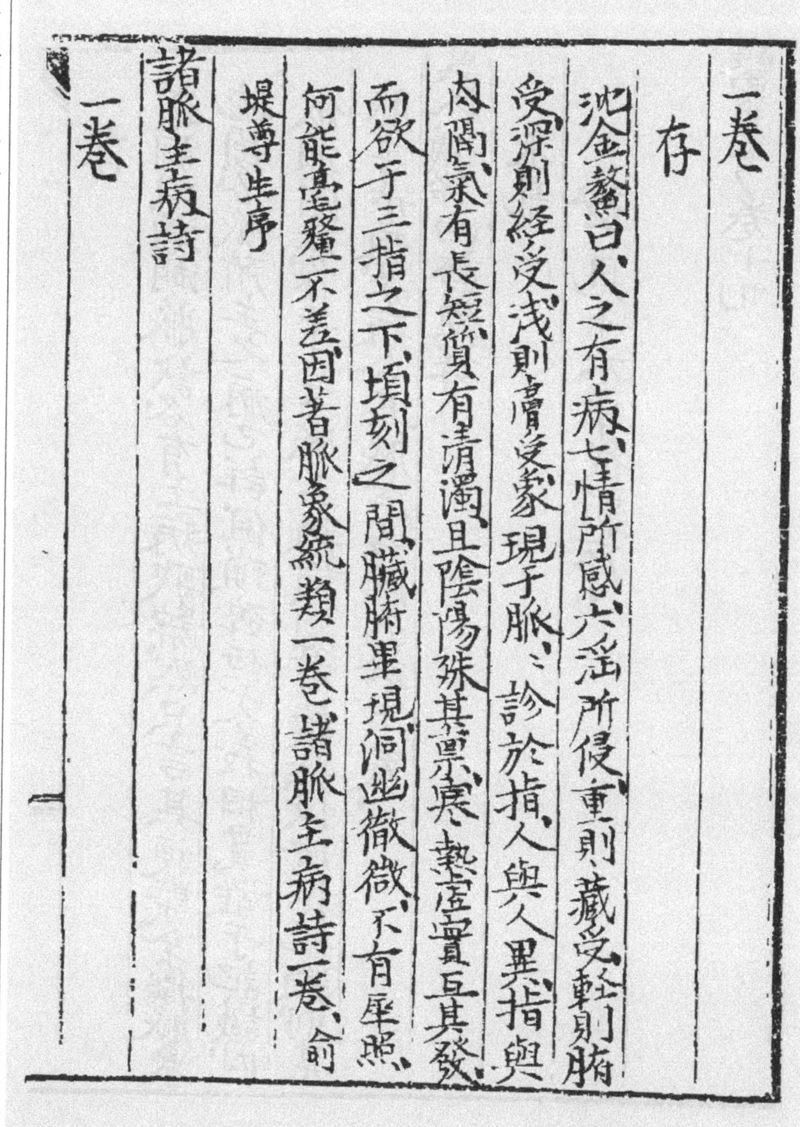
一卷

存

沈金鰲曰：人之有病，七情所感，六淫所侵，重則藏受，輕則腑受，深則經受，淺則膚受，象現于脈，脈診於指，人與人異，指與指異，肉閤氣有長短，質有清濁，且陰陽殊其稟，寒熱虛實互其發，而欲于三指之下，頃刻之間，臟腑畢現，洞幽徹微，不有犀照，何能毫釐不差，因著脈象統類一卷，諸脈主病詩一卷，俞堤尊生序

諸脈主病詩

一卷

存

題詞曰，瀕湖脉訣，各有主病歌辭，然只言其梗槩，余撰脉象統類，各脉所主之病已詳，但瑣碎無文義相貫，難于記識，因倣瀕湖法，作二十七脉主病詩，閱者讀此，復按《統類》，則某脉主某病，某病合某脉，庶益洞然於中矣。

吳氏儀洛四診須詳

未見

按，著見于本草從新序。

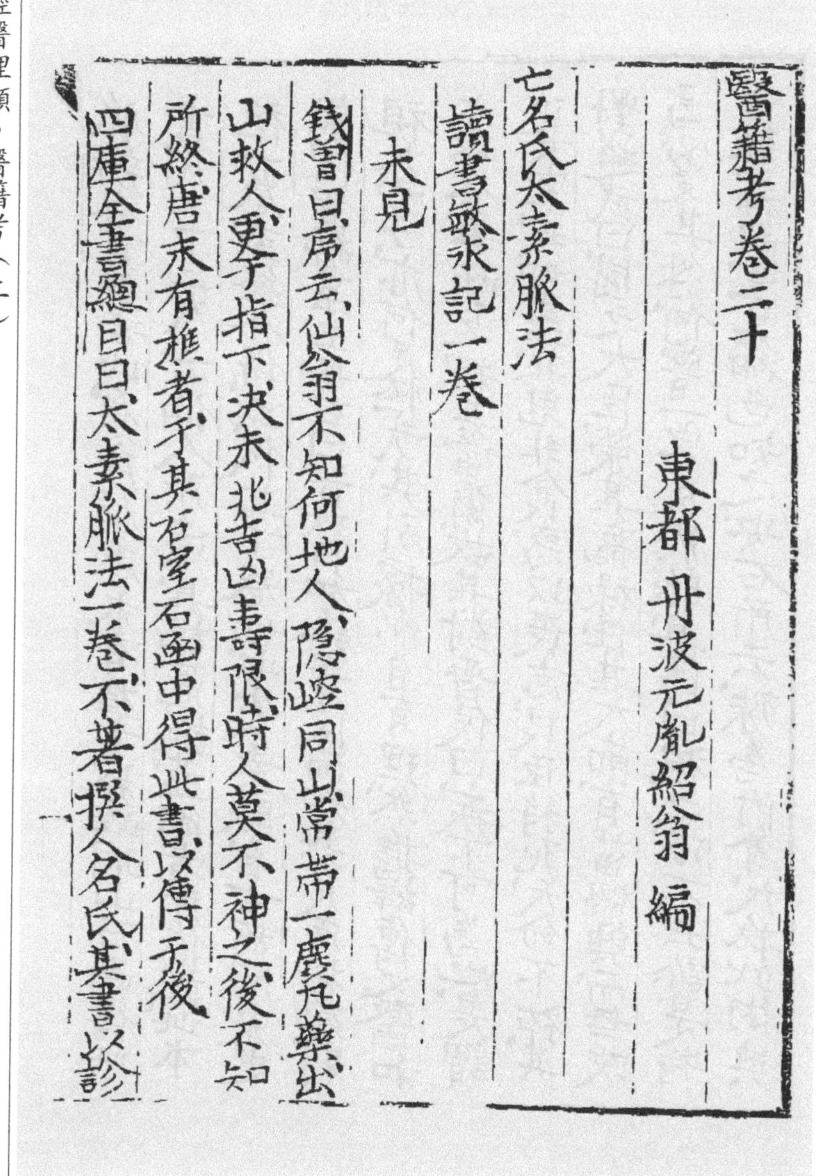

醫籍考卷二十

東都　丹波元胤紹翁　編

亡名氏太素脈法

讀書敏求記一卷

未見

錢曾曰，序云，仙翁不知何地人，隱崆峒山，常帶一瓢丸藥，出山救人，更乎指下，決未兆吉凶壽限，時人莫不神之，後不知所終，唐末有樵者，于其石室石函中得此書，以傳于後。

四庫全書總目曰，太素脈法一卷，不著撰人名氏，其書以診脈辨人貴賤吉凶。原序稱唐末有樵者，於崆峒山石函得此書，凡上下二卷，云仙人所遺。其說荒誕，蓋術者所依託。此本祗一卷，或經合併，或佚其下卷也。案太素脈自古無聞，宋史載僧智緣事，王安石曰：昔醫和診晉侯而知其良臣將死，則視父知子，亦何足怪哉。其引據亦自有理，然推繹傳文，醫和亦以人事斷之，料其當爾。故其對晉侯曰：疾不可為也，是謂近女室，疾如蠱，非鬼非食，惑以喪志，良臣將死，天命不祐。其對趙武曰：國之大臣，榮其寵祿，任其大節，有菑禍興，而無改焉，必受其咎。何嘗一字及於脈？且傳曰視之，亦不云診。是特良醫精神解，望其神色知之。安石所云，殊為附會。大抵此術興

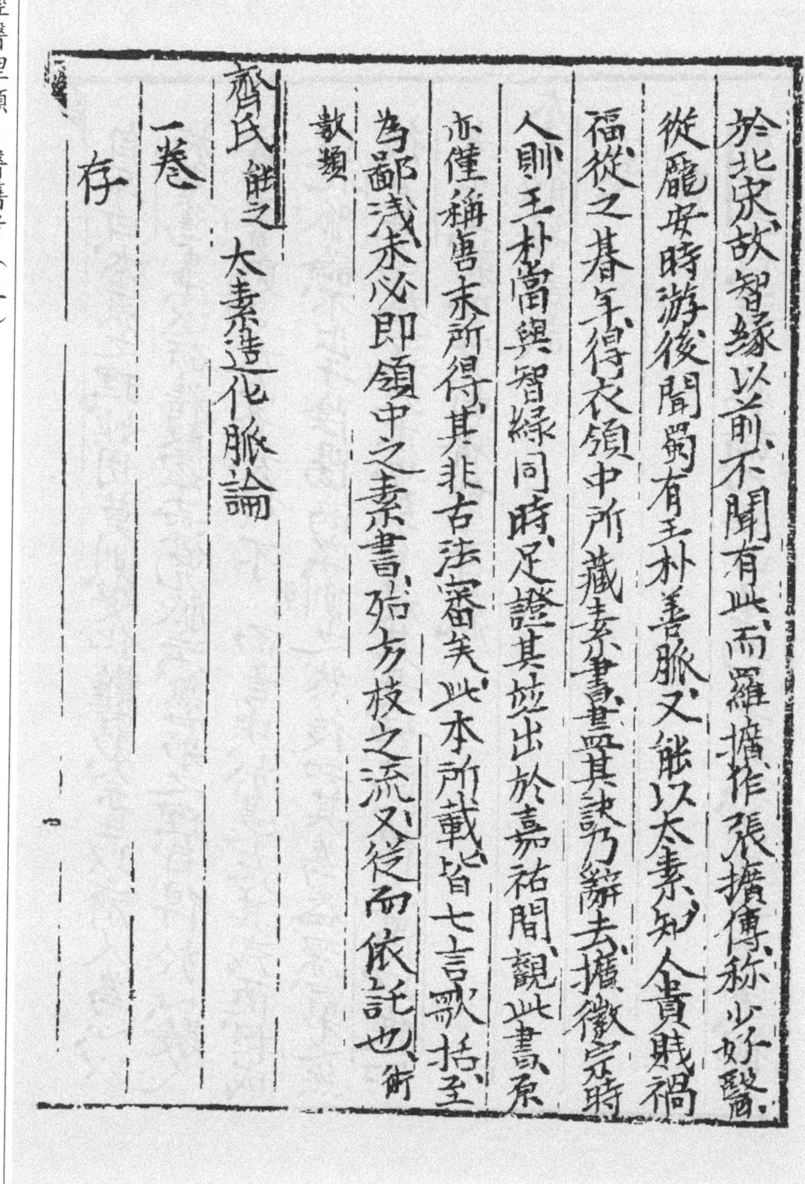

於北宋故智緣以前不聞有此而羅適作張擴傳稱少好醫從龐安時游後聞蜀有王朴善脈又能以太素知人貴賤禍福從之朞年得衣領中所藏素書盡得其訣乃辭去擴徽宗時人則王朴當與智緣同時足證其並出於嘉祐間觀此書原亦僅稱唐末所得其非古法審矣此本所載皆七言歌括至為鄙淺未必即領中之素書殆方技之流又從而依託也術數類

齊氏能之　太素造化脈論

一卷

存

自序曰、太素之理、妙用莫測、變化難窮、太素生以濟人為心、以
施藥為事、遂研精醫學、深究脈法、無窮之理、自得於心、驗人
貧富貴賤壽夭憂樂、往往不　而言中、於是忘其淺陋、撰成
造化脈論、不出乎陰陽兩字、測之、然後知其為益深、窮之然
後知其為益遠、然亦安敢自是其是、姑誌一得之愚、以俟知
者正焉、新安寶軒齊能之自叙、

太素脈經詩訣

下卷

存

齊能之曰、造化脈論、已經山屋先生訂正、然其理深遠、觀者

未易窮測，遂并編述前賢詩訣于後，其間辭意有窒塞不通、隱奥難曉者，輒以己意增减而潤色之。蓋脈論者，造化之根原；詩訣者，吉凶之兆應。二者不可缺一，合而觀之可也。

楊氏文德太素脈訣

國史經籍志一卷

未見

饒州府志曰：楊文德，樂平萬全鄉人，攻醫，精内經太素脈。明初徵詣太醫院，洪武戊寅乞歸田里，明祖御書種德二字賜之。册：撫饒城醫者劉宗王（延）之，文德爲講岐黄心法，以太素授之。紫極宫道士宋姓者疾，文德診之曰：不藥劑愈。宋以銀飲器謝之文德却不受中途長嘯時宗王子烈因問其嘯之故文德曰明年春肝木旺脾土受尅至期果死黃復曰吳文德診之曰一劑即瘥官貴脈旺秋當入仕尋以薦授丹陽令餘皆類此所著有太素脈訣一卷

趙氏銓太素脈訣

未見

廬陵縣志曰趙銓字仲衡與羅文莊善嘗贈以古風稱為石亭子是世高唐里人精岐黃家言雖為制舉業不廢以諸生入監貢仕靈壽霍山兩邑夏貴溪大拜入京取道吳城即携與入京會世廟不豫太醫束手貴溪及大臣公卿咸舉銓入診

禄不終劑而能體大安、銓既稱旨、朝廷官之、而就令爲、銓意不欲久仕、解組歸惟著書修真而已、有乞醫者即赴之、不責人金帛、而施藥不怠、診太素有神、所著有春風堂集、石亭醫案、岐黄奥旨、諸家醫斷、太素脉訣、體仁彙編、

彭氏（用光）太素原始脉訣

一卷

存

彭用光曰、假如診得浮脉緩、如蝴蝶鬬舞者、應在庚辛之日有喜、君大過不及者有災晦、君先期能預慎防閑則或能減災、太素一書、正欲使人避凶趨吉、故程子曰、知之減半慎

之全也餘做此用光續修趙石亭條下參驗甚詳

江西通志曰彭用光廬陵人善太素脉言多奇驗所著有體

仁彙編醫術家多循守之

詹氏炎峯太素脉訣

未見

按右見于瀕湖脉學

亡名氏太素心要

二卷

存

太素脉訣秘書

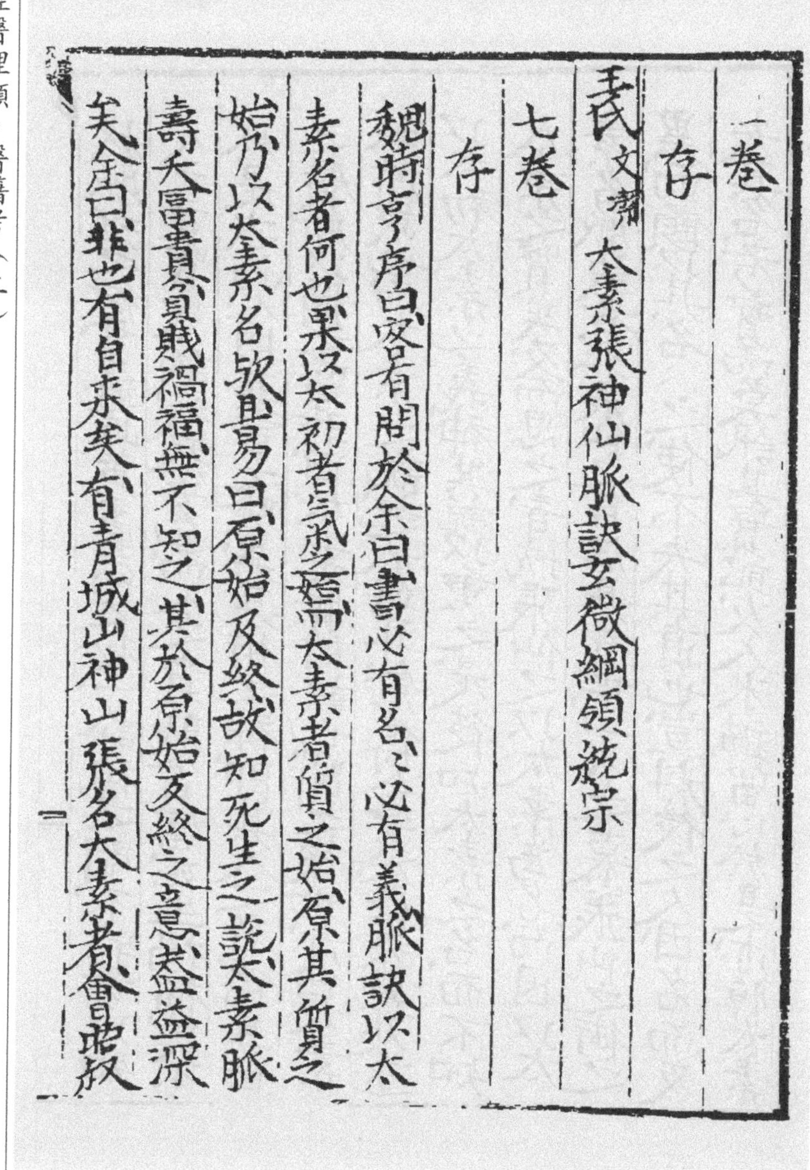

一卷

存

王氏文瀚太素張神仙脈訣玄微綱領統宗

七卷

存

魏時亨序曰客有問於余曰書必有名名必有義脈訣以太素名者何也衆以太初者氣之始而太素者質之始原其質之始乃以太素名敟易曰原始及終故知死生之說太素脈壽夭富貴貧賤禍福無不知之其於原始反終之意益深矣余曰非也有自來矣有青城山神山張名太素者會[illegible]叔

叔脈理之微毋見通岐黃盧扁之秘一診視之間不特可以知人之虛實寒熱疾病安危而今之貴賤貧富死生禍福莫不於是決焉人因其言之驗異其術之神即其人之名傳其世之廣所以稱之當時曰太素脈所訣也聞之後世亦曰太素脈所訣也而太素之說起於此耳愈傳愈遠愈異愈甚遂以太初太素之義神其說以重之是徒知太素之名而不知太素之實矣及而思之青城張仙之以太素為名而因以太素名脈訣者非張仙之自炫其名也由人之慕張仙之術之異而顧以其名名之使不失其真也豈料後之人因名而反失其名考實而莫訊其實耶友人氷鑑留心於是亦悼太素

之脉名雖傳，而實不符也。乃以張仙脉訣，詳求搜旨，彙集為卷帙，與扁鵲難経、叔和脉賦等書，並類以行，使自合而後之欲行太素脉者，不必求之太初太素之說，而當求之青城張仙之云也。

李氏守欽太素精要

未見

汜水縣志曰：李守欽號肅菴，聰明善晤，讀書攝神，病將危，得蜀醫醫之而愈之，即北面受其業，走峨眉，邂逅異人，授岐伯要旨，歸從黄冠遊，究精太素脉理，又能預知人事，遠近造者不可勝數，諸王臺皆咸敬禮之，徙居滎澤觀中，有客自河北来，星冠羽氅，守欽識其非常人，即謹遇之。數日談論，皆世外事。守欽善對客，甚敬之。曰：先生我師也。又曰：三日後羅主事過此，我當去也。因題詩於壁而別。越三日，果羅主事自南而北，經於茨澤，為黃河之漲所阻，捿遲觀中，偶見所題，驚曰：此吾世父之筆，緣何題此哉。始知客為羅念菴也。人由是謂守欽能識仙客，號為洞元真人，壽九十有八。所著有方書一得、太素精要諸書，行於世。

程氏時卿　太素脈要

二卷

未見

李維楨序曰：祁門程時卿，遊於不佞之門者三世，其業儒不就，爲形家，已乃攻醫，已從宣城沈先生譚理學，所全活不受謝。遇異人，教以太素脈，多奇中，即不佞所睹記，不可一二詳矣。不佞數叩之，曰：請待數年，而後與子。父之時卿之父母皆大耋，而身且闕六衰，顧其子姓中，無可受業者，則謂不佞與其私傳子，就若公之人人，出囊中一編，蓋異人所口授，而時卿手録者，稍芟其雜複，定爲二卷。不佞卒業，掩卷而語時卿曰：是何異？是吾儒洪範之緒論也。洪範以五事分屬五行，而徵休咎；太素以五藏六府之脈，分屬五行，而診休咎，其揆一耳。然而太素多奇中，洪範或不其然，洪範推極于天地人物，博而不能該太素一人之身約而可據也是書首所載五運六氣蓋自洪範五行始時有出入惟所謂六表八裏九道六極四離順四季旺十二時按之百不失一耳予獨取指寓勤金通玄隱微四賦而汰諸蔓延謬悠之說有以也時卿唯唯不佞因為題其端而行之

按太素脈之說未審始于何時醫說載張擴聞川有王朴先生者其察脈非特知人之病而太素之妙能測人之死生禍福見於未著之前服膺幾年盡得其妙乃辭而歸惜乎名盛于崇寧大觀時而享年止四十九卒於南昌宋史僧智緣傳曰嘉祐末召至京師舍于相國寺

毋察脈、知人貴賤禍福休咎、診父之脈、而能道其子吉凶、所言若神、士大夫爭造之、王珪與王安石在翰林、珪疑古無此、安石曰昔醫和診晉侯、而知其良臣將死、夫良臣之命乃見於其、君之脈、則視父知子、亦何足怪哉、據此北宋之時、其說已行、彭用光曰、太素之傳、實自東海馮真人、在金靈山得於靈寶洞中神仙授受之術、向未有傳、而方書亦不載、至乾德乙丑仲夏八日、始與人出洞遊行、太素法遂傳諸世、而得之者、皆口傳心授、少著述、又系術嗣後、亦間有知者、多自秘而弗傳、書亦弗備、撰其大要、論貴賤、切脈之清濁、論窮通、切脈之滑澁、

談

論壽夭以沉浮，論時運以生剋，論吉凶以緩急，亦皆彷彿内經素問虛實攻補、法天法人法地之奥旨云。乾德乙丑，宋太祖乾德三年也。其説即似始於當時，然劉參錄曰：咸通乾符中，京師醫者續坤頗得秦和之術，詳脈知吉凶休咎，至於得失時日，皆可預言。古者善醫遍身多矣，迹其前事，不過視徹膏肓，心解分劑，亦須乎手診脈候，見於蓍龜之能也。是唐時已有此説，而其為術也，不過假風鑑以神之，豈得於三顆九按之際，察其休咎貴賤邪。吾邦脈語曰：醫家以岐黄為祖，其所論脈不過測病情決死生而已，未有所謂太素也。扁鵲倉公之神，仲景叔和之聖亦無所謂太素也何後世有所謂太素者不惟測人之疾情而能詁人之窮通不惟決人之死生而能知人之禍福豈其術反過於先聖即是亦風鑑巫家之教耳初學之士先須格致此理免為邪說搖惑則則造詣日精而倉扁張王之堂可闖矣故太素乃醫之旁門不得不辯亦惡紫亂朱距邪放淫之意又曰業太素者不必師太素但師風鑑風鑑精而太素之說自神矣至其甚者索隱行怪無所不至是巫家之教耳孔子曰攻乎異端斯害也已士豈為之徐靈胎醫學源流論曰診脉以之治病其血氣之盛衰及風寒暑濕之

中人可驗而知也乃相傳有太素脈之說以候人之壽夭窮通智愚善惡纖悉皆備夫脈乃氣血之見端其長而堅厚者為壽之徵其短小而薄弱者為夭之徵清而有神者為智之徵濁而無神為愚之徵理或宜然若善惡已不可知窮通則與脈何與然或得壽之脈而其人或不謹于風寒勞倦患病而死得夭之脈而其人愛護調攝得以永年又有血氣甚清而神志昏濁者形質甚濁而神志清明者即壽夭智愚亦不能皆驗況其他乎又書中更神其說以為能知某年得某官某年得財若干父母何人子孫何若則更荒唐矣天下或有習此

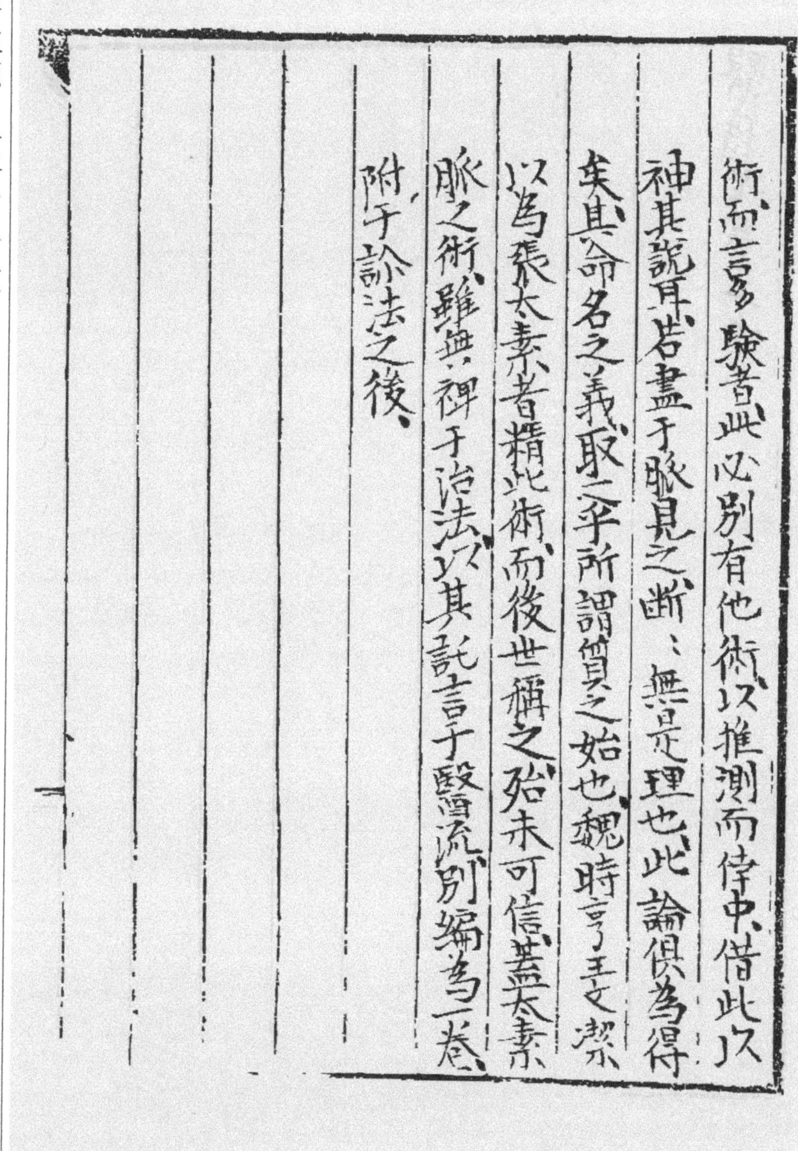

術而言多驗者此必别有他術以推測而倖中借此以神其説耳若盡于脉見之斷斷無是理也此論俱爲得矣其命名之義取之乎所謂質之始也魏時亨王文潔以爲張太素者精此術而後世稱之殆未可信蓋太素脉之術雖無裨于治法以其託言于醫流别編爲一卷附于診法之後

醫籍考卷二十